受験生の皆さんへ

JN244499

　過去の問題に取り組む目的は、(1)出題傾向(2)出題方式(3)難易度(4)合格点を知り、これからの受験勉強に役立てることにあります。出題傾向などがつかめれば目的は達成したことになりますが、それを一歩深く進めるのが、受験対策の極意です。

　せっかく志望校の出題と取り組むのですから、本番に即した受験対策の場に活用すべきです。どうするのか。

　第一は、実際の入試と同じ制限時間を設定して問題に取り組むこと。試験時間が六十分なら六十分以内で挑戦し、時間配分を感覚的に身に付ける訓練です。

　二番目は、きっちりとした正答チェック。正解出来なかった問題は、正解できるまで、徹底的に攻略する心構えが必要です。間違えた場合は、単なるケアレスミスなのか、知識不足が原因のミスなのか、考え方が根本的に間違えていたためのミスなのか、きちんと確認して、必ず正解が書けるようにしておく。

　正答が手元にある過去問題にチャレンジしながら、正解できなかった問題をほったらかしにする受験生もいます。そのような受験生に限って、他の問題集をやっても、間違いを放置したまま、次の問題、次の問題と単に消化することだけに走っているのではないかと思います。過去問題であれ問題集であれ、間違えた問題は、正解できるまで必ず何度も何度も繰り返しチャレンジする。これが必勝の受験勉強法なことをお忘れなく。

入試問題検討委員会

【本書の内容】

1. 本書は過去6年間の問題と解答を収録しています。歯学科の試験問題です。
2. 英語・数学・物理・化学・生物の問題と解答を収録しています。尚、大学当局より非公表の問題は掲載していません。
3. 当社の本書解説執筆陣は、現在直接受験生を教育指導している、すぐれた現場の先生方です。
4. 本書は問題と解答用紙の微細な誤りをなくすため、実物の入試問題を各大学より提供を受け、そのまま画像化して印刷しています。

　尚、本書発行にご協力いただきました先生方に、この場を借り、感謝申し上げる次第です。

日本大学松戸歯学部

平成30年度

問 題 と 解 答

英　語

問題　　30年度

第 1 期

1. 次の英文を読んで，設問に答えよ。

　　The idea of the tablet computer isn't new. Back in 1968, a computer scientist named Alan Kay proposed that with advances in flat-panel display technology, user *interfaces, *miniaturization of computer components and some experimental technology, you could develop an all-in-one computing device. He developed the idea further, suggesting that such a device would be perfect as an educational tool for schoolchildren. In 1972, he published a paper about the device and called it the Dynabook.

　　The sketches of the Dynabook show a device very similar to the tablet computers we have today, with a couple of exceptions. The Dynabook had both a screen and a keyboard all on the same flat surface. But Kay's vision went even further. ァHe predicted that with the right touch-screen technology, you could do away with the physical keyboard and display a virtual keyboard in any form on the screen itself.

　　ィKay was ahead of his time. It would take nearly four decades before a tablet similar to the one he imagined took the public by storm. But that doesn't mean there were no tablet computers on the market between the Dynabook concept and Apple's *famed iPad.

　　One early tablet was the GRiDPad. First produced in 1989, the GRiDPad included a black and white touch screen and a wired *stylus. It weighed just under 5 pounds (2.26 kilograms). Compared to today's tablets, the GRiDPad was bulky and heavy, with a short battery life of only three hours. The man behind the GRiDPad was Jeff Hawkins, who later founded Palm.

　　Other pen-based tablet computers followed but none received much support from the public. Apple first entered the tablet ゥbattlefield with the Newton, a device that's received equal amounts of love and complaints over the years. Much of the criticism for the Newton focuses on its handwriting-recognition software. It really wasn't until Steve Jobs revealed the first iPad to an eager crowd that tablet computers became a practical consumer product.

"Adapted from HISTORY OF TABLETS 2012"

interface　インターフェイス　　miniaturization　小型化　　famed　有名な　　stylus　タッチペン

＜設問＞

A～B および D～H について，本文の内容にもっとも近いものを，それぞれ下の 1～4 の中から一つずつ選び，番号で答えよ。C については，指示に従って答えよ。

A.　Alan Kay first proposed having an all-in-one computing device in

    1. 1968.

    2. 1972.

    3. 1982.

    4. 1989.

B.　Kay's prediction was that there would be no need for a physical

    1. keyboard.

    2. mouse.

    3. printer.

    4. screen.

C.　下線部ァを和訳せよ。

D.　The underlined sentence ィ "Kay was ahead of his time." means

    1. Kay's colleagues were slow.

    2. Kay's concept was not acceptable.

    3. Kay's idea was very early.

    4. Kay's thinking was old-fashioned.

E.　The idea similar to the one Kay had imagined finally appeared about

    1. 10 years later.

    2. 20 years later.

    3. 30 years later.

    4. 40 years later.

F.　The GRiDPad included a

1. black and white touch screen but a short battery life.
2. black and white touch screen with a six hour battery life.
3. color touch screen with a short battery life.
4. color touch screen with a long battery life.

G.　The underlined word "battlefield" means

1. arena to defeat all other competitors.
2. challenge to go beyond all competitors.
3. fight to be first before the competition.
4. tough competition to create a good product.

H.　The tablet, as a practical consumer product, should be

1. bulky and heavy.
2. challenging and inconvenient.
3. timeless and entertaining.
4. useful and handy.

2. 次の会話について，A ～ E の空所に入る最も適切な文を，それぞれ下の **1** ～ **10** の中から
一つずつ選び，番号で答えよ。ただし，同じものを二度使うことはできない。

Secretary　 : Good morning, Parker Industries.

Mr. Kale　　: (　**A**　)

Secretary　 : I'm sorry. She's not in. (　**B**　)

Mr. Kale　　: Yes, please. This is Mr. Kale.

Secretary　 : Is that G-A-L-E?

Mr. Kale　　: (　**C**　)

Secretary　 : All right.

Mr. Kale　　: Please tell her our meeting is on Friday at 2:30.

Secretary　 : Friday at 2:30.

Mr. Kale　　: (　**D**　) My number is (646)555-4031.

Secretary　 : (646)555-4031. Yes, Mr. Kale. (　**E**　)

Mr. Kale　　: Thank you. Good-bye.

Secretary　 : Good-bye.

"Quoted from INTERCHANGE 2013"

1. And could you ask her to call me this afternoon?
2. Can I take a message?
3. Can you call him later?
4. Could you give the message to Mr. Kale?
5. Hello. May I speak to Ms. Graham, please?
6. How have you been?
7. I'll give Ms. Graham the message.
8. I'm from New Zealand.
9. My office is on the second floor.
10. No, it's K-A-L-E.

3. 次の英文を読んで，**A**〜**E** の空所に入る最も適切な語を，それぞれ下の **1** 〜 **4** の中から一つずつ選び，番号で答えよ。

Olympia is an ancient city. People have lived there for thousands of years — since the 10th century B.C. As the birthplace of the Olympic Games, Olympia is (　**A**　) for bringing people together to do amazing things. Every four years, the ancient Greeks stopped their wars and made peace for a short time, so their athletes could compete and (　**B**　) on winning the games.

Today, the Olympics are no longer held in Olympia. The huge *hippodrome created for the *chariot and horse races is now gone. And instead of athletes, the stadium is often filled (　**C**　) crowds of tourists.

However, Olympia is not just famous for its games. In ancient times, it was also a very important religious center. The ancient Greeks built beautiful (　**D**　) to their gods here — to Zeus, the king of the gods, and to the goddess Hera, his queen. Many people visited the area to bring gifts for the gods, and to ask them for good health, wealth, and happiness.

Today, the ruins of the stadium and temples remain to (　**E**　) us the history of Olympia. The things scientists find here affect the way we understand the ancient Greeks.

"Quoted from READING ADVENTURES (1) 2012"

hippodrome　長円形競技場　　　chariot　（古代の）2 輪戦車

A.	**1.** famous	**2.** honest	**3.** large	**4.** small
B.	**1.** call	**2.** focus	**3.** give	**4.** take
C.	**1.** at	**2.** in	**3.** on	**4.** with
D.	**1.** books	**2.** maps	**3.** schools	**4.** temples
E.	**1.** say	**2.** speak	**3.** talk	**4.** tell

4. 次の **A** ～ **E** の英文の下線部の語句の意味に最も近い語を，それぞれ下の **1** ～ **4** の中から
　一つずつ選び，番号で答えよ。

A. The detective promised to <u>look into</u> the matter at once.

　　1. adjust　　　　**2.** consult　　　　**3.** investigate　　**4.** watch

B. Fierce fighting <u>broke out</u> between two rival teams on the street.

　　1. continued　　　**2.** involved　　　**3.** started　　　**4.** violated

C. He thinks that solar-powered cars will <u>take the place of</u> gasoline cars in the future.

　　1. happen　　　　**2.** invent　　　　**3.** replace　　　**4.** run

D. My brother used to <u>stand by</u> me whenever I needed his help in my childhood.

　　1. ask　　　　　**2.** ignore　　　　**3.** represent　　**4.** support

E. The policeman arrested the old lady <u>on the spot</u>.

　　1. fortunately　　**2.** immediately　　**3.** severely　　**4.** timely

5. 次の **A** ～ **E** の空所に入る最も適切な語を，それぞれ下の **1** ～ **4** の中から一つずつ選び，
番号で答えよ。

A. I can look over my (　　　　) old wooden houses out of the window.

    1. neighbor   **2.** neighborhood   **3.** neighbors   **4.** neighbors'

B. Who do you think are living more (　　　　) lives, men or women?

    1. comfort   **2.** comfortable   **3.** comfortably   **4.** comfortingly

C. Although Bill was trying to run (　　　　), he was not making much progress at all.

    1. hardly   **2.** merely   **3.** quickly   **4.** slowly

D. The Japanese company apologized about (　　　　) a confusing letter.

    1. buying   **2.** coming   **3.** sending   **4.** stopping

E. You can't become a better writer (　　　　) you work on improving several skills.

    1. because   **2.** if   **3.** so   **4.** unless

6. 次の **A ～ E** の和文と英文の意味がほぼ同じになるように，それぞれ下の **1 ～ 5** を並べ

替え，空所に入る単語の番号を正しい順にすべて記入せよ。

A. 彼は医者の診察に満足しているように思えません。

He doesn't (   ) (   ) (   ) (   ) (   ) the doctor's consultation.

1. be   **2.** satisfied   **3.** seem   **4.** to   **5.** with

B. 彼女は新雪で覆われた山を見るのが大好きです。

She loves to see (   ) (   ) (   ) (   ) (   ) snow.

1. a   **2.** covered   **3.** fresh   **4.** mountain   **5.** with

C. ビルとスティーブはもっと明瞭な手紙が来るのを待つつもりでした。

Bill and Steve were going to wait (   ) (   ) (   ) (   ) (   ) to arrive.

1. a   **2.** coherent   **3.** for   **4.** letter   **5.** more

D. 損失が回復して，部長は苦境を脱しました。

The manager (   ) (   ) (   ) (   ) (   ) the loss was recovered.

1. after   **2.** got   **3.** hook   **4.** off   **5.** the

E. その最新バージョンのソフトは我々の旧版よりすぐれています。

The most recent version of the software (   ) (   ) (   ) (   ) (   ) version.

1. is   **2.** our   **3.** previous   **4.** superior   **5.** to

数　学

問題

30年度

第 1 期

1. 次の ☐ を埋めなさい。

問1　式 $(x-1)(x-3)(x-7)$ を展開したとき，x の係数は ☐ア，x^2 の係数は ☐イ となる。

問2　次の命題の真偽を答えなさい。

(1)「a, b, c の少なくとも 1 つが正の数でなければ，$abc \leqq 0$ である」は ☐ウ である。

(2)「2 つの三角形が合同でなければ，それらの三角形の面積は等しくない」は ☐エ である。

問3　2 つの 2 次関数 $y = x^2 + 2x + a$，$y = -x^2 + ax + b$ の頂点が一致するとき，定数は a, b の値それぞれ $a = $ ☐オ，$b = $ ☐カ である。

問4　$\triangle \mathrm{OAB}$ において，$\mathrm{OA} = 2$，$\mathrm{OB} = 4\sqrt{3}$，$\angle \mathrm{BOA} = \theta$ のとき，三角形の面積 S は角度 θ を用いて表すと S $= $ ☐キ となる。この S が 6 以上（S$\geqq$6）となるための角 θ の値の範囲は ☐ク である。ただし，θ の範囲は，$0 < \theta < 180°$ とする。

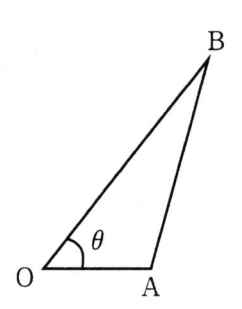

問5　次の表はある試験における得点とその人数を表している。

このデータの中央値は ☐ケ，平均値は ☐コ である。

点数	50	60	70	80	90
人数	1	2	6	5	1

2. 次の ☐ を埋めなさい。

問1 2 次方程式 $x^2 - 8x + 9 = 0$ の 2 つの解を α, β とすると,
$\alpha + \beta =$ ☐ ア , $\sqrt{\alpha} + \sqrt{\beta} =$ ☐ イ である。

問2 $x^2 - 3x + 4$ を複素数の範囲で因数分解をしたい。まず, 方程式 $x^2 - 3x + 4 = 0$ の解を求めると, $x =$ ☐ ウ である。よって, $x^2 - 3x + 4$ の因数分解は ☐ エ となる。ただし i を虚数単位とする。

問3 点 $(-3, 1)$ を中心とし, 原点を通る円の方程式は ☐ オ である。

問4 $\dfrac{\pi}{2} \leqq \theta \leqq \pi$ の範囲で $\sin \theta = \dfrac{3}{5}$ のとき, $\cos \theta =$ ☐ カ , $\sin \dfrac{\theta}{2} =$ ☐ キ である。

問5 方程式 $2^{x+1} - 6 + 4 \times 2^{-x} = 0$ の解は, $x =$ ☐ ク , ☐ ケ である。
ただし, ☐ ク $<$ ☐ ケ とする。

問6 関数 $y = (4x^2 - 5)(5x + 1)$ の導関数は $y' =$ ☐ コ となる。

3. 図のような O$(0, 0)$，A(a, b)，P(p, q) を頂点とする△OAP について，以下の問に答えなさい。ただし，3 点 O, A, P は互いに異なり，一直線上にないものとする。

問1　線分 OA の長さを求めなさい。

問2　線分 OA を表す直線の方程式を求めなさい。

問3　点 P と直線 OA の距離を求めなさい。

問4　△OAP の面積を求めなさい。

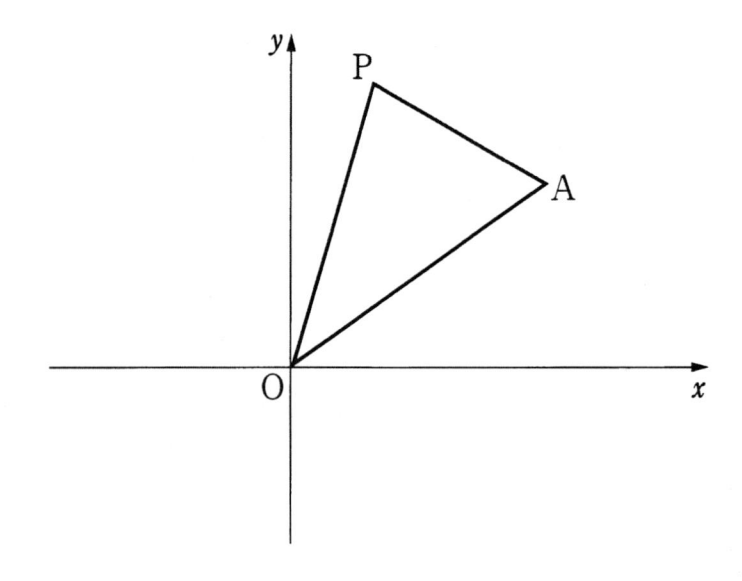

4. 2つの曲線 $y = 3x^2$, $y = |x^2 - 1|$ について，以下の問に答えなさい。

問1　2つの曲線を図示しなさい。

問2　2つの曲線の交点の座標を求めなさい。

問3　2つの曲線で囲まれた部分の面積を求めなさい。

物　理

問題　30年度

$$\boxed{\text{第 1 期}}$$

1. 次の文 A, B の $\boxed{1}$ ～ $\boxed{10}$ にあてはまる適切な数値を記入せよ。

A　ボーアは水素原子の模型をつくり，量子数 n の電子のもつエネルギー E_n は，

$$E_n = -\frac{13.6}{n^2} \text{[eV]} \quad (n = 1, 2, 3, \cdots)$$

と得た。電子が $n = 4$ から $n = 2$ へ移るときに放出される光のもつエネルギーは $\boxed{1}$ eV $= \boxed{2}$ J である。この光の振動数は $\boxed{3}$ Hz, 波長は $\boxed{4}$ m である。ただし，電子の電荷（絶対値）を 1.6×10^{-19} C, プランク定数を 6.6×10^{-34} J·s, 光の速さを 3.0×10^8 m/s とする。

B　質量 100 g のボールが 36 km/h の速さで運動している。

(1) このボールの速さは $\boxed{5}$ m/s である。

(2) このボールの運動量は $\boxed{6}$ kg·m/s である。

(3) このボールの運動エネルギーは $\boxed{7}$ J である。

(4) このボールの運動エネルギーと等しい位置エネルギーは，このボールが $\boxed{8}$ m の高さにあるときである。ただし，重力加速度を 9.8 m/s² とする。

(5) このボールの運動エネルギーで, 100 g の水の温度は $\boxed{9}$ ℃上昇することができる。ただし，水の比熱を 4.2 J/(g·K) とする。

(6) このボールの運動エネルギーは, 100 W の電球を $\boxed{10}$ s 点灯させることができる。

2. 長さ L の軽い一様な棒がある。棒の左端 A に質量が m のおもり 1 を，右端 B に質量 $3m$ のおもり 2 をそれぞれ軽い糸でつるし，A から距離 x の点 O に軽い糸をかけ天井から棒をつるした。点 O は棒上の任意の場所で固定させることができる。おもり 2 の体積を V，重力加速度を g として，次の問い（**問 1 ～ 5**）に答えよ。答えを導くのに必要な式・計算も記せ。

A　図 1 のように点 O の位置を静かに調整して，棒を水平に静止させた。

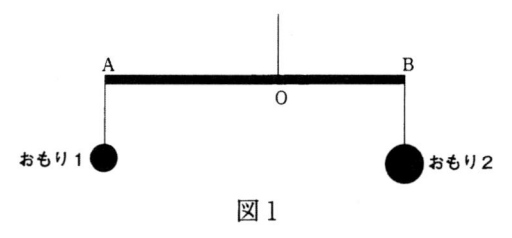

図1

問 1　点 O にかけた糸の張力の大きさを m，g で表せ。

問 2　$\overline{\mathrm{AO}}$ 間の距離 x を L で表せ。

B　図 2 のように，点 O を棒の中心にずらし，$\overline{\mathrm{AO}}$ の中点に質量 m' のおもり 3 を静かに軽い糸でつるしたところ，棒は水平に静止した。

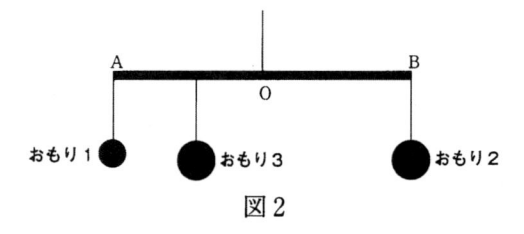

図2

問 3　おもり 3 の質量 m' を m で表せ。

C　図 3 のように，点 O の位置は変えずにおもり 3 を取り外し，おもり 2 を液体に体積の半分 $\dfrac{V}{2}$ 浸したところ，棒は水平に静止した。

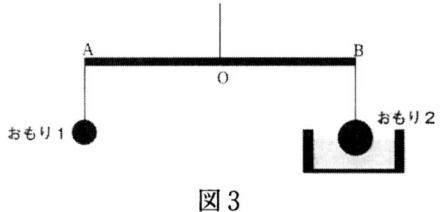

図3

問 4　液体の密度 ρ を m，V で表せ。

問 5　棒を水平に保ったまま点 O の位置を静かに変えたところ，液体中におもり 2 の体積 $\dfrac{3}{5}V$ が沈んだ。このときの $\overline{\mathrm{AO}}$ 間の距離 x を L で表せ。

3. 両端を固定した弦に横波の定常波が生じるとき，固有振動数 f〔Hz〕と，弦の長さ l〔m〕との間には，$f = \dfrac{n}{2l}\sqrt{\dfrac{T}{\rho}}$ の関係がある。ここで，T〔N〕は弦の張力，ρ〔kg/m〕は弦の線密度（単位長さあたりの質量），n は正の整数で定常波の腹の数である。

　いま，長さ 0.80 m，質量 1.6×10^{-4} kg の伸び縮みしない弦を，8.0 N の力で張る。この弦の一部に振動を与えたら，図のように腹が 4 個の定常波ができた。次の問い（**問1～5**）に答えよ。答えを導くのに必要な式・計算も記せ。

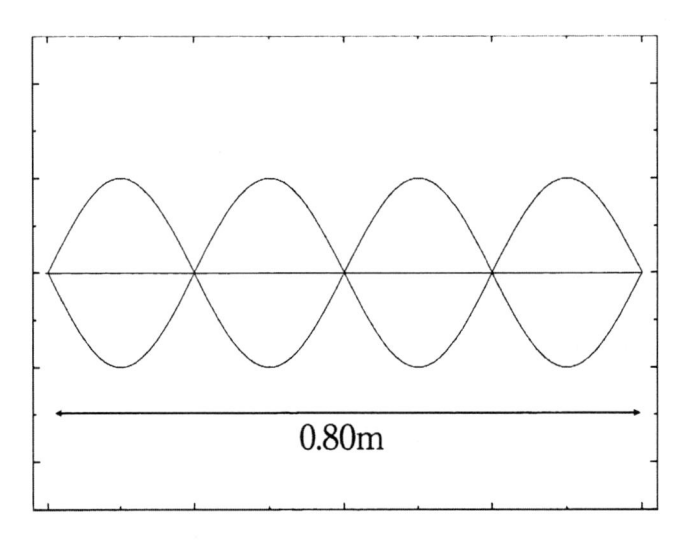

0.80m

問1　弦の線密度 ρ は，何 kg/m か。

問2　定常波の波長 λ は，何 m か。

問3　振動数 f は，何 Hz か。

問4　弦を伝わる横波の速さ v は，何 m/s か。

問5　この弦に生じうる定常波のうちで，振動数が最も小さいもの f' は，何 Hz か。

4. 図のように $x-y$ 平面上の点 A $(-d,\ 0)$ に平面に垂直に長い導線を通し，$-z$ 方向（紙面の表から裏）に電流 I を流す。また，点 B $(+d,\ 0)$ にも平面に垂直に長い導線を通し，$+z$ 方向（紙面の裏から表）に同じ大きさの電流 I を流す。下図のように $x-y$ 平面上に方位磁針が配置され，導線に電流が流れていないとき，$+y$ 方向が北を向くように $x-y$ 平面が配置されている。次の問い（**問1〜5**）に答えよ。また，答えを導くのに必要な式・計算も記せ。

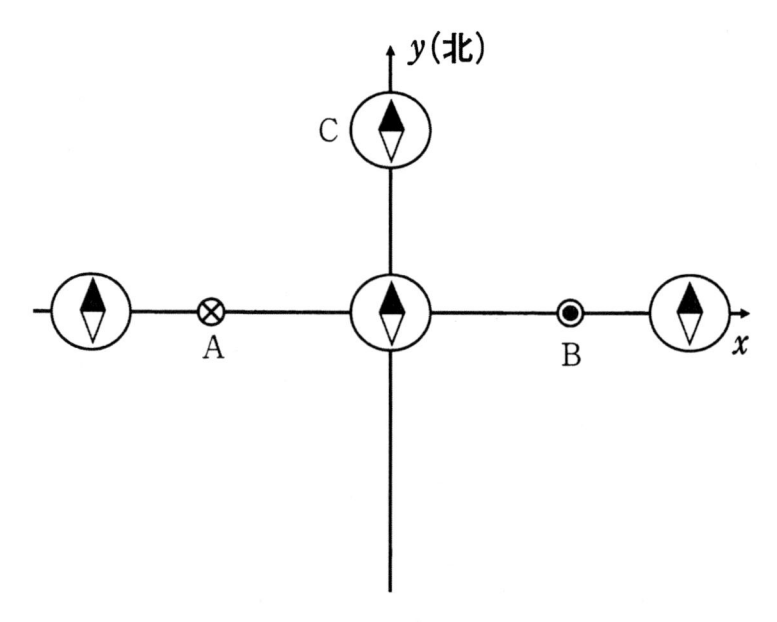

問1　原点 $(0,\ 0)$ における磁場（磁界）の大きさと向きを求めよ。

問2　点 C $(0,\ +d)$ における磁場の大きさと向きを求めよ。

問3　導線に流した電流の作る磁場の大きさが，地球の磁場の影響を無視できるほど大きいとき，$x-y$ 平面上に置かれた磁針の様子を，解答用紙の図中に描け。

問4　$x-y$ 平面での磁力線の様子を，解答用紙の図中に描け。また，磁力線には矢印も書き込め。

問5　二本の導線に働く力を，解答用紙の図中に描け。

化 学

問 題

30年度

第1期

解答は，解答欄に番号，記号，あるいは記述にて示しなさい。特に指定のない限り正答は1つです。気体定数は $8.31 \times 10^3 \mathrm{Pa \cdot L/ (K \cdot mol)}$，アボガドロ定数は $6.02 \times 10^{23}/\mathrm{mol}$ とする。

気体は全て理想気体とし，必要があれば，$\log 2.0 = 0.30$，$\log 5.0 = 0.70$ の値を用いなさい。

原子量の値は $\mathsf{H} = 1.0$, $\mathsf{C} = 12.0$, $\mathsf{N} = 14.0$, $\mathsf{O} = 16.0$, $\mathsf{Na} = 23.0$ とする。

1. 以下の問いに答えなさい。

問1　純物質はどれか。3つ選びなさい。

(a) 海水，(b) 硫黄，(c) 水，(d) 石油，(e) 空気，(f) 酸化亜鉛，(g) 黄銅

問2　ガリウムには相対質量 68.9 の $^{69}\mathsf{Ga}$ と 70.9 の $^{71}\mathsf{Ga}$ の同位体があり，存在比はそれぞれ 60.1 ％と 39.9 ％である。ガリウムの原子量として最も適当な値はどれか。

(a) 69.7，(b) 70.1，(c) 104.6，(d) 105.2，(e) 139.4，(f) 140.2

問3　質量パーセント濃度 20 ％の水酸化ナトリウム水溶液の密度は $1.2\,\mathrm{g/cm^3}$ である。この水溶液のモル濃度（単位；mol/L）として最も適当な値はどれか。

(a) 4.2，(b) 5.0，(c) 6.0，(d) 10，(e) 17，(f) 20

問4　次の化学反応式の各項の係数 (a)，(b)，(c) の値を求めなさい。

$$\mathsf{C_3H_8} + (a)\mathsf{O_2} \longrightarrow (b)\mathsf{CO_2} + (c)\mathsf{H_2O}$$

問5　25 ℃ で 0.0050 mol/L の希硫酸と 0.20 mol/L の酢酸水溶液がある。両者の中で，酸性の強い方の溶液の pH の最も適当な値はどれか。

なお，硫酸および酢酸の電離度はそれぞれ 1.0，および 0.010 としなさい。

(a) 1.5，(b) 2.0，(c) 2.3，(d) 2.7，(e) 3.0，(f) 3.3

問6　ある純粋な物質 3.80 g を 227 ℃ に加熱したところ，完全に気化して $1.00 \times 10^5\,\mathrm{Pa}$ で体積 0.831 L の気体となった。この物質の分子量として最も適当な値はどれか。

(a) 86，(b) 95，(c) 102，(d) 172，(e) 190，(f) 204

2. 金属の反応性に関する以下の問いに答えなさい。

いずれも銀白色の9種類の金属（ア）〜（ケ）がある。これらの金属が何であるかを調べるため，水や塩酸などと反応させ，その結果を **(1)** 〜 **(4)** にまとめた。なお9種類の金属とは下記のいずれかであり，計算に必要ならば（　）内に示した値を原子量として用いなさい。

Li（6.9），Na（23.0），Mg（24.3），Al（27.0），K（39.1），Ni（58.7），Ag（107.9），Sn（118.7），Pt（195.1）

結果

(1) 常温の水と反応して気体を発生した。　　　　（ア）（イ）（ウ）

(2) 高温の水蒸気と反応して気体を発生した。　（ア）（イ）（ウ）（エ）（オ）

(3) 塩酸に溶けて気体を発生した。　　　　　　　（ア）（イ）（ウ）（エ）（オ）（カ）（キ）

(4) 塩酸に溶けなかった。　　　　　　　　　　　（ク）（ケ）

問1　（ア），（ウ）について炎色反応を観察したところ，（ア）は赤紫色，（ウ）は赤色であった。（ア），（ウ）に該当する金属の元素記号を示しなさい。

問2　0.20gの（イ）を水と完全に反応させた後，フェノールフタレインを加えて1.0mol/L 塩酸で中和滴定を行った。中和に必要な塩酸の量（単位；mL）として，最も適当な値はどれか。

（a）2.6，（b）4.3，（c）5.1，（d）8.7，（e）17，（f）29

問3　（エ），（オ）を空気中で加熱したところ，（エ）は激しく燃焼した。（エ）に該当する金属の元素記号を示しなさい。

問4　（オ）の結晶構造を調べたところ，図1のように単位格子の1辺が 4.05×10^{-8} cm の面心立方格子であることがわかった。（オ）の密度（単位；g/cm³）として最も適当な値はどれか。

（a）1.35，（b）2.44，（c）2.70，（d）3.92，（e）5.89，（f）10.97

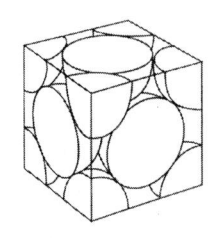

図1　（オ）の結晶構造

問5　**結果 (3)** で得られた溶液のなかで（キ）だけが有色の溶液となった。
（キ）に該当する金属の元素記号を示しなさい。

問6　（ク）と（ケ）を区別する方法として最も適当な方法はどれか。

(a) 王水に溶けるかどうかを調べる。

(b) 硝酸に溶けるかどうかを調べる。

(c) 希硫酸に溶けるかどうかを調べる。

(d) 硫酸銅水溶液に浸したとき，表面に銅が析出するかどうかを調べる。

(e) 硫酸亜鉛水溶液に浸したとき，表面に亜鉛が析出するかどうかを調べる。

問7　9種類の金属のうち，遷移元素であるものを4つまで選び，（ア）～（ケ）の記号で示しなさい。4つ以上ある場合は任意の4つを書き，また4つに満たない場合は，余った欄に「なし」と書きなさい。

3. 有機化学に関する以下の問いに答えなさい。

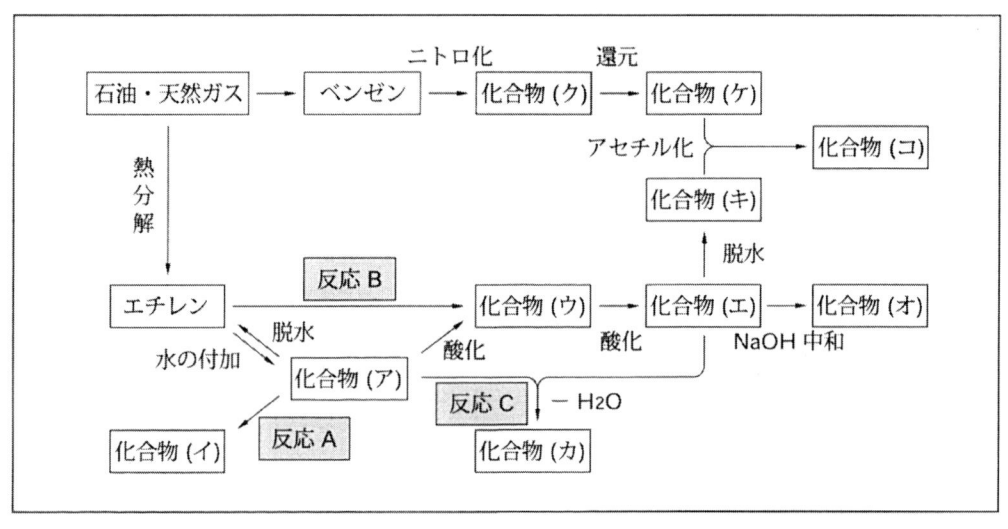

図 2

図 2 は，石油・天然ガスを原料とした有機化合物（ア）～（コ）の関連図である。以下の問いに答えなさい。

問 1 （ア）の名称と示性式を書きなさい。

問 2 （イ）は分子式 $C_4H_{10}O$ で表され，金属ナトリウムとは反応しない。（ア）から（イ）を合成する反応 **A** に適した温度（単位 ; ℃）はどれか。
(a) 50 ～ 60，(b) 90 ～ 100，(c) 130 ～ 140，(d) 160 ～ 170，(e) 190 ～ 200

問 3 （エ）の組成式は CH_2O であり，炭酸水素ナトリウムと反応して二酸化炭素を発生した。この（エ）を水酸化ナトリウムで中和して得た化合物（オ）の水溶液の性質はどれか。
(a) 強い酸性，(b) 弱酸性，(c) 中性，(d) 弱塩基性，(e) 強い塩基性

問 4 （エ）と（オ）の水溶液の混合物は，これに酸や塩基を添加しても pH の変動を抑制する作用を示す。この作用を表す語句はどれか。
(a) 還元作用，(b) 緩衝作用，(c) 交換作用，(d) 中和作用，(e) 平衡作用

問5　前ページ問4の混合物と同様の作用を示す混合物はどれか。

    (a)　塩酸・アンモニア水溶液

    (b)　塩酸・塩化アンモニウム水溶液

    (c)　アンモニア・塩化アンモニウム水溶液

    (d)　アンモニア・水酸化ナトリウム水溶液

    (e)　塩化アンモニウム・水酸化ナトリウム水溶液

問6　(エ) と分子式が同じで構造式が異なる化合物はどれか。

　　　また，この化合物と (エ) のような関係を表す語句を書きなさい。

    (a)　アセトン，(b)　ホルムアルデヒド，(c)　エチレングリコール，(d)　安息香酸，

    (e)　ギ酸メチル

問7　反応 B と反応 C にあてはまる反応の名称はどれか。

    (a)　酸化，(b)　還元，(c)　加水分解，(d)　付加，(e)　エステル化，(f)　アミド化，

    (g)　重合

問8　(カ) の元素分析を行ったときの C の質量百分率の値（単位；%）として，最も適当なものはどれか。

    (a)　28.6，(b)　40.0，(c)　41.4，(d)　45.3，(e)　52.2，(f)　54.5

問9　(コ) の一般名はどれか。

    (a)　アルデヒド，(b)　ケトン，(c)　アミン，(d)　アミド，(e)　エステル

問10　(ア)〜(コ) のうちでヨードホルム反応を示すのはどれか。2つ選び記号で示しなさい。

4. 化学反応に関する以下の問いに答えなさい。

　以下に示す文章 A ～ G は，化学反応に関する説明文を 7 つに分割してランダムに並べ替えたものである。ただし，A は最初に，また，G は最後に来る文章である。

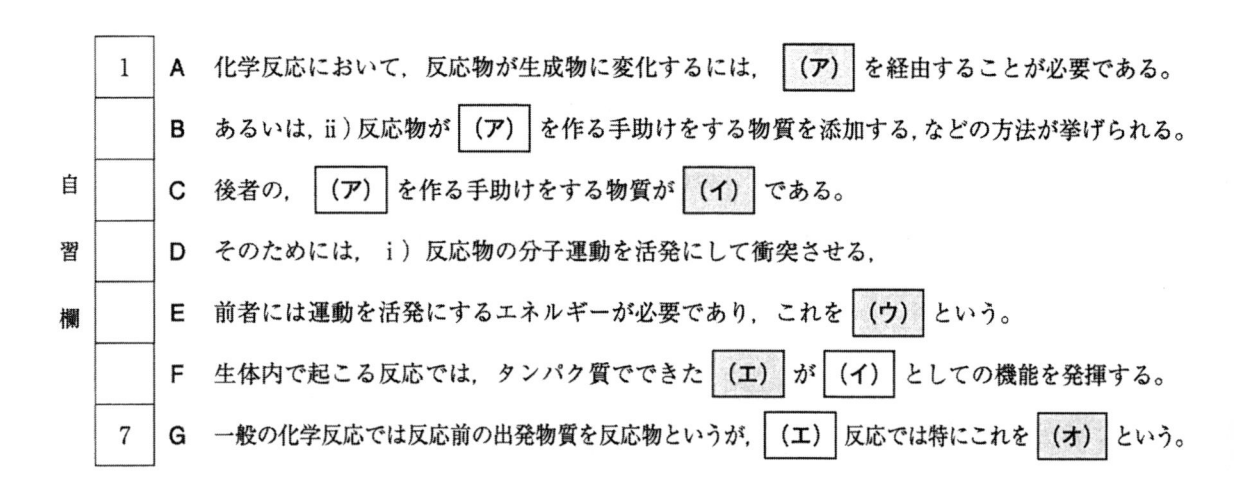

自 習 欄			
1	A	化学反応において，反応物が生成物に変化するには，(ア) を経由することが必要である。
	B	あるいは，ii) 反応物が (ア) を作る手助けをする物質を添加する，などの方法が挙げられる。
	C	後者の，(ア) を作る手助けをする物質が (イ) である。
	D	そのためには，i) 反応物の分子運動を活発にして衝突させる，
	E	前者には運動を活発にするエネルギーが必要であり，これを (ウ) という。
	F	生体内で起こる反応では，タンパク質でできた (エ) が (イ) としての機能を発揮する。
7	G	一般の化学反応では反応前の出発物質を反応物というが，(エ) 反応では特にこれを (オ) という。

問1　化学反応に関する正しい説明文とするには，文章 B ～ F をどの様な順番で並べ替えたらよいか。文章の順番 2 ～ 6 に対応する記号 B ～ F を示しなさい。

問2　上記文章が化学反応に関する説明文となるように，(ア) ～ (オ) にあてはまる語句を語句欄より選びなさい。同一選択肢を何度使用してもよい。

────【語句欄】────

(a) 中間状態，(b) 活性化状態，(c) 活動エネルギー，(d) 活性化エネルギー

(e) 触媒，(f) 反応促進剤，(g) 共生生物，(h) 酵素，(i) 基本物質，(k) 基質

問3　下記は生体内で起こる化学反応に関する説明文である。　(カ) ～ (コ) にあてはまる語句を語句欄より選びなさい。ただし，(エ) は **問2**の (エ) にあてはまる語句と同一である。同一選択肢を何度使用してもよい。

生体内の (エ) 反応では，通常37℃，pH が中性付近で最適の反応条件となるが，例外もある。(カ) の分解反応を例とするならば，(キ) から分泌される (ク) の最適 pH は約8である。一方，同じ (カ) の分解反応でも，(ケ) から分泌される (コ) の最適 pH は約1.5である。

――――【語句欄】――――

(a) 糖質，(b) 脂質，(c) 核酸，(d) タンパク質，(e) 肝臓，(f) 腎臓，(g) 膵臓，(h) 肺
(i) 胃，(k) アミラーゼ，(m) マルターゼ，(o) リパーゼ，(p) ペプシン，(r) トリプシン

問4　下記はタンパク質に関する説明文である。　(サ) ～ (ソ) にあてはまる語句を語句欄より選びなさい。ただし，(エ) は **問2**の (エ) にあてはまる語句と同一である。同一選択肢を何度使用してもよい。

(エ) を含むタンパク質はアミノ酸の重合体である。タンパク質は緻密な立体構造が維持されており，(サ) を一次構造，(シ) などを二次構造という。(ス) や pH の極端な変化は，立体構造の不可逆的変化をもたらす。これをタンパク質の (セ) という。これにより，(エ) の (ソ) が起こる。

――――【語句欄】――――

(a) 塩基配列，(b) アミノ酸配列，(c) S-S 結合，(d) 立体異性体，(e) サブユニット構造
(f) α-ヘリックス，(g) 圧力，(h) 温度，(i) 活性化，(k) 突然変異，(m) 失活，(o) 変性

生　物

問　題

30年度

1. 次の文章を読み，**問1～4**に答えよ。

　　下は植物細胞の模式図である。（**ア**）～（**ク**）は細胞にみられる構造で，このうち（**ア**）と（**イ**）は拡大図を示す。（**ア**）～（**ウ**）はいずれも二重の生体膜に包まれた構造で，（**ア**）と（**イ**）は細胞の中に多数存在している。一方，（**エ**）～（**カ**）は一重の生体膜で包まれた構造である。（**キ**）は微小な顆粒状の構造で，細胞質基質中や（**エ**）の表面に多数存在している。（**ク**）はセルロースを主成分とする丈夫な構造で，植物の成長の調節にもかかわっている。

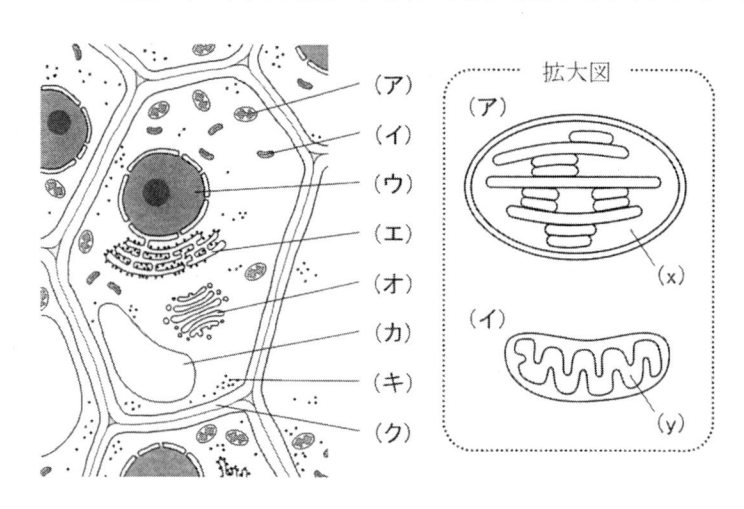

問1　図の（**ア**）～（**ク**）について，次の①，②に答えよ。

　①　（**ア**）～（**ク**）はそれぞれ何か。下の**a**～**l**から1つずつ選べ。

a	核	**b**	液胞	**c**	細胞板	**d**	細胞壁
e	小胞体	**f**	中心体	**g**	葉緑体	**h**	ゴルジ体
i	細胞骨格	**j**	リソソーム	**k**	リボソーム	**l**	ミトコンドリア

　②　（**ア**）～（**ク**）のうち，すべての生物に存在するものはどれか。1つ選べ。

問2 （ア）と（イ）について，次の①〜③に答えよ。

① （ア）と（イ）に共通する特徴はどれか。下の a 〜 h から 3 つ選べ。

a 脱窒を行う。　　　　　　　　　b ATP を合成する。

c 菌類にも存在する。　　　　　　d 独自の DNA をもつ。

e 繊毛を使って運動する。　　　　f アンモニアを無毒化する。

g 有機物から乳酸を産生する。　　h 細胞内で分裂によって増える。

② 拡大図の（x）で起こる CO_2 を固定する反応系を何と呼ぶか。

③ 拡大図の（y）で起こる CO_2 を放出する反応系を何と呼ぶか。

問3 図の（エ），（オ），（キ）は，タンパク質が合成され細胞外へ分泌される過程にかかわっている。この過程で（エ），（オ），（キ）がはたらく順番として正しいのはどれか。下の a 〜 f から 1 つ選べ。

a （エ）→（オ）→（キ）　　　　b （エ）→（キ）→（オ）

c （オ）→（エ）→（キ）　　　　d （オ）→（キ）→（エ）

e （キ）→（エ）→（オ）　　　　f （キ）→（オ）→（エ）

問4 （ク）について，次の①〜③に答えよ。

① 細胞が成長しやすいように，（ク）をゆるめる作用をもつ植物ホルモンは何か。

② 細胞が縦方向に伸長しやすいように，（ク）中に横方向のセルロース繊維を増やす作用をもつ植物ホルモンは何か。

③ 生体膜と（ク）では物質の透過性が異なる。それぞれの性質について簡単に説明せよ。

2. 次の文章を読み，問 1 ～ 5 に答えよ。

　　DNA や RNA などの核酸は，　ア　，　イ　，　ウ　の 3 つの物質からなる。　ア　を構成する炭素原子には 1′ から 5′ までの番号がつけられており，　X　′ の炭素原子には　イ　が，　Y　′ の炭素原子には　ウ　がそれぞれ結合し，　エ　と呼ばれる基本単位を構成している。この　エ　どうしが　ア　と　イ　の部分で多数つながり　エ　鎖を形成する。DNA は 2 本の　エ　鎖が　ウ　間の水素結合で結びついている。<u>DNA が複製されるとき，この DNA 2 本鎖はほどけ，それぞれを鋳型に新しい DNA 鎖が合成される。</u>

問 1　　ア　～　エ　にあてはまる語を，下の a ～ h から 1 つずつ選べ。

a	糖	b	塩基	c	塩酸	d	リン酸
e	ペプチド	f	リン脂質	g	プライマー	h	ヌクレオチド

問 2　　X　，　Y　にあてはまる数字をそれぞれ答えよ。

問 3　DNA と RNA の違いについて，次の①，②に答えよ。
　①　　ア　のうち，DNA に存在するもの，RNA に存在するもの，をそれぞれ答えよ。
　②　　ウ　のうち，DNA のみに存在するもの，RNA のみに存在するもの，をそれぞれ答えよ。

問 4　下線について，次の①～③に答えよ。
　①　　ウ　間の水素結合を切断し，DNA 2 本鎖をほどく酵素を何と呼ぶか。
　②　DNA 2 本鎖がほどけていく方向に向かって，連続的に合成される DNA 鎖を何と呼ぶか。
　③　②とは逆方向に向かって，不連続に合成される短い DNA 鎖を何と呼ぶか。

問 5　ヒトのゲノム DNA は 30 億塩基対からなり，その中にタンパク質の遺伝子が 2 万 3000 個あるとする。これについて，次の①，②に答えよ。
　①　ヒトの染色体 1 本あたりに存在するタンパク質の遺伝子数は平均何個か。
　②　1 つの遺伝子から平均 300 個のアミノ酸からなるタンパク質がつくられるとすると，ヒトのゲノム DNA の何パーセント（%）がタンパク質の情報をもつことになるか。小数第二位まで答えよ。

3. 次の文章を読み，問1〜5に答えよ。

　　₁神経細胞は核などを含む　ア　と，そこから枝分かれして伸びる　イ　，細長く伸びる　ウ　から構成されている。神経細胞のまわりには，₂神経のはたらきを助ける細胞が存在しており，脊椎動物の　ウ　には，この細胞が何重にも巻き付いてできた　エ　と呼ばれる構造が存在する。この　エ　をもつ神経は₃素早く興奮を伝導することができる。このように，多細胞生物では₄さまざまに分化した細胞が互いに協力しながら生命を維持している。

問1　ア　〜　エ　にあてはまる語を，下のa〜hから1つずつ選べ。
　　　a　軸索　　　　　b　髄鞘　　　　　c　髄膜　　　　　d　脊索
　　　e　細胞体　　　　f　受容体　　　　g　樹状突起　　　h　ランビエ絞輪

問2　下線1の説明として正しいのはどれか。下のa〜eから2つ選べ。
　　　a　受けた刺激の大きさにしたがって活動電位は大きくなる。
　　　b　閾値以下の刺激を受けると，興奮の頻度が少なくなる。
　　　c　一度，活動電位が生じた部位は，しばらく興奮できない。
　　　d　刺激を受けると細胞内に陰イオンが流入し，活動電位が発生する。
　　　e　刺激がないとき，細胞膜の外側は正（＋）に内側は負（−）に帯電している。

問3　ウ　について，次の①〜③に答えよ。
　　①　ウ　の内部にあるチューブリンでできた細胞骨格は何か。
　　②　ウ　の末端にある神経伝達物質を含む小胞を何と呼ぶか。
　　③　副交感神経の　ウ　の末端から分泌される神経伝達物質は何か。

問4　エ　について，次の①〜③に答えよ。
　　①　下線2のうち，末梢神経の　エ　を形成するものを特に何と呼ぶか。
　　②　下線3の伝導の仕方を何と呼ぶか。
　　③　下線3ができる理由を，　エ　の性質を踏まえて簡単に説明せよ。

問5　下線4について，次の①〜③に答えよ。
　　①　カエルでは神経胚期に形成される管状の構造で，将来，脳や脊髄になるものを何と呼ぶか。
　　②　①の形成に伴い外胚葉から分化する細胞群で，将来，末梢神経や色素細胞などになるものを何と呼ぶか。
　　③　受精卵はすべての種類の細胞に分化できる。この能力を何と呼ぶか。

4. 次の文章を読み，問 1 ～ 5 に答えよ。

　地球上にはさまざまな環境が存在し，そこには 種分化で生じた多種多様な生物が生息している。この 生物多様性は 3 つの階層でとらえることができ，そのうちの 1 つは種の多様性である。種の多様性は生息する生物の種類の多さと，それぞれの種の 個体数の均等さで評価される。生物の多様性は，かく乱の程度が強すぎても弱すぎても減少するが， 中程度のかく乱が起こることで多様性が増すと考えられている。しかし近年は 人為的なかく乱によって個体数の大幅な減少や種の絶滅が起こり，その結果，生物の多様性に予想もしなかった影響が起こっている。

問 1 下線 1 について，次の①～③に答えよ。
① 生物集団の間で交配ができない，あるいは交配してもその子孫に繁殖能力がない状態を何と呼ぶか。
② ある共通の祖先からさまざまな環境に進出し多様化することを何と呼ぶか。
③ 古生代のはじめ（約 5 億 4 千万年前）に起こったとされる無脊椎動物が急激に多様化した現象を何と呼ぶか。

問 2 下線 2 のうち，種の多様性以外のとらえ方（階層）を 2 つ答えよ。

問 3 下線 3 の調査方法について，次の①～③に答えよ。
① 区画法による個体数の調査に適している動物を，下の a ～ e から 2 つ選べ。
　　a　ウサギ　　　b　サンゴ　　　c　スズメ　　　d　フジツボ　　e　モンシロチョウ
② 標識再捕法による個体数を推定するために，前提となる条件はどれか。下の a ～ e から 2 つ選べ。
　　a　調査期間中，個体の出入りが少ない。
　　b　調査地内で個体が集中分布している。
　　c　近くの同一種の集団と遺伝的な交流がある。
　　d　標識が個体の行動や生存に悪影響を与えない。
　　e　調査期間中，雌雄の比率や齢構成が変化しない。
③ ある池でメダカを 300 個体捕獲し，それぞれに標識をつけてその場で放流した。数日後，再び 350 個体のメダカを捕獲したところ，そのうち 21 個体に標識が認められた。池の面積が 200 m^2 のとき，この池におけるメダカの個体群密度（個体数／m^2）を推定せよ。

問 4 下線 4 のような考え方を何と呼ぶか。

問 5　下線 5 について，次の①～③に答えよ。

① 絶滅の恐れのある生物種を何と呼ぶか。

② 食物網における上位の捕食者で，生態系のバランスを保つのに重要な役割を果たしている生物種を何と呼ぶか。

③ 生態系に大きな影響を与えることから，環境省が指定し，飼育や運搬などが厳しく規制されている外来生物を何と呼ぶか。

英　語

解答 30年度

❶
〔解答〕
A. 1　　B. 1　　C. 全訳下線部ア参照
D. 3　　E. 4　　F. 1　　G. 4　　H. 4
〔出題者が求めたポイント〕
下線部問題は全訳の該当箇所参照。
A. 第 1 段落第 2 文
B. 下線部ア
E. 第 3 段落第 2 文
F. 第 4 段落第 2 文＋第 4 文
G. the tablet battlefield「タブレット型コンピュータの戦場」という表現全体で考える。
H. 第 4 段落第 4 文 bulky and heavy（重くかさばる）の反対。

〔全訳〕
[1] タブレット型コンピュータというアイデアは昔からあった。1968 年の昔に、コンピュータ科学者のアラン＝ケイが、フラットパネル・ディスプレーの技術、ユーザー・インターフェイス、コンピュータ部品の小型化、そして実験技術が進歩すれば、一体型のコンピュータ・デバイスは開発可能であると提唱していた。彼はこのアイデアをさらに推し進めて、こうしたデバイスは小学生向けの教材に最適であろうと示唆し、1972 年には、こうしたデバイスに関する論文を発表して、デバイスを Dynabook と呼んだ。
[2] Dynabook の見取り図によれば、このデバイスは今日我々が持っているタブレット型コンピュータによく似ているが、例外が 2、3 ある。Dynabook はスクリーンとキーボードの両方が同一平面上にあったが、ケイの先見の明はさらに先を行っていた。ア 適切なタッチパネルの技術があれば、物体としてのキーボードを除去し、仮想のキーボードをスクリーン自体の上にどんな形であれ表示できると、彼は予言していた。
[3] イ ケイは時代の先を行っていた。彼が構想したものと似たタブレット型コンピュータが大衆を魅了するまで 40 年近くを要した。しかし、だからと言って、Dynabook の構想からアップル社の有名な iPad に至るまでの間に、タブレット型コンピュータが市場に全く出回らないわけではなかった。
[4] 初期のタブレット型コンピュータの 1 つが GRiDPad であった。1989 年に初めて生産された GRiDPad は、白黒のタッチスクリーンと、有線のタッチペンがついており、重量は 5 ポンドをわずかに下回っていた（2.26 kg）。今日のタブレット型コンピュータと比べると、GRiDPad は重くかさばり、バッテリーもわずか 3 時間しか持たなかった。GRiDPad の背景にいたのはジェフ＝ホーキンズであり、彼は後にパーム社を設立した。
[5] タッチペンを使った他のタブレット型コンピュータ

も後続したが、一般からの支持を受けたものはなかった。アップル社がタブレット型コンピュータの ウ 戦場 に初参入したのは Newton であり、このデバイスは長年にわたって高評価・低評価を同量に受けていた。Newton への批判の多くは手書き部分（認識ソフト）に集中しており、タブレット型コンピュータが実用的な消費財になるのは、スティーブ＝ジョブズが最初の iPad を待ちかねていた大衆に公開するのを待たねばならなかった。

❷
〔解答〕
(A) 5　(B) 2　(C) 10　(D) 1　(E) 7
〔出題者が求めたポイント〕
(A) 直後の She を踏まえる。
(B) 直後の Yes, please. を踏まえる。
(C) 名前のスペリングを間違えられたので訂正している。
(D) call me と言って、次に電話番号を言う。
(E) Secretary「秘書」が要件を承ったことを確認する台詞。

❸
〔解答〕
(A) 1　(B) 2　(C) 4　(D) 4　(E) 4
〔出題者が求めたポイント〕
A. be famous for ～「～で有名だ」
B. focus on doing「～することに集中〔専念〕する」
C. be filled with ～「～で一杯だ」
D. 古代ギリシャ人たちは神々に捧げる美しい「寺院」を建立した
E. tell ＋人＋事柄「(人)に(事柄)を話す」

❹
〔解答〕
A. 3　　B. 3　　C. 3　　D. 4　　E. 2
〔出題者が求めたポイント〕
A. 調査する
B. 勃発する≒始まる
C. 取って替わる
D. 味方をする
E. その場で≒即座に

❺
〔解答〕
A. 4　B. 2　C. 3　D. 3　E. 4
〔出題者が求めたポイント〕
A. 私の「隣人たちの」古い木造家屋
B. 名詞を修飾するのは形容詞

C.　run quickly「素早く走る」　hardly「ほとんど〜な
　　い」と hard「一生懸命」の違いに注意。
D.　紛らわしい手紙を「送ったこと」を謝罪した。
E.　いくつかのスキルの改善に取り組ま「ない限り」、
　　文章は上手くならない。

6

〔解答〕
A.　34125　　B.　14253　　C.　31524
D.　24531　　E.　14523
〔出題者が求めたポイント〕
A.　He doesn't seem to be satisfied with the doctor's
　　consultation.
B.　She loves to see a mountain covered with fresh
　　snow.
C.　Bill and Steve were going to wait for a more
　　coherent letter to arrive.
D.　The manager got off the hook after the loss was
　　recovered.
　　※ get off the hook「窮地を脱する」
E.　The most recent version of the software
　　is superior to our previous version.

数　学

解答　30年度

❶

〔解答〕

問1 ア. 31　イ. -11
問2 ウ. 偽　エ. 偽
問3 オ. -2　カ. -4
問4 キ. $4\sqrt{3}\sin\theta$　ク. $60°\leqq\theta\leqq120°$
問5 ケ. 70　コ. 72

〔出題者が求めたポイント〕

問1　高次方程式の解と係数の関係
　　$x^3+px^2+qx+r=0$ の解が α, β, γ のとき,
　　　$\alpha+\beta+\gamma=-p$, $\alpha\beta+\beta\gamma+\alpha\gamma=q$,
　　　$\alpha\beta\gamma=-r$

問2　論理
⑴　2つが負の場合
⑵　合同でなく面積が等しい場合を考える。

問3　2次方程式
　　2つの式それぞれに x について平方完成する。
　　$y=a(x-p)^2+q$ のとき頂点は (p, q)

問4　三角比
　　　$S=\dfrac{1}{2}\mathrm{OA}\cdot\mathrm{OB}\sin\theta$

　　$S\geqq6$ から $\sin\theta$ の値の範囲を求め, θ の範囲を考える。

問5　統計
　　15人を得点順に並べると, 中央にくる人（上位から8番目）の点数が中央値

　　各人の得点が x_i のとき, 平均 m は, $m=\dfrac{1}{15}\displaystyle\sum_{i=1}^{15}x_i$

〔解答のプロセス〕

問1　$(x-1)(x-3)(x-7)=0$ の解は, 1, 3, 7
　　$x^3+px^2+qx+r=(x-1)(x-3)(x-7)$ とする。
　　　$p=-(1+3+7)=-11$
　　　$q=1\times3+1\times7+3\times7=31$

問2
⑴　$a<0$, $b<0$, $c>0$ のとき, $abc>0$　偽
⑵　一辺が2の正三角形と辺の長さが $\sqrt{3}$, 2, $\sqrt{7}$ の直角三角形（左図）合同ではないが面積は等しい。偽

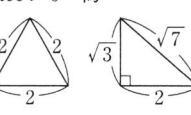

問3　$y=x^2+2x+a=(x+1)^2-1+a$

　　$y=-(x^2-ax)+b=-\left(x-\dfrac{a}{2}\right)^2+\dfrac{a^2}{4}+b$

　　よって, $-\dfrac{a}{2}=1$, $\dfrac{a^2}{4}+b=-1+a$

　　　$a=-2$, $1+b=-1-2$　∴　$b=-4$

問4　$S=\dfrac{1}{2}2\cdot4\sqrt{3}\sin\theta$
　　　$=4\sqrt{3}\sin\theta$

　　$4\sqrt{3}\sin\theta\geqq6$ より　$\sin\theta\geqq\dfrac{3}{2}$

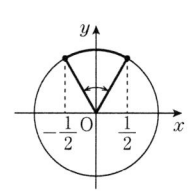

　　$60°\leqq\theta\leqq120°$

問5　80点以上が6人なので8位の人は70の人。
　　中央値は70。

　　平均値は $\dfrac{50\times1+60\times2+70\times6+80\times5+90\times1}{15}$
　　　　　$=72$

❷

〔解答〕

問1 ア. 8　イ. $\sqrt{14}$

問2 ウ. $\dfrac{3\pm\sqrt{7}i}{2}$

　　エ. $\left(x-\dfrac{3+\sqrt{7}i}{2}\right)\left(x-\dfrac{3-\sqrt{7}i}{2}\right)$

問3 オ. $(x+3)^2+(y-1)^2=10$

問4 カ. $-\dfrac{4}{5}$　キ. $\dfrac{3\sqrt{10}}{10}$

問5 ク. 0　ケ. 1
問6 コ. $60x^2+8x-25$

〔出題者が求めたポイント〕

問1　解と係数の関係
　　$x^2+px+q=0$ の解を α, β とすると,
　　　$\alpha+\beta=-p$, $\alpha\beta=q$
　　　$(\sqrt{\alpha}+\sqrt{\beta})^2=\alpha+\beta+2\sqrt{\alpha\beta}$

問2　複素数
　　$x^2+px+q=0$ の解を α, β とすると,
　　　$x^2+px+q=(x-\alpha)(x-\beta)$

問3　平面図形と式
　　中心が (a, b), 半径が r の円の方程式は,
　　　$(x-a)^2+(y-b)^2=r^2$
　　中心を代入し, 原点を通ることにより r^2 を求める。

問4　三角関数
　　θ の範囲から $\cos\theta<0$, $\cos^2\theta=1-\sin^2\theta$
　　　$\sin^2\dfrac{\theta}{2}=\dfrac{1-\cos\theta}{2}$　$\left(\sin\dfrac{\theta}{2}>0\right)$

問5　指数関数
　　　$2^{m+n}=2^m\cdot2^n$
　　$2^x=t$ とおいて, t についての2次方程式を解き, t をもとに戻し, x の値を求める。

問6　微分法
　　関数を展開し, 微分する。

〔解答のプロセス〕

問1　$\alpha+\beta=8$, $\alpha\beta=9$
　　$(\sqrt{\alpha}+\sqrt{\beta})^2=\alpha+\beta+2\sqrt{\alpha\beta}=8+2\sqrt{9}=14$
　　従って, $\sqrt{\alpha}+\sqrt{\beta}=\sqrt{14}$

問2　$x^2-3x+4=0$ より　$x=\dfrac{3\pm\sqrt{7}i}{2}$

　　$x^2-3x+4=\left(x-\dfrac{3+\sqrt{7}i}{2}\right)\left(x-\dfrac{3-\sqrt{7}i}{2}\right)$

問3　$(x+3)^2 + (y-1)^2 = r^2$
原点を通るので，$(0+3)^2 + (0-1)^2 = r^2$
よって，$r^2 = 10$
従って，$(x+3)^2 + (y-1)^2 = 10$

問4　θ の範囲から，$\cos\theta < 0$，$\sin\theta > 0$

$\cos^2\theta = 1 - \left(\dfrac{3}{5}\right)^2 = \dfrac{16}{25}$ より　$\cos\theta = -\dfrac{4}{5}$

$\sin^2\dfrac{\theta}{2} = \dfrac{1}{2}\left\{1 - \left(-\dfrac{4}{5}\right)\right\} = \dfrac{9}{10}$

よって，$\sin\dfrac{\theta}{2} = \dfrac{3\sqrt{10}}{10}$

問5　$2\cdot 2^x - 6 + 4 \times 2^{-x} = 0$ で $2^x = t$ とする。
$2t - 6 + 4t^{-1} = 0$　両辺 t 倍する。
$2t^2 - 6t + 4 = 0$ より　$2(t-1)(t-2) = 0$
$t = 2^x = 1$ のとき，$x = 0$
$t = 2^x = 2$ のとき，$x = 1$

問6　$y = 20x^3 + 4x^2 - 25x - 5$
　　　$y' = 60x^2 + 8x - 25$

❸

〔解答〕

問1　$\text{OA} = \sqrt{a^2 + b^2}$

問2　$y = \dfrac{b}{a}x$　$(bx - ay = 0)$

問3　$\dfrac{|bp - aq|}{\sqrt{a^2 + b^2}}$　　問4　$\dfrac{1}{2}|bp - aq|$

〔出題者が求めたポイント〕
平面図形と式
2点 (x_1, y_1)，(x_2, y_2) のとき，
問1　2点間の距離，$\sqrt{(x_2 - x_1)^2 + (y_2 - y_1)^2}$

問2　2点を通る直線，$y = \dfrac{y_2 - y_1}{x_2 - x_1}(x - x_1) + y_1$

問3　直線 $ax + by + c = 0$ と点 (x_0, y_0) との距離は，
$\dfrac{|ax_0 + by_0 + c|}{\sqrt{a^2 + b^2}}$

問4　問3の答が d のとき，面積は，$\dfrac{1}{2}\text{OA}\cdot d$

〔解答のプロセス〕
問1　$\text{OA} = \sqrt{(a-0)^2 + (b-0)^2} = \sqrt{a^2 + b^2}$

問2　$y = \dfrac{b-0}{a-0}(x-0) + 0 = \dfrac{b}{a}x$

または，$ay = bx$ より　$bx - ay = 0$

問3　$\dfrac{|bp - aq|}{\sqrt{b^2 + a^2}}$

問4　$\dfrac{1}{2}\sqrt{a^2 + b^2}\,\dfrac{|bp - aq|}{\sqrt{b^2 + a^2}} = \dfrac{1}{2}|bp - aq|$

❹

問1　解答のプロセス参照

問2　$\left(\dfrac{1}{2}, \dfrac{3}{4}\right)$，$\left(-\dfrac{1}{2}, \dfrac{3}{4}\right)$　　問3　$\dfrac{2}{3}$

〔出題者が求めたポイント〕
積分法
問1　$x^2 - 1 \geqq 0$ と $x^2 - 1 < 0$ に分けて y を絶対値をはずして，x で表してグラフを書く。
問2　2つの関数の式を連立方程式にする。
問3　$ax^2 + bx + c = 0$ の解が α，β $(\alpha < \beta)$ のとき，
$$\int_{\alpha}^{\beta}(ax^2 + bx + c)dx = -\dfrac{a}{6}(\beta - \alpha)^3$$

〔解答のプロセス〕
問1　$x^2 - 1 = (x+1)(x-1)$
　$x \leqq -1$，$1 \leqq x$ のとき，$y = x^2 - 1$
　$-1 < x < 1$ のとき，$y = -x^2 + 1$

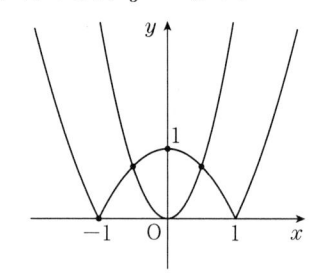

問2　$y = 3x^2$，$y = -x^2 + 1$
$3x^2 = -x^2 + 1$ より　$4x^2 = 1$

よって，$x^2 = \dfrac{1}{4}$，$x = \pm\dfrac{1}{2}$，$y = \dfrac{3}{4}$

交点は，$\left(-\dfrac{1}{2}, \dfrac{3}{4}\right)$，$\left(\dfrac{1}{2}, \dfrac{3}{4}\right)$

問3　$-x^2 + 1 - 3x^2 = -4x^2 + 1$

$$\int_{-\frac{1}{2}}^{\frac{1}{2}}(-4x^2 + 1)dx$$

$$= \left[-\dfrac{4}{3}x^3 + x\right]_{-\frac{1}{2}}^{\frac{1}{2}}$$

$$= \left(-\dfrac{4}{3}\cdot\dfrac{1}{8} + \dfrac{1}{2}\right) - \left(\dfrac{4}{3}\cdot\dfrac{1}{8} - \dfrac{1}{2}\right)$$

$$= \dfrac{1}{3} - \left(-\dfrac{1}{3}\right) = \dfrac{2}{3}$$

（別解）

$$\int_{-\frac{1}{2}}^{\frac{1}{2}}(-4x^2 + 1)dx$$

$$= -\dfrac{-4}{6}\left(\dfrac{1}{2} + \dfrac{1}{2}\right)^3 = \dfrac{2}{3}$$

物　理

解答　　　　　　　　30年度

❶
〔解答〕

A　① 2.6　　② 4.1×10^{-19}
　　③ 6.2×10^{24}　　④ 4.85×10^{-17}
B　⑤ 10　　⑥ 1.0　　⑦ 5.0
　　⑧ 5.1　　⑨ 12　　⑩ 5.0×10^{-2}

〔出題者が求めたポイント〕
A　水素原子のエネルギー準位
B　運動エネルギー，位置エネルギー，熱エネルギー，
　仕事率

〔解答のプロセス〕

A① $E_4 - E_2 = -13.6\left(\dfrac{1}{4^2} - \dfrac{1}{2^2}\right) = 2.55\,\text{eV}$

　② $1\text{eV} = 1.60 \times 10^{-19}\,\text{J}$ より　$4.08 \times 10^{-19}\,\text{J}$

　③ $E = h\nu$ より

$$\nu = \frac{E}{h} = \frac{4.08 \times 10^{-19}}{6.6 \times 10^{-34}} = 6.18 \times 10^{24}\,\text{Hz}$$

　④ $\lambda = \dfrac{c}{\nu} = \dfrac{3.0 \times 10^8}{6.18 \times 10^{24}} = 4.85 \times 10^{-17}\,\text{m}$

B⑤ $\dfrac{36 \times 10^3}{3600\text{s}}$　$10\,\text{m/s}$

　⑥ $mv = 0.10\,[\text{kg}] \times 10 = 1.0\,\text{kg·m/s}$

　⑦ $\dfrac{1}{2}mv^2 = \dfrac{1}{2} \times 0.10 \times 10^2 = 5.0\,\text{J}$

　⑧ $mgh = 5.0\,\text{J}$ より　$h = \dfrac{5.0}{mg} = \dfrac{5.0}{0.1 \times 9.8} = 5.1\,\text{m}$

　⑨ $Q = mc\varDelta T$ より

$$\varDelta T = \frac{Q}{mc} = \frac{5.0}{0.10 \times 4.2} = 11.90\,℃$$

　⑩ $W = P \cdot t$ より $t = \dfrac{W}{P} = \dfrac{5.0}{100} = 5.0 \times 10^{-2}\,\text{s}$

❷
〔解答〕

A　問1　$4mg$　　問2　$\dfrac{3}{4}L$

B　問3　$4m$　　問4　$\dfrac{4m}{V}$　　問5　$\dfrac{3}{8}L$

〔出題者が求めたポイント〕
力のモーメントのつりあい，浮力

〔解答のプロセス〕

A問1　棒のつりあいより　$mg + 3mg = 4mg$
　問2　点Oのまわりの力のモーメントのつりあいより

$$mgx = 3mg(L-x)　\therefore　x = \frac{3}{4}L$$

B問3　点Oのまわりの力のモーメントのつりあいより

$$mg \times \frac{L}{2} + m'g \times \frac{L}{4} = 3mg \times \frac{L}{2}$$

$$\therefore　m' = 4m$$

問4　おもり2に働く力のつりあいは，糸の張力が
　mg だから

$$mg + \rho \cdot \frac{V}{2}g = 3mg　\therefore　\rho = \frac{4m}{V}$$

問5　おもり2の張力 T は，点Oのまわりの力のモ
　ーメントのつりあいより

$$mgx = T(L-x)　\therefore　T = \frac{xmg}{L-x}$$

おもり2に働く力のつりあいは

$$\frac{xmg}{L-x} + \rho \cdot \frac{3}{5}Vg = 3mg$$

$\rho = \dfrac{4m}{V}$ を代入して　$x = \dfrac{3}{8}L$

❸
〔解答〕

問1　$2.0 \times 10^{-4}\,\text{kg/m}$　　問2　0.40m
問3　$5.0 \times 10^2\,\text{Hz}$　　問4　$2.0 \times 10^2\,\text{m/s}$
問5　125Hz

〔出題者が求めたポイント〕
弦に生じる定常波

〔解答のプロセス〕

問1　$\rho = \dfrac{m}{l} = \dfrac{1.6 \times 10^{-4}}{0.80} = 2.0 \times 10^{-4}\,\text{kg/m}$

問2　弦には 2λ 生じているので，$\lambda = 0.40\,\text{m}$

問3　$f = \dfrac{n}{2l}\sqrt{\dfrac{T}{\rho}} = \dfrac{4}{2 \times 0.80}\sqrt{\dfrac{8.0}{2.0 \times 10^{-4}}}$

$$= 5.0 \times 10^2\,\text{Hz}$$

問4　$v = f\lambda = 5.0 \times 10^2 \times 0.40 = 2.0 \times 10^2\,\text{Hz}$
問5　弦には4度振動が生じている。
　振動数が最も小さいのは基本振動だから

$$f' = \frac{f}{4} = \frac{1}{4} \times 5.0 \times 10^2 = 1.25 \times 10^2\,[\text{Hz}]$$

❹
〔解答〕

問1　$\dfrac{I}{\pi d}$　向き $-y$

問2　$\dfrac{I}{2\pi d}$　向き $-y$

問3

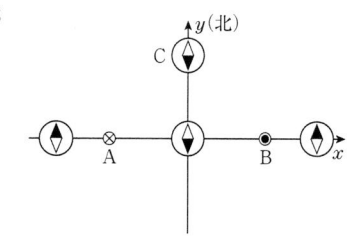

問 4

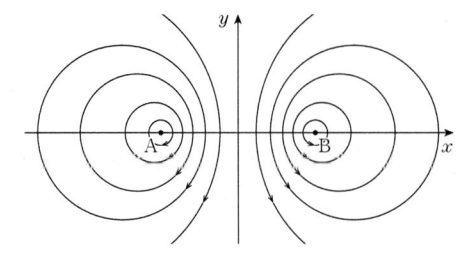

問 5

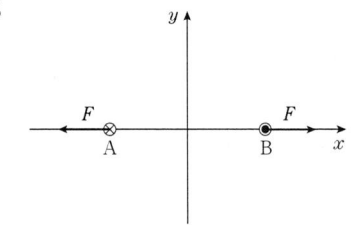

〔出題者が求めたポイント〕

平行電流が作る磁場の合成

〔解答のプロセス〕

問 1　A, B がそれぞれ原点に作る磁場の大きさは $\dfrac{I}{2\pi d}$

で $-y$ 向きである。よって，大きさは

$$2 \times \frac{I}{2\pi d} = \frac{I}{\pi d}$$

問 2　A, B が点 C に作る磁場 $\vec{H_A}$, $\vec{H_B}$ は図のようになり，x 方向の成分は $\vec{H_{Ax}} + \vec{H_{Bx}} = 0$ となり $-y$ 方向の成分は

$$2H_{B_y}\cos 45° = 2 \times \frac{I}{2\pi\sqrt{2}\,d}\cos 45° = \frac{I}{2\pi d}$$

問 3　右ねじの法則より A は時計回り，B は反時計回りの磁場ができる。

問 4　右ねじの法則より図のようになる。

問 5　$F = IBl$ より I から B へ右ねじを回す向きに力が働くので AB 間には反発力が生じる。

化　学

解答　30年度

1

〔解答〕

問1 (b), (c), (f)　　問2 (a)　　問3 (c)

問4 (a) 5　 (b) 3　 (c) 4　　問5 (b)　　問6 (e)

〔出題者が求めたポイント〕

基礎事項の計算問題集

〔解答のプロセス〕

問1 (a)水と塩化ナトリウム等の塩の混合物
(b)分子式 S_8 の単体で純物質　 (c)分子式 H_2O の化合物で純物質　 (d)炭化水素の混合物　 (e)窒素, 酸素, アルゴンなどの混合物　 (f)組成式 ZnO の化合物で純物質　 (g)銅と亜鉛の合金で混合物

問2 原子量＝（同位体の相対質量×存在比）の和　であるから, $68.9 \times \dfrac{60.1}{100} + 70.9 \times \dfrac{39.9}{100} = 69.69 \fallingdotseq 69.7$

問3 水溶液 1 L 中の水酸化ナトリウムは

$1.2\,g/cm^3 \times 1000\,mL \times \dfrac{20}{100} = 240\,g$　で

$\dfrac{240\,g}{40.0\,g/mol} = 6.0\,mol$　　よって 6.0 mol/L

問4 C_3H_8 の係数が 1 であるから, C の数より b＝3, H の数より c＝4, O の数から a＝5 となる。

問5 $[H^+]$＝酸のモル濃度×価数×電離度　より
希硫酸の $[H^+]^1 = 0.0050\,mol/L \times 2 \times 1.0$
$= 0.010\,mol/L$
酢酸の $[H^+]^2 = 0.20\,mol/L \times 1 \times 0.010$
$= 0.0020\,mol/L$
$[H^+]^1 > [H^+]^2$　であるから
$pH = -\log_{10}(1.0 \times 10^{-2}) = 2.0$

問6 気体の状態方程式より
$1.00 \times 10^5\,Pa \times 0.831\,L$
$= \dfrac{3.80\,g}{M\,[g/mol]} \times 8.31 \times 10^3\,Pa \cdot L/(K \cdot mol)$
$\times (227 + 273)\,K$
$M = 190\,[g/mol]$　分子量は 190

2

〔解答〕

問1 (ア) K　(ウ) Li　問2 (d)　問3 Mg　問4 (c)

問5 Ni　問6 (b)　問7 (キ), (ク), (ケ), なし

〔出題者が求めたポイント〕

金属の推定と反応

〔解答のプロセス〕

反応の結果より, (1)イオン化列で Li～Na の金属なので, (ア), (イ), (ウ)は Li, Na, K　 (2)イオン化列で Li～Fe の金属なので, (エ), (オ)は Mg と Al　 (3)イオン化傾向が水素より大きい金属なので(カ), (キ)は Ni と Sn　 (4)イオン化傾向が水素より小さい金属なので(ク), (ケ)は Ag と Pt

問1 炎色反応赤紫色の(ア)は K, 炎色反応赤色の(ウ)は Li, よって(イ)は Na である。Na の炎色反応は黄色。

問2 $2Na + 2H_2O \longrightarrow 2NaOH + H_2$
$NaOH + HCl \longrightarrow NaCl + H_2O$
Na と HCl の物質量は等しいから
$\dfrac{0.20\,g}{23.0\,g/mol} = 1.0\,mol/L \times \dfrac{x}{1000}\,L$
$x = 8.69 \fallingdotseq 8.7\,mL$

問3 Mg は白色光を発して激しく燃焼するが, Al は表面の酸化膜のためすぐには燃焼せず, 強熱の必要がある。(エ)は Mg, (オ)は Al。

問4 単位格子中の Al 原子は
$1/8 \times 8$（立方体の頂点）＋$1/2 \times 6$（面の中心）＝4 個
密度＝$\dfrac{Al\,4\,原子の質量}{単位格子の体積}$
$= \dfrac{\dfrac{27.0\,g/mol}{6.02 \times 10^{23}/mol} \times 4}{(4.05 \times 10^{-8}\,cm)^3} = 2.70\,g/cm^3$

問5 Sn^{2+} は無色, Ni^{2+} は緑色。よって(キ)は Ni。

問6 (a)ともに溶ける。 (b)正　Ag は溶けるが Pt は溶けない。 (c)ともに溶けない。 (d)ともに析出しない。イオン化傾向はともに Cu より小さい。 (e)ともに析出しない。イオン化傾向はともに Zn より小さい。

問7 遷移元素は Ni(10 族元素), Ag(11 族元素), Pt(10 族元素)の 3 種類。

3

〔解答〕

問1 エタノール, C_2H_5OH　問2 (c)　問3 (d)

問4 (b)　問5 (c)　問6 (e), 構造異性体

問7 反応 B : (a)　反応 C : (e)　問8 (f)　問9 (d)

問10 (ア), (コ)

〔出題者が求めたポイント〕

有機反応系統

〔解答のプロセス〕

エチレン ─→ (ア)
$CH_2{=}CH_2 + H_2O \xrightarrow{付加} CH_3CH_2OH$ (ア)
エタノール

(ア) ─→ (イ)
$2C_2H_5OH$ (ア) $\xrightarrow{分子間脱水(A)} C_2H_5OC_2H_5$ (イ) $+ H_2O$
ジエチルエーテル

(ア) ─→ (ウ)
CH_3CH_2OH (ア) $+ (O) \xrightarrow{酸化} CH_3CHO$ (ウ) $+ H_2O$
アセトアルデヒド

エチレン ─→ (ウ)
$2CH_2{=}CH_2 + O_2 \xrightarrow{酸化(B)} 2CH_3CHO$ (ウ)

(ウ) ─→ (エ)
CH_3CHO (ウ) $+ (O) \xrightarrow{酸化} CH_3COOH$ (エ)
酢酸

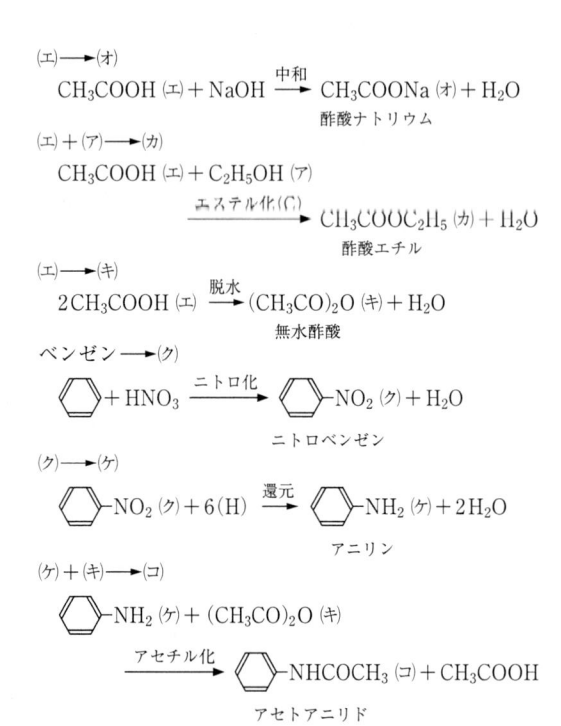

(エ)——→(オ)

$$CH_3COOH \text{ (エ)} + NaOH \xrightarrow{\text{中和}} CH_3COONa \text{ (オ)} + H_2O$$
酢酸ナトリウム

(エ)+(ア)——→(カ)

$$CH_3COOH \text{ (エ)} + C_2H_5OH \text{ (ア)}$$
$$\xrightarrow{\text{エステル化}} CH_3COOC_2H_5 \text{ (カ)} + H_2O$$
酢酸エチル

(エ)——→(キ)

$$2CH_3COOH \text{ (エ)} \xrightarrow{\text{脱水}} (CH_3CO)_2O \text{ (キ)} + H_2O$$
無水酢酸

ベンゼン——→(ク)

$$\text{◯} + HNO_3 \xrightarrow{\text{ニトロ化}} \text{◯}-NO_2 \text{ (ク)} + H_2O$$
ニトロベンゼン

(ク)——→(ケ)

$$\text{◯}-NO_2 \text{ (ク)} + 6(H) \xrightarrow{\text{還元}} \text{◯}-NH_2 \text{ (ケ)} + 2H_2O$$
アニリン

(ケ)+(キ)——→(コ)

$$\text{◯}-NH_2 \text{ (ケ)} + (CH_3CO)_2O \text{ (キ)}$$
$$\xrightarrow{\text{アセチル化}} \text{◯}-NHCOCH_3 \text{ (コ)} + CH_3COOH$$
アセトアニリド

問2　エタノールと濃硫酸を熱するとき，$130 \sim 140℃$では分子間脱水でジエチルエーテル（分子式 $C_4H_{10}O$）が生じ，$160 \sim 170℃$では分子内脱水によりエチレン $CH_2=CH_2$ が生じる。

問3　CH_3COONa (オ) は弱酸 CH_3COOH と強塩基 $NaOH$ の塩であるから，加水分解して弱塩基性を示す。

$$CH_3COO^- + H_2O \longrightarrow CH_3COOH + OH^-$$

問4　酢酸 (エ) と酢酸ナトリウム (オ) の混合水溶液中には CH_3COOH と CH_3COO^- が多く含まれるので，少量の酸(H^+)や塩基(OH^-)を加えても H^+，OH^- は反応で失われて溶液の pH の変化は小さい。このような作用を緩衝作用という。

問5　緩衝作用を示すのは弱酸とその酸の塩の混合物や弱塩基とその塩基の塩の混合物で，(c)が該当する。

問6　分子式は，(エ) $CH_3COOH \longrightarrow C_2H_4O$

(a) $CH_3COCH_3 \longrightarrow C_3H_6O$　　(b) $HCHO \longrightarrow CH_2O$

(c) $HOCH_2CH_2OH \longrightarrow C_2H_6O_2$

(d) $\text{◯}-COOH \longrightarrow C_7H_6O_2$

(e) $HCOOCH_3 \longrightarrow C_2H_4O_2$　よって(e)が該当。

問8　$CH_3COOC_2H_5$ (カ)の分子式は $C_4H_8O_2$

$$\frac{4C}{C_4H_8O_2} \times 100 = \frac{48.0}{88.0} \times 100 = 54.5\%$$

問9　$-CO-NH-$ をアミド結合，アミド結合をもつ物質をアミドという。

問10　ヨードホルム反応を示すのは CH_3CO- 構造や $CH_3CH(OH)-$ 構造をもつ物質で，(ア)と(ウ)が該当する。

(ア) $CH_3CH_2OH = CH_3CH(OH)-H$

(ウ) $CH_3CHO = CH_3CO-H$

④

〔解答〕

問1　2番：D　　3番：B　　4番：E　　5番：C
　　　6番：F

問2　ア(b)　イ(e)　ウ(d)　エ(h)　オ(k)

問3　カ(d)　キ(g)　ク(r)　ケ(i)　コ(p)

問4　サ(b)　シ(f)　ス(h)　セ(o)　ソ(m)

〔出題者が求めたポイント〕

反応の進め方，酵素，タンパク質の構造

〔解答のプロセス〕

問1　文章の流れ，接続を表す語句より，A-D-B-E-C-F-G の順とわかる。

問2　物質が反応するときは，反応物の粒子が衝突して結合し，それが新しい組合せになって分れていく。この中間の反応物粒子の結合したエネルギーの高い状態を活性化状態アという。活性化状態になり易くすると反応は起こり易い。活性化状態になるには，温度を高くして活性化エネルギーウをもたせてやるか，活性化エネルギーを低くする物質＝触媒エを加えてやればよい。生体内の反応では酵素エが触媒として働いているが，酵素はタンパク質で，反応する相手(基質オ)，反応生成物，反応し易い pH，温度などの条件が決まっている。

問3　同じ物質を加水分解するのに最適 pH の異なる2種類の酵素があることから，カはタンパク質で，最適 pH8 の酵素は膵臓キから分泌されるトリプシンク，最適 pH1.5 の酵素は胃ケから分泌されるペプシンコとわかる。

問4　タンパク質でのアミノ酸の配列順序サをタンパク質の一次構造，ポリペプチド鎖のらせん構造(α-ヘリックスシ)やポリペプチド鎖の結合した波状構造(β-シート)を二次構造といい，さらにこれらの結合した三次構造，四次構造がある。

　　酵素が基質と反応するには，両者の構造がぴったり適合する独特の構造が必要であるが，温度スが高かったり，pH が最適条件から大きく離れると酵素(タンパク質)の構造が変わり(変性セ)酵素と基質が適合しなくなり，働きを失う(失活ソ)。

生　物

解答　　　　　　　　　30年度

1

〔解答〕

問1　①(ア)g　(イ)l　(ウ)a　(エ)e
　　　　(オ)h　(カ)b　(キ)k　(ク)d
　　　②(キ)

問2　①　b　d　h
　　　②　カルビン・ベンソン回路
　　　③　クエン酸回路

問3　e

問4　①　オーキシン
　　　②　ジベレリン
　　　③　生体膜は選択的透過性で、(ク)細胞壁は全透性
　　　　　に近い。

〔出題者が求めたポイント〕

出題分野：〔細胞・代謝・植物ホルモン〕

問1　①問題文中の説明と合わせて考えれば、迷う余地
　　　はないだろう。②(ア)〜(ク)のうちkのリボソーム以外は、
　　　すべて真核生物のみに存在し、原核生物には存在しな
　　　い。

問2　①葉緑体とミトコンドリアに共通する特徴であ
　　　る。②光合成の反応のうち、光化学反応から光リン酸
　　　化(ATP合成)はチラコイドで行われ、炭酸固定は、
　　　葉緑体内の液体部分のストロマに存在するカルビン・
　　　ベンソン回路で行われる。③真核生物における呼吸は、
　　　解糖系は細胞質基質で、CO_2 が放出されるクエン酸
　　　回路はミトコンドリアのマトリックスで、主に ATP
　　　を合成する電子伝達系はミトコンドリア内膜で行われ
　　　る。

問3　タンパク質はリボソームで合成され、小胞体に取
　　　り込まれ、小胞によりゴルジ体へ運ばれる。ゴルジ体
　　　でタンパク質は修飾を受けた後、細胞内外へ輸送され
　　　ていく。

問4　①細胞壁は成長するときに、オーキシンによって
　　　やわらかくなる。②ジベレリンが作用すると、セルロ
　　　ースは横方向に合成されて横方向に成長しにくいた
　　　め、細胞は縦方向に伸長する。一方、エチレンが作用
　　　した場合は、セルロースは縦方向に合成されて縦方向
　　　に成長しにくく、細胞は横方向へ成長する。③生体膜
　　　は、物質によって透過性が異なる。細胞壁は大きな分
　　　子の物質も透過させる。

2

〔解答〕

問1　(ア)a　(イ)d　(ウ)b　(エ)h

問2　(X)　5　(Y)　1

問3　①　DNA に存在するもの：デオキシリボース
　　　　　RNA に存在するもの：リボース
　　　②　DNA のみに存在するもの：チミン
　　　　　RNA のみに存在するもの：ウラシル

問4　①　DNA ヘリカーゼ
　　　②　リーディング鎖
　　　③　岡崎フラグメント

問5　①　1000 個
　　　②　0.69%

〔出題者が求めたポイント〕

出題分野：〔遺伝子の働き〕

問1　(ア)炭素原子が5つ含まれる五炭糖で、DNA では
　　　デオキシリボースが、RNA ではリボースが含まれる。

問2　塩基が結合する炭素からリン酸が結合する炭素
　　　へ、1′〜5′となっている。3′の炭素に次のヌクレオ
　　　チドのリン酸が結合する。

問3　DNA と RNA のヌクレオチドは、含まれる糖と
　　　塩基の一部に違いがある。塩基のアデニン、グアニン、
　　　シトシンは共通である。

問4　岡崎フラグメントが DNA リガーゼによって結合
　　　されることで、ラギング鎖もリーディング鎖と同じ方
　　　向へ伸長していく。

問5　①ゲノム1セット中の染色体数で割ると、23,000
　　　個 ÷ 23 本 = 1,000 個。② 1個のタンパク質につき
　　　300 × 3 = 900 塩基。900 × 23,000 = 20,700,000 塩基。
　　　20,700,000 ÷ 3,000,000,000 × 100 = 0.69（%）。

3

〔解答〕

問1　(ア)　e　(イ)　g　(ウ)　a　(エ)　b

問2　c　e

問3　①　微小管
　　　②　シナプス小胞
　　　③　アセチルコリン

問4　①　シュワン細胞
　　　②　跳躍伝導
　　　③　髄鞘が絶縁体となり、活動電流がランビエ絞
　　　　　輪間を流れることで興奮が伝わる。

問5　①　神経管
　　　②　神経堤細胞
　　　③　全能性

〔出題者が求めたポイント〕

出題分野：〔興奮の伝導と伝達・発生〕

問1　脊椎動物の末梢神経では、感覚ニューロンは2本
　　　の軸索をもつ。

問2　a　刺激の大きさが閾値以上であれば、刺激の大
　　　きさに関わらず一定の活動電位を生じる。b　閾値以
　　　下の刺激を受けてもまったく興奮しない。c 不応期と
　　　いう。d　閾値以上の刺激を受けたときに細胞内に流
　　　入するのは陽イオン(Na^+)である。e　ナトリウムポ
　　　ンプによって Na^+ が細胞外へ、K^+ は細胞内へ能動輸
　　　送される。K^+ は K^+ チャネルによって濃度勾配に従
　　　い細胞外へ受動輸送されて、静止電位が形成される。

問3　①微小管にそって、モータータンパク質であるキ
ネシンが細胞体から軸索末端方向へ、ダイニンが逆方
向へ、物質の輸送を行っている。②シナプス小胞は細
胞体側からやってくる興奮の伝導に伴い、エキソサイ
トーシスにより内部の神経伝達物質をシナプス間隙に
放出する。③運動神経、交感神経(節前)もアセチルコ
リンである。交感神経(節後)ではノルアドレナリンで
ある。

問4　①中枢神経ではオリゴデンドログリアが同様の働
きをする。②③活動電流が、隣接する部位の活動電位
を生じさせる。跳躍伝導は、髄鞘部を超えて次のラン
ビエ絞輪まで活動電流が流れることで興奮を伝える。

問5　①②神経板から神経管が形成される際に、神経板
の両側に神経堤という凸部が生じ、神経管と表皮の間
に入り込む。この細胞群を神経堤細胞という。③受精
卵は全ての種類の細胞に分化できるとともに、完全な
個体を生じうる。iPS 細胞や組織幹細胞は個体をつく
ることはできないが様々な細胞に分化できる多能性を
もっている。

4
〔解答〕
問1　①　生殖的隔離
　　　②　適応放散
　　　③　カンブリア爆発(カンブリア紀の大爆発)
問2　遺伝子の多様性　生態系の多様性
問3　①　b　d
　　　②　a　d
　　　③　25(個体 /m²)
問4　中規模かく乱説(中規模かく乱仮説)
問5　①　絶滅危惧種
　　　②　キーストーン種
　　　③　特定外来生物

〔出題者が求めたポイント〕
出題分野：[生物の集団と進化]
問1　①生殖的隔離は、行動、分布、構造など様々な理
由で生じる。②オーストラリア大陸の有袋類、ガラパ
ゴス諸島のダーウィンフィンチ類などが有名な事例で
ある。③捕食者と被食者の関係が多様化し、硬い殻を
もち身を守ることが有利になり、化石に残りやすくな
ったと考えられている。

問2　遺伝子の多様性は、同一種内における個体が異な
る遺伝子の組み合わせをもつことをいう。生態系の多
様性は、様々な環境要因やスケールによって、生態系
もその構造において多様であることを言う。

問3　①区画法が適しているのは、植物や、サンゴ、フ
ジツボのような固着性の動物等である。②選択に迷う
問題である。標識再捕法の前提となる条件として、b
とcは除外され、dが該当するところまでは容易に選
別できる。aの内容は通常、「調査期間中、他の個体群
との間で個体の移出入がない」と表現されるので、こ
の選択肢の内容を正しいと判断するかどうかというと

ころである。しかし、標識再捕法の計算式を考えれば、
eを満たす必要はないので、aを選択することが求め
られているとわかる。なお、標識再捕法の前提となる
条件としては、aとdのほかに、標識の有無が捕獲効
率に影響を与えないこと、捕獲される確率が常に等し
いことなどがある。③標識した個体数／全個体数(x)
＝再捕獲した標識個体数／再捕獲した全個体数。
300/x＝21/350 から全個体数 x＝5000。個体群密度
は 5000 ／ 200＝25(個体 /m²)。

問4　かく乱には、台風、洪水、干ばつ、火事、噴火な
どがある。人為的なかく乱としては、森林伐採、乱獲、
汚染などがある。

問5　①絶滅の恐れのある野生生物種のリストをレッド
リストといい、IUCN(国際自然保護連合)や日本の環
境省などが作成している。②北太平洋のラッコはウニ
を補食し、ウニはケルプを捕食する。ラッコの個体数
が激減したとき、ウニが急激に増え、ケルプが著しく
減少した例が知られている。キーストーン種であるラ
ッコの個体数が生態系に大きな影響を与えていた。③
オオクチバス、ウシガエルなどが知られる。

第1期　　平成30年度入学試験　英語解答用紙

受験番号		氏名	

※＿＿＿＿＿＿＿　　　　　　　　　　　　　　　※＿＿＿＿＿＿＿

※印の欄には何も記入しないこと。

※＿＿＿＿＿＿＿

評点	※

1

A	B

C

D	E	F	G	H

小 計 ※ ＿＿＿＿＿＿＿

2

A	B	C	D	E

3

A	B	C	D	E

4

A	B	C	D	E

5

A	B	C	D	E

小 計 ※ ＿＿＿＿＿＿＿

6

A | | | | | |
|---|---|---|---|---|

D | | | | | |
|---|---|---|---|---|

B | | | | | |
|---|---|---|---|---|

E | | | | | |
|---|---|---|---|---|

C | | | | | |
|---|---|---|---|---|

小 計 ※ ＿＿＿＿＿＿＿

この解答用紙は163％に拡大すると、ほぼ実物大になります。

第 1 期

平 成 30 年 度 入 学 試 験　　数 学 解 答 用 紙

受験番号		氏名	

※　　　　　　　　　　　　　　　　　　　　　　　　　　※

※印の欄には何も記入しないこと。

※　　　　　　　　　　

評点	※

1.

ア	イ	ウ	エ	オ
カ	キ	ク	ケ	コ

2.

ア	イ	ウ	エ	オ
カ	キ	ク	ケ	コ

小計 ※	
1	※
2	※
3	※
4	※

注意　以下の解答欄には途中の考え方や計算式も書くこと。

3. 問1

問2

問3

問4

4. 問1

問2

問3

第1期　　　　平成 30 年度入学試験　　物　理　解　答　用　紙

受験番号		氏名	

※＿＿＿＿＿＿＿　　　　　　　　　　　　　　　　　　　　　　　　※＿＿＿＿＿＿＿

※印の欄には何も記入しないこと。

※＿＿＿＿＿＿＿

評点	※

1.

1	2	3	4	5
6	7	8	9	10

小計 ※	
1.	※
2.	※
3.	※
4.	※

2.

問1

問2

問3

問4

問5

3.

問1

問2

問3

問4

問5

4.

問1

問2

問3, 4, 5

この解答用紙は 182％に拡大すると、ほぼ実物大になります。

第1期

平成 30 年度入学試験　化 学 解 答 用 紙

受 験 番 号	氏 名

※_____　　　　　　　　　　　※_____

※印の欄には何も記入しないこと。

※_____

評 点	※

1.

問 1			問 2	問 3	問 4	(a)	(b)	(c)		問 5	問 6

小 計 ※_____

2.

問 1	(ア)	(ウ)		問 2	問 3 (エ)	問 4		問 5	問 6

問 7		

小 計 ※_____

3.

問 1　名称；_____　示性式；_____

問 2	問 3	問 4	問 5	問 6	関係を示す語句	問 7	反応 B	反応 C

問 8	問 9	問 10

小 計 ※_____

4.

問 1

順番	2	3	4	5	6
記号					

問 2

空欄	(ア)	(イ)	(ウ)	(エ)	(オ)
記号					

問 3

空欄	(カ)	(キ)	(ク)	(ケ)	(コ)
記号					

問 4

空欄	(サ)	(シ)	(ス)	(セ)	(ソ)
記号					

小 計 ※_____

この解答用紙は 163％に拡大すると、ほぼ実物大になります。

第1期

平成 30 年度入学試験　生物解答用紙

受験番号		氏名	

※＿＿＿＿＿　　　　　　　　　　　　※＿＿＿＿＿＿＿＿

※印の欄には何も記入しないこと。

※＿＿＿＿＿

評点	※

1.

問1　① ア　イ　ウ　エ　オ　カ　キ　ク　② □

問2　① □　② □　③ □

問3　□

問4　① □　② □

　　　③ □ 　　　　　　　　　　　　　　　　　小 計 ※＿＿＿＿

2.

問1　ア　イ　ウ　エ　　　問2　X　Y

問3　① DNA □　RNA □

　　　② DNA □　RNA □

問4　① □　② □　③ □

問5　① □ 個　② □ ％ 　　　　　　　　　小 計 ※＿＿＿＿

3.

問1　ア　イ　ウ　エ　　　問2　□

問3　① □　② □　③ □

問4　① □　② □

　　　③ □

問5　① □　② □　③ □ 　　　　　　　　小 計 ※＿＿＿＿

4.

問1　① □　② □　③ □

問2　□ 多様性　□ 多様性

問3　① □　② □　③ □ （個体数／m^2）

問4　□

問5　① □　② □　③ □ 　　　　　　　　小 計 ※＿＿＿＿

この解答用紙は 163％に拡大すると、ほぼ実物大になります。

平成29年度

問 題 と 解 答

平成29年度

英　語

問題　　　　　　29年度

> ### 第 1 期

1. 次の英文を読んで，設問に答えよ。

Food is a basic need. It is the fuel you use to think, work, and play. It is the source of energy that is needed for circulating blood, digesting food, and other vital processes.

Your physical appearance and health are directly related to the food you eat. The condition of your eyes, hair, skin, teeth, and your overall well-being depend on your diet. Your diet will determine whether you will grow to the height set by *heredity, and if your body, during times of rapid growth, will have the nutrients it needs to build new tissues. By eating a variety of foods, you can help to ensure that you will get all the nutrients your body needs for maximum growth and health.

Foods also help you meet some of your psychological needs.　ァ<u>Have you ever found yourself reaching for a cookie or candy bar as a means of a reward?</u> Or have you felt stress before a big exam and found that you were unable to eat? Your feelings and emotions are closely linked to what you eat. You may eat because you are bored, excited, lonely, or upset. Being aware of how your emotions affect your eating habits can help you control your diet.

Food also fills a social need. It is used as part of hospitality, and it is a focus for religious and family traditions. When you visit a friend, he or she usually offers you food and a drink as an expression of welcome. Parties are planned around food. Food and friendship, fun, and caring are all things that often go together.

Whether you eat to meet a physical, psychological, or social need, it is important for you to know the reasons why you eat. You may find that you are developing poor eating habits that could cause you to gain weight in the future. Or you may find that you have not been eating the types of foods that *nourish and build strong, healthy bodies.

Your resources will affect your food choices. The amount of money that you have to spend on food, your available time, skills and equipment, and your knowledge will affect your food decisions.

Each time that you make a food decision, you weigh each of your resources and decide how to use it. Sometimes you may choose to use your skills and equipment to prepare a recipe ィfrom scratch. Other times you may choose to save time and spend more money to prepare a meal with a packaged food product.

Where you live affects the types and availability of foods that you can choose from. A large variety of saltwater fish can be found in regions that are close to the seashore. In states like California and Florida, *citrus fruits are plentiful. And in regions such as the Midwest, pork may be more available. Even if foods are available from other regions, the foods grown nearby are usually cheaper.

"Adapted from LIFE SKILLS 1987"

heredity　遺伝　　　　nourish　〜に栄養を与える　　　　citrus fruits　かんきつ類の果物

<設問>
A ～ B および D ～ H について，本文の内容にもっとも近いものを，それぞれ下の 1 ～ 4 の中から一つずつ選び，番号で答えよ。C については，指示に従って答えよ。

A.　Food is the source of energy that

　　1.　disturbs the digestion.
　　2.　evaluates the reasons why you eat.
　　3.　is necessary for blood circulation.
　　4.　is vital for us before a physical checkup.

B.　The food you eat

　　1.　affects your physical appearance and health.
　　2.　always increases your intelligence and body fat.
　　3.　causes your energy level to drop.
　　4.　controls your appetite to help you lose weight.

C.　下線部ァを和訳せよ。

D. Food

    1. fills physical, psychological, or social needs.

    2. is not always essential for parties.

    3. plays an important role in promoting social interactions.

    4. used to be a focus for religious and family traditions.

E. Food choices are not affected by

    1. cooking skills and kitchen equipment.

    2. the amount of money spent on food.

    3. the length of your available time.

    4. your knowledge about information technology.

F. A meal with a packaged food product will save

    1. costs by mass production.

    2. money for a rainy day.

    3. space in the kitchen.

    4. time for cooking.

G. The underlined expression ₁ <u>from scratch</u> means

    1. from nothing.

    2. in a good condition.

    3. out of shape.

    4. up to standard.

H. The types and availability of foods are mainly determined by geographical location. For example,

    1. a large variety of fresh-water fish can be found in regions near the coast.

    2. beef is common in the Midwest.

    3. plenty of citrus fruits are produced in California and Florida.

    4. pork may be more available in the Mideast.

2. 次の会話について，A ～ E の空所に入る最も適切な文を，それぞれ下の **1** ～ **10** の中から
一つずつ選び，番号で答えよ。ただし，同じものを二度使うことはできない。

Customer ： Hi. I bought this yesterday.

Clerk 　　： (　**A**　)

Customer ： Here. This is the wrong size.

Clerk 　　： We're terribly sorry. (　**B**　) Let me check if we have another one.
　　　　　　 (　**C**　)

Customer ： OK.

Clerk 　　： I'm very sorry. (　**D**　) We'll have it in stock next Monday.

Customer ： (　**E**　)

Clerk 　　： Certainly. Again, I apologize for the inconvenience.

"Adapted from YOU'RE WELCOME! 2016"

   1. Can I pay in cash?

   2. Do you have a reservation?

   3. Do you have the receipt?

   4. Have a nice day.

   5. Just a moment, please.

   6. May I help you?

   7. Then, could I get a refund?

   8. This item is out of stock now.

   9. We can exchange it.

  10. We cannot exchange anything.

3. 次の英文を読んで，A～E の空所に入る最も適切な語を，それぞれ下の 1 ～ 4 の中から一つずつ選び，番号で答えよ。

　　　Mount Kilimanjaro is so high (　**A**　) it is often called the roof of Africa. The mountain (　**B**　) 19,340 feet, or nearly four miles, into the sky. It is the highest point on the entire African continent.

　　　Mount Kilimanjaro is in northeastern Tanzania, which is in East Africa. It (　**C**　) almost exactly between the two cities of Cairo, Egypt, to the north and Cape Town, South Africa, to the south. It is around 220 miles south of the equator and in a hot, tropical region of the world.

　　　The impressive snow-covered peaks of Kilimanjaro have been an inspiration to visitors (　**D**　) a very long time. Over the years, thousands of people have traveled to Tanzania to climb this (　**E**　) mountain. Many others have come to view its famous glacier-covered peak.

"Quoted from MESSAGES FROM THE GLOBE 2011"

A.	**1.** if	**2.** that	**3.** though	**4.** unless
B.	**1.** arise	**2.** risen	**3.** rises	**4.** rising
C.	**1.** laid	**2.** lays	**3.** lies	**4.** lying
D.	**1.** for	**2.** from	**3.** in	**4.** on
E.	**1.** bare	**2.** flat	**3.** majestic	**4.** small

4. 次の **A** ～ **E** の英文の下線部の語句の意味に最も近い語を，それぞれ下の **1** ～ **4** の中から
一つずつ選び，番号で答えよ。

A. Please <u>keep in mind</u> that our budget is limited.

    1. register   **2.** remember   **3.** remind   **4.** reserve

B. The mayor <u>held over</u> his decision until he could get more information.

    1. checked   **2.** completed   **3.** grasped   **4.** postponed

C. Greg's alarm clock didn't <u>go off</u>, because he had forgotten to set it.

    1. gain   **2.** lose   **3.** ring   **4.** strike

D. Jane <u>talked over</u> her problems with her brother.

    1. discussed   **2.** mentioned   **3.** overcame   **4.** solved

E. The building work has been <u>held up</u> by rain.

    1. delayed   **2.** offered   **3.** robbed   **4.** supported

5. 次の **A** ～ **E** の空所に入る最も適切な語を，それぞれ下の **1** ～ **4** の中から一つずつ選び，
番号で答えよ。

A. You have to (   ) at the station at seven sharp to join the tennis training camp.

     1. arrive   **2.** come   **3.** get   **4.** reach

B. Her dress is similar (   ) mine.

     1. as   **2.** of   **3.** to   **4.** with

C. You never (   ) us the truth.

     1. say   **2.** speak   **3.** talk   **4.** tell

D. Mr. Smith has lived in Germany (   ) 2005.

     1. for   **2.** in   **3.** on   **4.** since

E. Your son has a cold, so you need to keep the room (   ).

     1. busy   **2.** cool   **3.** dusty   **4.** warm

6. 次のA〜Eの和文と英文の意味がほぼ同じになるように，それぞれ下の1〜5を並べ
替え，空所に入る単語の番号を正しい順にすべて記入せよ。

A. 外国語に熟達するには多くの努力が必要だ。

It takes a (　　　) (　　　) (　　　) (　　　) (　　　) a foreign language.

1. effort **2.** lot **3.** master **4.** of **5.** to

B. こぼれたミルクを嘆いても無駄。

It is (　　　) (　　　) (　　　) (　　　) (　　　) milk.

1. crying **2.** no **3.** over **4.** spilt **5.** use

C. 現代の科学技術の進歩について行くことは，だんだん難しくなっている。

It is becoming harder (　　　) (　　　) (　　　) (　　　) (　　　) in modern technology.

1. advances **2.** keep **3.** pace **4.** to **5.** with

D. 詳細は，ウェブサイトをご覧ください。

For more (　　　), (　　　) (　　　) (　　　) (　　　) website.

1. information **2.** our **3.** please **4.** refer **5.** to

E. 彼は家を売って大きな利益を上げた。

He (　　　) (　　　) (　　　) (　　　) (　　　) the sales of his house.

1. a **2.** from **3.** huge **4.** made **5.** profit

数　学

問題　　　　　　　29年度

$$\boxed{第1期}$$

1. 次の □ を埋めなさい。

問1　不等式 $0.8x + 0.2 \leq 0.4x + 1.6$ の解は $x \leq$ ア となる。また，この範囲にある自然数をすべてあげると，イ である。

問2　自然数全体の集合 N を全体集合とする。N の2つの部分集合

$\qquad A = \{x \,|\, x$ は 30 の正の約数$\}$

$\qquad B = \{x \,|\, x$ は 50 の正の約数$\}$

について，$A \cap B =$ ウ ，$A \cap \bar{B} =$ エ である。

問3　3点 $(-1, -13)$, $(0, -4)$, $(2, -4)$ を通る放物線の方程式は $y =$ オ である。また，この放物線と x 軸との共有点の個数は カ 個である。

問4　$\triangle ABC$ において，$AB = 6$, $BC = 5$, $AC = 3$ である。この三角形の面積は キ である。

問5　以下の2つのデータ A，B について答えなさい。

$\qquad$ データ A：3, 2, 3, 2, 4, 4, 1, 5, 2, 1　（10 個）

$\qquad$ データ B：3, 2, 3, 4, 3, 3, 5, 2, 3　　（9 個）

(1) データ A およびデータ B の中央値はそれぞれ ク と ケ である。

(2) データ A とデータ B のうち，四分位範囲の大きいほうはデータ コ である。

2. 次の　□　を埋めなさい。

問1　$\dfrac{2-3i}{x+yi}=2+i$ を満たす実数 $x,\ y$ はそれぞれ $x=$ 　ア　, $y=$ 　イ　である。
　　ただし，i は虚数単位とする。

問2　方程式 $x^4-2x^2-8=0$ の解は $x=\pm$ 　ウ　, $\pm$ 　エ　i である。
　　ただし，i は虚数単位とする。

問3　直線 $y=\dfrac{1}{2}x$ と $y=|x-2|$ の交点の座標は $(4,2)$ と 　オ　である。また，座標 $(2,1)$

　　を通り，$y=\dfrac{1}{2}x$ に垂直な直線の方程式は $y=$ 　カ　である。

問4　$\sin\alpha=\dfrac{1}{3}$, $\sin\beta=\dfrac{4\sqrt{2}}{9}$ であるとき，$\sin(\alpha+\beta)=$ 　キ　, $\cos(\alpha-\beta)=$ 　ク　である。
　　ただし，α は第1象限の角，β は第2象限の角とする。

問5　次を簡単にしなさい。

(1)　$2^{-\frac{5}{3}}\times 3^{-\frac{1}{3}}\div(2\times 3^2)^{\frac{1}{3}}=$ 　ケ

(2)　$(\log_2 9+\log_4 3)(\log_3 2+\log_9 4)=$ 　コ

3. 2 点 A$(0, -3)$，B$(3, 0)$ に対して，AP : BP＝2 : 1 を満たす点 P の軌跡について，次の問に答えなさい。

問1　点 P の座標を (x, y) とするとき，線分 AP および線分 BP の長さを x, y の式で表しなさい。

問2　点 P の軌跡の方程式を求めなさい。

問3　点 P の軌跡で囲まれる領域（境界線も含む）を動く点 Q(x, y) について，$x+y$ の値の最大値と最小値を求めなさい。

4. 定数 a と関数 $f(x)$ について，

$$f(x) = \int_0^x 3t(t-a)\,dt$$
$$f(1) = 2$$

が成り立つ。以下の問に答えなさい。

問 1　定数 a と関数 $f(x)$ を求めなさい。

問 2　関数 $f(x)$ の極値を求めなさい。

問 3　$f(x)$ のグラフを図示しなさい。

物 理

問 題

29年度

$$\boxed{\text{第 1 期}}$$

1. 次の文 A，B の $\boxed{1}$ ～ $\boxed{10}$ にあてはまる適切な数値を記入せよ。

A　α粒子は，陽子 $\boxed{1}$ 個，中性子 $\boxed{2}$ 個からなる粒子である。ラジウム $^{226}_{88}\text{Ra}$ は α 崩壊
をして質量数 $\boxed{3}$，原子番号 $\boxed{4}$ のラドン Rn になる。

B　断熱材でできたシリンダーとピストンからなる装置に，1.00 mol の単原子分子の理
想気体を閉じ込めた。シリンダーには熱容量の無視できるヒーターが取りつけられ
ている。ピストンは面積 $S = 100\,\text{cm}^2$ であり，滑らかに動くことができる。下図の
ように，最初の状態ではピストンはシリンダーの底から距離 $l = 10.0\,\text{cm}$ の位置にあ
り，大気圧 $1.00 \times 10^5\,\text{Pa}$ とつりあっていた。ピストンの厚みは無視できるものとし，
気体定数 8.31 J/mol·K とする。

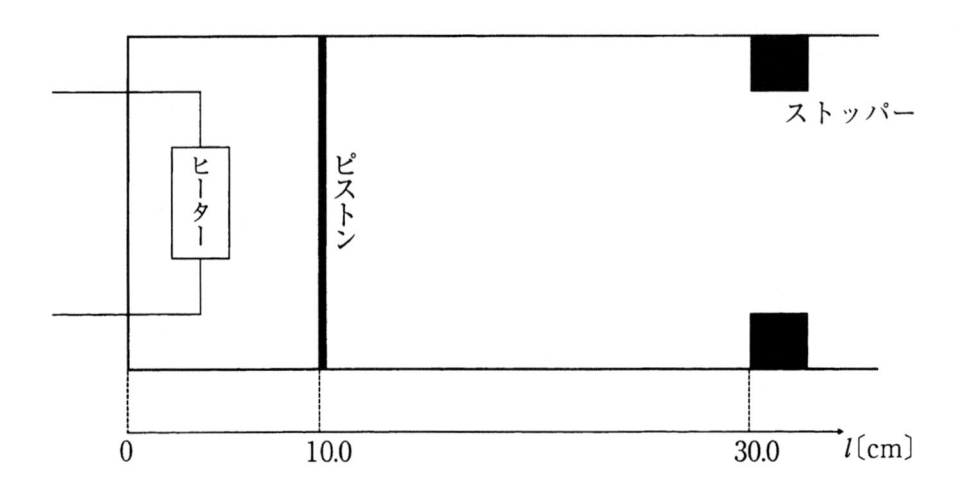

この気体に熱を加え，圧力一定のまま膨張させピストンが $l = 30.0\,\text{cm}$ まで動いてストッ
パーで止まった。この過程で気体の内部エネルギーは $\boxed{5}$ J 増加し，気体のした仕事は
$\boxed{6}$ J である。また，気体が得た熱は $\boxed{7}$ J である。

ピストンがストッパーで止まった後，さらに気体に熱を加えて圧力を大気圧の 2.00 倍にし
た。この過程で気体の内部エネルギーは $\boxed{8}$ J 増加し，気体のした仕事は $\boxed{9}$ J である。
また，気体が得た熱量は $\boxed{10}$ J である。

2. 図1のように，静止していた台車の中央から水平面より仰角 θ 度の方向に小球を初速 v_0〔m/s〕で打ち上げた。小球の打ち上げによる台車への反作用の影響は無視できるものする。台車は小球を打ち上げた直後に，小球の運動の水平方向と同じ向きに水平面上を図2のように加速・減速して，落下してきた小球を台車上の打ち上げた場所と同じ位置で受け止めた。この間に，小球は打ち上げられた位置から水平方向に x_G〔m〕進んだ。台車の加減速時の加速度は一定で $|a|$〔m/s^2〕とする。小球と台車の運動は同一鉛直面内で起こるものとし，重力加速度を g〔m/s^2〕，空気抵抗は無視出来るものとして，次の問い（**問 1 ～ 6**）に答えよ。答えを導くのに必要な式・計算も記せ。なお，水平方向を x，鉛直方向を y とする。

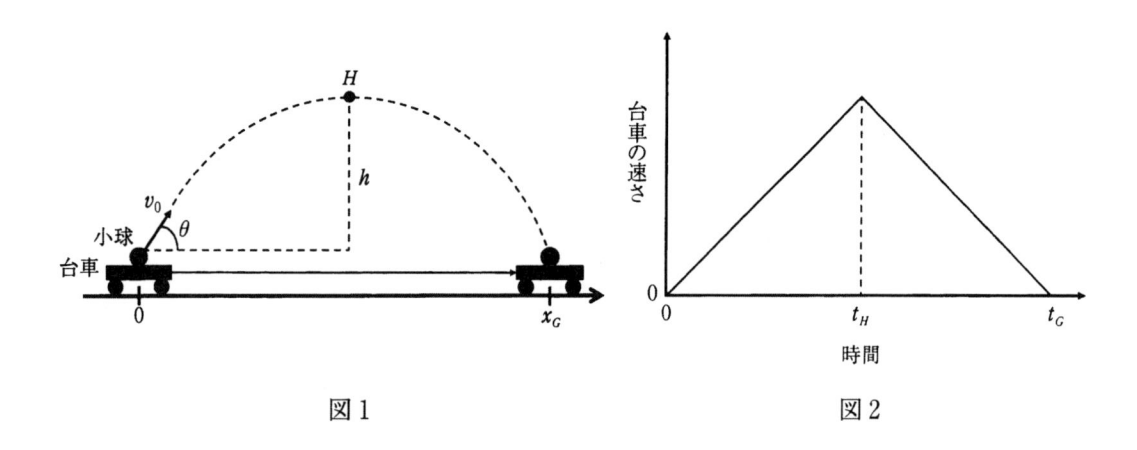

図1　　　　　　　　　　　図2

問 1　小球が台車から打ち上げられた直後の x, y 方向の速さ v_x, v_y を v_0, θ で表せ。

問 2　小球が最高点 H に到達するまでに要した時間 t_H を，v_0, g, θ で表せ。

問 3　最高点 H までの台車の上面からの高さ h を v_0, g, θ で表せ。

問 4　小物体が最高点 H にあるとき，小物体に働く力を図に記せ。

問 5　打ち上げられた小球が再び台車に受け止められるまでの時間 t_G を v_0, g, θ で表せ。

問 6　台車が小球を台車の中央で受け止めるための，台車の加速度 $|a|$ の条件を g, θ で表せ。

3. 図のように，空気中で長さ 0.20 m の平らなガラス板 2 枚の間に直径が 80 μm の髪の毛を挟み，ガラス板の断面形状が薄いくさび形になるようにした。この板の上から，空気中での波長 $\lambda = 5.0 \times 10^{-7}$ m の単色光をあてると，明暗の干渉縞が観察できた。空気の屈折率を 1.0, ガラスの屈折率を 1.5, 空気中での光の速さ $c = 3.0 \times 10^8$ m/s とし，次の問い（**問 1 ～ 5**）に答えよ。答えを導くのに必要な式・計算も記せ。

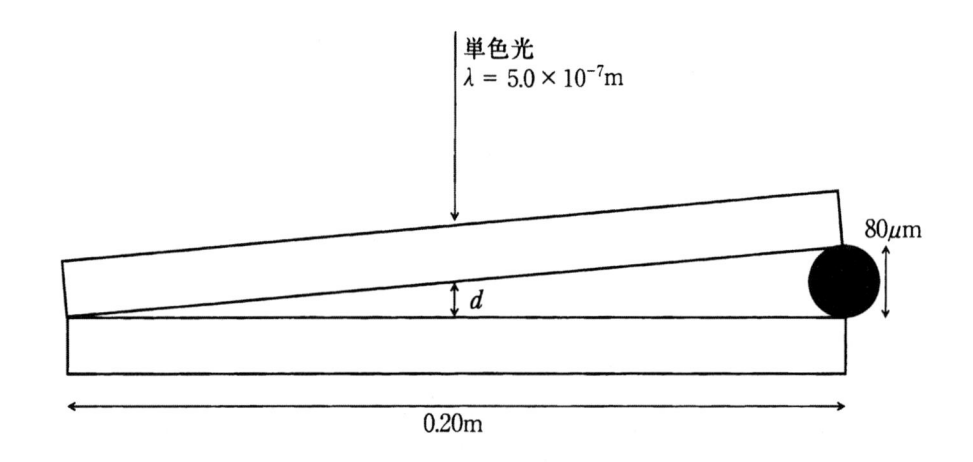

問1 単色光の振動数を求めよ。

問2 光が強め合うためのガラス板のすき間の距離 d の条件を λ と $m\,(= 0, 1, 2, …)$ で表せ。

問3 干渉縞の間隔を求めよ。

問4 ガラス板の間に屈折率 $n = 1.3$ の液体を注入した。干渉縞の間隔はいくらになるか求めよ。

問5 ガラス板の間に屈折率 $n = 1.5$ の液体を注入すると，干渉縞はどう見えるか，次の 3 つの中から選べ。

  1. 干渉縞の間隔が問 4 の状態より広くなる。
  2. 干渉縞の間隔が問 4 の状態より狭くなる。
  3. 干渉縞が見えなくなる。

4. 下図のように荷電粒子（電荷 q = + 1.6 × 10^{-19} C，質量 m = 1.6 × 10^{-27} kg）を点 O から y 軸の正の向きに速さ v = 2.0 × 10^5 m/s で打ち出す。打ち出した時刻を t = 0.0 s とし，その後の荷電粒子の運動は x – y 平面で起こるものとする。荷電粒子への重力および空気抵抗の影響は無視できるものとする。円周率を π = 3.1 とし，次の問い（**問 1 ～ 5**）に答えよ。また，答えを導くのに必要な式・計算も記せ。

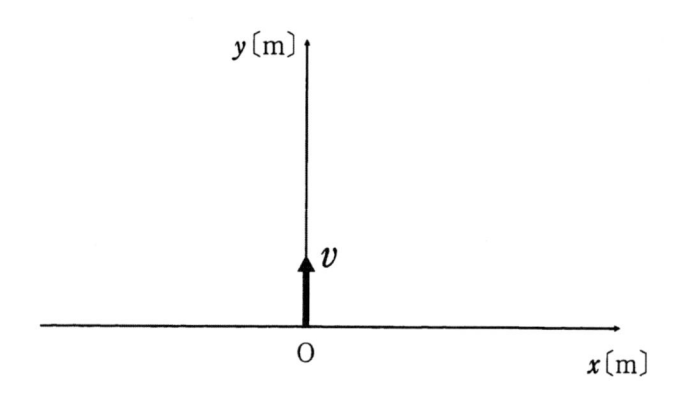

問 1　y ＞ 0 の領域に＋ z 方向（紙面の裏から表へ）を向く磁束密度 B = 1.0 × 10^{-3} T の一様な磁場（磁界）をかけた。打ち出された荷電粒子は円運動をした。円運動の半径 r は何 m か。

問 2　問 1 において，t = 0.0 s から t = π × 10^{-5} s までの荷電粒子の軌跡の概形を解答用紙の図に点線で描け。

問 3　次に，問 1 の磁場を消して，y ＞ 0 の領域に－ x 方向を向く E = 2.0 × 10^2 V/m の一様な電場（電界）をかけた。打ち出された荷電粒子が時刻 t = π × 10^{-5} s に到達した座標 (x, y) を求めよ。

問 4　問 3 において，t = 0.0 s から t = π × 10^{-5} s までの荷電粒子の軌跡の概形を解答用紙の図に実線で描け。

問 5　y ＞ 0 の領域に，問 1 と問 3 の磁場と電場を同時にかけたとき，t = 0.0 s から t = π × 10^{-5} s までの荷電粒子の軌跡の概形を解答用紙の図に太い実線で描け。

化 学

問題

29年度

$$\boxed{\text{第1期}}$$

$$\boxed{\begin{array}{c} \text{解答は，解答欄に番号，記号，あるいは記述にて示しなさい。} \\ \text{原子量は H=1.0，C=12.0，N=14.0，O=16.0，S=32.0，Cu=63.6，Zn=65.4 を用いること。} \end{array}}$$

1. 以下の問いに該当する語句等を選択肢から選び，解答欄に番号で答えなさい。特に指定のない限り，正答は1つである。

問1 次の結晶のうち，分子結晶はどれか。正しいものを<u>すべて</u>選びなさい。
① 鉄，② 氷，③ 食塩，④ ドライアイス，⑤ ダイヤモンド

問2 以下のうち，最も蒸発しやすい物質はどれか。蒸気圧曲線を参考にして答えなさい。
① ジエチルエーテル，② エタノール，③ 水

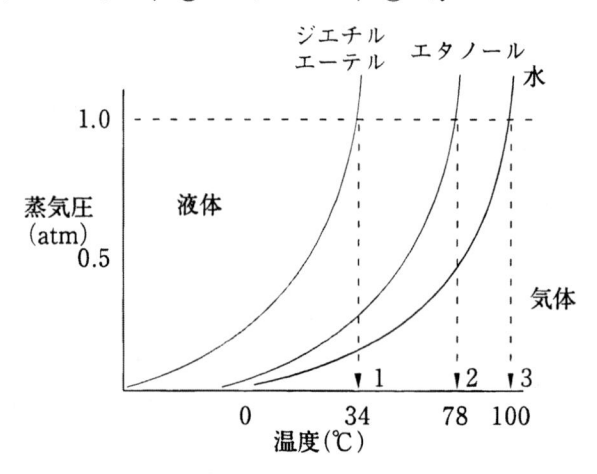

問3 気体の法則を表す式のうち，正しいものはどれか。<u>すべて</u>選びなさい。
① $p_1V_1/T_1 = p_2V_2/T_2$，
② 実在気体において，$pV=nRT$，
③ 温度一定のとき，$pV=k$ (k は定数)，
④ 圧力によらず $V_1/T_1 = V_2/T_2$

問 4　コロイドに関する記述のうち，正しいものはどれか。

①　ゲルが過熱によって固まるとゾルになる。

②　デンプンのコロイド溶液は，疎水コロイド溶液である。

③　コロイド粒子の直径は 10^{-3}m 程度であり，ろ紙を通過できない。

④　チンダル現象は，コロイド粒子が光を吸収することによって起こる。

⑤　ブラウン運動は，熱運動している溶媒分子の衝突によって起こるコロイド粒子の運動である。

問 5　質量パーセント濃度が 98 ％の濃硫酸（密度 $1.8\,\mathrm{g/cm^3}$）の濃度は何 mol/L か。

①　12，　②　18，　③　24，　④　49，　⑤　98

問 6　ダニエル電池にしばらく電流を流すと正極の重さが 0.318g 増加した。流れた電気量は何クーロンか。ファラデー定数を 9.65×10^4C/mol とする。

①　483，　②　938，　③　965，　④　483×10^1，　⑤　965×10^1

問 7　　　　　　に入る適切な語句の組み合わせはどれか。

　　炭酸ナトリウムは，工業的にはソルベー法によって製造される。塩化ナトリウムの飽和水溶液に　ア　を吸収させた後，　イ　を通じ，比較的溶解度の小さい　ウ　を析出させる。生成した　ウ　を熱分解して，　エ　を得る。

①　（ア）CO_2，（イ）$NaHCO_3$，（ウ）Na_2CO_3，（エ）NH_3，

②　（ア）CO_2，（イ）NH_3，（ウ）$NaHCO_3$，（エ）Na_2CO_3，

③　（ア）NH_3，（イ）CO_2，（ウ）$NaHCO_3$，（エ）Na_2CO_3，

④　（ア）CO_2，（イ）NH_3，（ウ）Na_2CO_3，（エ）$NaHCO_3$，

⑤　（ア）NH_3，（イ）CO_2，（ウ）Na_2CO_3，（エ）$NaHCO_3$

問 8　銅に濃硝酸を加えると，硝酸銅（II）と水と二酸化窒素が生ずる。この化学反応式の各項の係数の合計はどれか。

①　5，　②　7，　③　10，　④　15，　⑤　20

問 9　次の化合物①〜⑤のうち，ヨードホルム反応を示さないものはどれか。

①　$H_3C-\overset{\displaystyle C}{\underset{\displaystyle O}{\|}}-H$　　②　$H_3C-\overset{\displaystyle C}{\underset{\displaystyle O}{\|}}-CH_3$　　③　$H_3C-\overset{\displaystyle C}{\underset{\displaystyle O}{\|}}-OH$

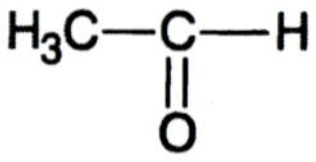

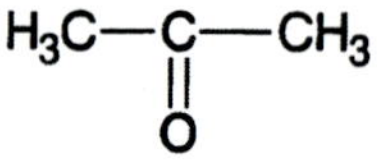

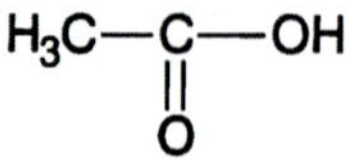

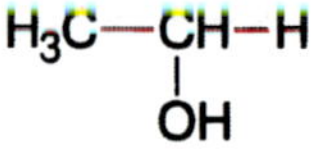

④　$H_3C-\overset{\displaystyle CH}{\underset{\displaystyle OH}{|}}-H$　　⑤　$H_3C-\overset{\displaystyle CH}{\underset{\displaystyle OH}{|}}-CH_3$

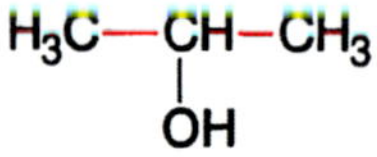

問 10　合成高分子化合物はどれか。当てはまるものをすべて選びなさい。

①　ナイロン，　②　タンパク質，　③　天然ゴム，

④　ポリエチレンテレフタラート（PET），　⑤　石英

2. 弱酸の性質に関する以下の質問に答えなさい。

1)　弱酸の反応

　　　弱酸である酢酸を常温で 0.1 mol/L になるように水に溶解すると，一部の分子は電離し，未反応の分子との間で平衡状態となる。この反応を示したのが式 (1) である。

$$[ア] \rightleftharpoons [イ] + H^+ \qquad 式 (1)$$

問1　［ア］および［イ］に対応する示性式を示しなさい。

問2　式 (1) の電離平衡はどのようになっているか，下記から選びなさい。
　(a)　ほとんど左側に偏っている，(b)　わずかに左側に偏っている，(c)　ほぼ等しい，
　(d)　わずかに右側に偏っている，(e)　ほとんど右側に偏っている

　　　次に，酢酸と強塩基である水酸化ナトリウムとの中和反応は式 (2) のとおりである。

$$[ア] + NaOH \longrightarrow [ウ] + H_2O \qquad 式 (2)$$

問3　［ウ］に対応する示性式を示しなさい。

問4　［ウ］は塩である。水溶液中の電離反応式 (3) を示しなさい。

$$\boxed{} \quad 式 (3)$$

問5～8　以下の文章を読み，　　　に適する語句を語句欄から選びなさい。複数選んでもよい。

ビーカー中に［ ア ］と［ ウ ］が等モルずつ含まれた水溶液が用意されている。

［ ウ ］は水に溶解するとほぼ完全に電離して 問5 を与える。この混合溶液に少量の 問6 を加えると，式 (1) の電離平衡が左辺に移動することにより，弱酸が形成されて 問6 が消失する。一方で，少量の 問7 を加えても，水溶液中の［ ア ］と反応して水分子が形成されて 問7 が消失する。したがって，酸・塩基いずれを混入した場合にも溶液の pH の値をほぼ一定に保つことができる。このようなはたらきを 問8 作用と呼び，問8 作用のある溶液を 問8 溶液と呼ぶ。

【語句欄】

(a) 緩衝，(b) 触媒，(c) 浸透，(d) 酢酸イオン，(e) 水素イオン，
(f) 塩化物イオン，(g) 水酸化物イオン，(h) ナトリウムイオン

2)　中和滴定

　　酢酸と水酸化ナトリウムによる中和滴定において，前述の現象が確認できる。

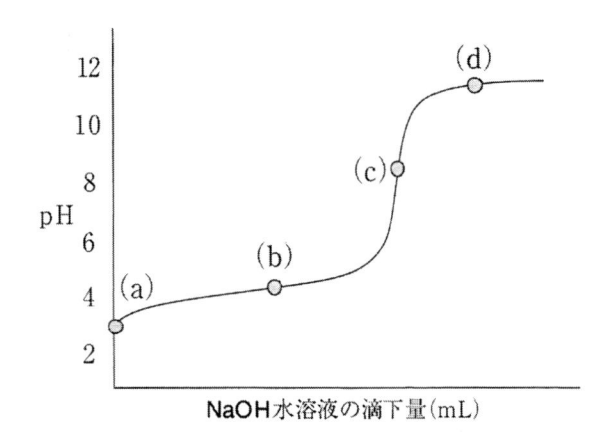

問 9　〔 ア 〕の量が最大になるのは（a）〜（d）のどこか，選びなさい。

問 10　中和点は（a）〜（d）のどこか，選びなさい。

問 11　上述の　問 8　作用を示すのは（a）〜（d）のどこか，選びなさい。

問 12　問 11 を選んだ理由を 2 行以内で述べなさい。

3. グルコースは水溶液中で下のような平衡状態にある。

A

$\Longleftarrow\!\!\Longrightarrow$ ［ ア ］ $\Longleftarrow\!\!\Longrightarrow$ ［ イ ］

問1 グルコースの炭素の番号を解答欄の **A** の構造式に書き入れて示しなさい。

問2 還元性を示すアルデヒド基があるのが鎖状構造の［ ア ］である。［ ア ］の構造式を解答欄に書き，還元性のある基を丸で囲んで示しなさい。

問3 水溶液中で平衡状態にある **A** と［ イ ］の対をどのように呼ぶか。記号を一つ選んで，解答欄に書きなさい。

    1. 鏡像体

    2. 幾何異性体

    3. $\alpha \cdot \beta$ 異性体

    4. 飽和・不飽和異性体

    5. シス・トランス異性体

問4 フルクトースはグルコースの構造異性体であるが，水溶液中では下の二つの構造を含む5種の形の平衡状態にある。残り3つのうち，鎖状構造の構造式を解答欄に書きなさい。

問5　スクロースは α-グルコースと β-フルクトースが脱水縮合した構造をもつ二糖である。

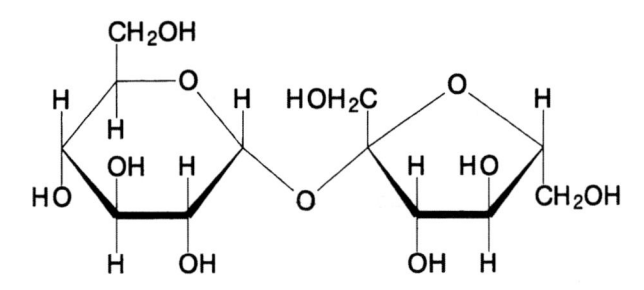

　　解答欄に，フルクトース由来の炭素原子に 1 ～ 6 の番号，グルコース由来の炭素原子に 1′～ 6′ の番号を書き込みなさい。

問6　グルコースのようにアルデヒド基をもつ単糖を ［　ウ　］ と呼ぶ。また，フルクトースのようにケトン基をもつ単糖を ［　エ　］ と呼ぶ。

問7　スクロースには，グルコースやフルクトースのような還元性がない。その理由を 2 行以内で解答欄に書きなさい。

生 物

問題

29年度

$$\boxed{第1期}$$

1. 次の文章を読み，問1～6に答えよ。

　生物は $_1$核をもつ細胞からなる真核生物と，核をもたない細胞からなる $_2$原核生物とに大きく分けられる。下表は真核生物の細胞に存在する構造を比較したもので，$\boxed{A}$ ～ $\boxed{C}$ は菌類，植物，動物のいずれかである。$\boxed{ア}$ は細胞の外層を覆う構造であり，$\boxed{イ}$ と $\boxed{ウ}$ は細胞内部に存在する構造体で両者とも二重の生体膜につつまれている。なお，＋はその構造が存在することを，－は存在しないことを示している。

	核	$\boxed{ア}$	$\boxed{イ}$	$\boxed{ウ}$	リボソーム
$\boxed{A}$	＋	－	＋	－	$\boxed{X}$
$\boxed{B}$	＋	＋	＋	＋	$\boxed{Y}$
$\boxed{C}$	＋	＋	＋	－	＋

問1　細胞周期において，下線1が確認できなくなる時期はどれか。下の a～e から，1つ選べ。

　　a　M期　　　　　b　S期　　　　　c　G_0期　　　　d　G_1期　　　　e　G_2期

問2　下線2について，次の①～②に答えよ。
　①　3ドメイン説に基づいた場合，下線2が含まれる分類群（ドメイン）を2つ答えよ。
　②　土壌中に生息し，NH_4^+ を NO_2^- へ変化させるものを何と呼ぶか。

問3　$\boxed{A}$ ～ $\boxed{C}$ に入る生物は何か。下の a～h から，2つずつ選べ。

　　a　イチョウ　　　　b　マツタケ　　　　c　センチュウ　　　　d　ネンジュモ

　　e　オオカナダモ　　f　オオクチバス　　g　クモノスカビ　　　h　ストロマトライト

問4　$\boxed{ア}$ について，次の①～②に答えよ。
　①　$\boxed{ア}$ は何か。
　②　$\boxed{B}$ の $\boxed{ア}$ の主成分，$\boxed{C}$ の $\boxed{ア}$ の主成分は何か。それぞれ下の a～h から，1つずつ選べ。

　　a　葉酸　　　　　　b　キチン　　　　c　リン脂質　　　　d　エラスチン

　　e　コラーゲン　　　f　セルロース　　g　フィブリノーゲン　h　リン酸カルシウム

問5　イ ，ウ について，次の①～③に答えよ。

①　イ ，ウ の名称をそれぞれ答えよ。

②　ウ の祖先とされる生物は何か。

③　イ と ウ が二重の生体膜につつまれている理由の説明は何と呼ばれるか。

問6　表の X ，Y の組み合わせとして正しいのはどれか。下の a ～ d から，1
　　つ選べ。

　　　a　 X は「＋」，Y も「＋」である。

　　　b　 X は「＋」，Y は「－」である。

　　　c　 X は「－」，Y は「＋」である。

　　　d　 X は「－」，Y も「－」である。

2. 次の **A，B** に答えよ。

A 細胞がもつ遺伝情報は，₁<u>DNAから RNAに伝達され</u>，さらに RNA の情報を基に₂<u>タンパク質</u>が合成される。この₃<u>遺伝情報が伝達される方向は一方向</u>である。これについて，次の**問1～3**に答えよ。

問1 下線1について，次の①～③に答えよ。
　① この過程を何と呼ぶか。下の**a～d**から，1つ選べ。

　　a 転写　　　　**b** 複製　　　　**c** 翻訳　　　　**d** スプライシング

　② DNA と RNA のヌクレオチドに含まれる糖は何か。それぞれ答えよ。
　③ DNA の塩基配列 3′-ACCGTA-5′ から，合成される RNA の塩基配列を 5′ 末端から記せ。

問2 下線2に存在する結合について，次の①～②に答えよ。
　① アミノ酸どうしをつなげる −CO−NH− で表される共有結合を何と呼ぶか。
　② システインの側鎖どうしの間に形成される共有結合を何と呼ぶか。

問3 下線3について，次の①～②に答えよ。
　① 下線3の概念を何と呼ぶか。
　② レトロウィルスでは RNA の情報から DNA が作られる。この現象を何と呼ぶか。

B 下図は，1200 塩基対からなる遺伝子の模式図である。この遺伝子には6つのエキソン **A～F**（図網掛け部分）が含まれ，それぞれのエキソンの長さは，123，96，108，159，144，183 塩基対である。エキソン **A** の 31 ～ 33 塩基目には₁<u>開始コドン</u>が存在し，エキソン **F** の 181 ～ 183 塩基目には終始コドンが存在している。この遺伝子からは₂<u>様々な長さの mRNAが合成される</u>。これについて，次の**問1～4**に答えよ。

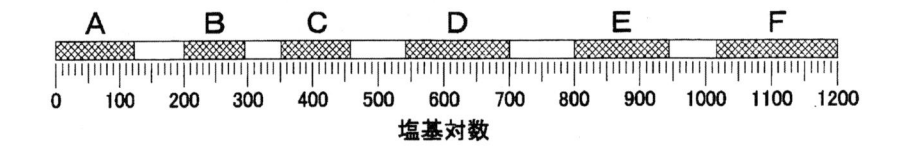

問1 エキソン以外の mRNA に残らない領域を何と呼ぶか。

問2 下線1に対応するアミノ酸は何か。

問3　下線2の様な現象が起こる理由を簡単に説明せよ。

問4　模式図の遺伝子から合成されたあるタンパク質のアミノ酸配列数を調べたところ 207
であった。エキソン A 〜 F のうち，このタンパク質の合成に用いられなかったのはど
れか。

3. ショウジョウバエについて，**問1～4**に答えよ。

問1　体の作りについて，次の①～③に答えよ。
①　歩脚の数は何対か。
②　体表は硬い殻に覆われている。この構造を何と呼ぶか。
③　原口がそのまま口になる動物を何と呼ぶか。

問2　卵と卵割の様式の組み合わせとして正しいのはどれか。下の**a～f**から，1つ選べ。
　　a　心黄卵・盤割　　　**b**　心黄卵・表割　　　**c**　等黄卵・全割　　　**d**　等黄卵・表割
　　e　端黄卵・盤割　　　**f**　端黄卵・表割

問3　幼虫の唾液腺（だ腺）には大型の染色体があり部分的に膨らみがある。これについて，次の①～③に答えよ。
①　染色体の膨らんだ部位を何と呼ぶか。
②　①で起こっているのはどれか。下の**a～e**から，1つ選べ。
　　a　ATPの合成　　　**b**　DNAの複製　　　**c**　RNAの合成　　　**d**　アミノ酸の生成
　　e　タンパク質の合成
③　①について正しいのはどれか。下の**a～d**から，1つ選べ。
　　a　時間と共に融合する。
　　b　位置も大きさも一定している。
　　c　時間と共に位置と大きさが変化する。
　　d　位置は一定しているが時間と共に大きさが変化する。

問4　ショウジョウバエの発生について，次の①～⑤に答えよ。
①　未受精卵には発生に必要な遺伝子が蓄えられ，受精とともにタンパク質を形成するものがある。卵の前方に蓄えられ，前後軸の形成に関わるmRNAは何か。
②　右図は，あるショウジョウバエ頭部の模式図である。矢印のように，本来のものとは違う形態が現れる現象を何と呼ぶか。
③　体節に特徴的な構造を完成させる遺伝子（群）を何と呼ぶか。
④　③の遺伝子に存在する特徴的な塩基配列を何と呼ぶか。
⑤　他の動物に存在する③と相同な遺伝子（群）を総称して何と呼ぶか。

4. 次の文章を読み，**問1〜6**に答えよ。

　植生を支える土壌は生物との相互作用によって形成され，植生の構成は時間と共に移り変わる。植生の始まりが 1 土壌が形成されていない裸地の場合と，2 洪水などで群落が破壊された場所の場合がある。前者の場合は 3 厳しい環境に耐えられる生物の侵入が必要である。そして長い年月を経て群落が 4 安定した状態になる。

問1　土壌のうち，表層の落葉層の下にあり，土壌動物や微生物によって作られた層を何と呼ぶか。

問2　下線1〜4は何と呼ばれているか。それぞれ答えよ。

問3　下線2の環境で，下の植物a〜cが出現する順に並べよ。
　　a ヨモギ　　　　**b** シラカシ　　　　**c** アカマツ

問4　下線3には地衣類が含まれる。これは何と何が共生しているか。

問5　下線4について，次の①〜③に答えよ。
　① 下線4の状態で優占する樹木を何と呼ぶか。
　② 下線4の維持には小規模な樹木の更新が必要である。これを何と呼ぶか。
　③ ②の過程を簡単に説明せよ。

問6　中部日本の照葉樹林の場合，低地から高山へ移り変わるにつれて出現する植物が変化する。低地帯，山地帯，亜高山帯，高山帯に出現するのはどれか。それぞれ下のa〜gから1つずつ選べ。
　　a ブナ　　　　**b** ビロウ　　　　**c** スダジイ　　　　**d** ハイマツ
　　e コメツガ　　　**f** フタバガキ　　　**g** マングローブ

英　語

解答　29年度

1

〔解答〕
A. 3　　B. 1　　C. 全訳下線部(ア)参照
D. 1　　E. 4　　F. 4　　G. 1　　H. 3

〔出題者が求めたポイント〕
内容把握、英文訳
A. 第1段落第3文
B. 第2段落第1文
C. find *oneself doing*「気がつくと～している」
　 reach for ～「～に手を伸ばす」
　 as a means of ～「～の手段として」
D. 第5段落第1文
E. 第6段落第2文
　 4. は about information technology が余分
F. 第7段落最終文
G. from scratch ＝ from the beginning〔start〕
　 「最初から、ゼロから」
H. 最終段落
　 1. fresh-water fish(淡水魚) → seawater fish(海水魚)
　 2. beef(牛肉) → pork(豚肉)
　 4. Mideast(中東) → Midwest(アメリカ中西部)

〔全訳〕
　食料は基本的な欲求であり、人間が考えたり働いたり遊んだりするのに使う燃料である。食料は、血液の循環、食料の消化、その他の生命に欠かせないプロセスに必要とされるエネルギー源である。
　あなたの外見や健康状態も、あなたの食べている食べ物に直結しており、目、髪、肌、歯、体全体の健康状態は食事次第である。食事によって、遺伝で決まっている身長まで伸びるかどうか、そして、急成長期に新たな細胞組織を作るのに必要な栄養素が身体にあるかどうかが決まる。さまざまな食べ物を食べることで、最大限の成長と健康に身体が必要とするすべての栄養素を確保するのに役立ちうる。
　食べ物はあなたの心理的欲求の一部を満たすのにも役立つ。(ア)御褒美の手段として、気がついたらクッキーやキャンディーバー〔注：チョコレートベースの棒状の菓子〕に手を伸ばしていたことは今までになかっただろうか？　あるいは、大きなテストの前にストレスを感じて、食べ物が喉を通らないと感じたことはないだろうか？　あなたの感情は食べ物と密接に関連しており、退屈や興奮や寂しさや怒りのせいで食べる場合もある。自分の感情が自分の食生活にどう影響を与えているか気づけば、食事をコントロールするのに役立ち得る。
　食べ物は社会的欲求も満たしており、もてなしの一環として用いられ、宗教や家族における伝統的行事の中心である。友達のところを訪れれば、普通は歓迎の気持ちの表れとして、飲み物が出される。パーティーも食べ物を中心に企画される。食べ物、友情、楽しみ、思いやりはすべてが相伴っていることが多い。

　身体的、心理的、社会的欲求のいずれを満たすために食事をするにせよ、自分が食べる理由を知ることは重要である。将来、自分の体重を増やしてしまうような貧困な食生活を身につけていることに気づくかもしれない。あるいは、強く健康的な身体に栄養を与えて成長させる類の食べ物を食べていないことに気づくかもしれない。
　あなたの持っているさまざまな資源が、食べ物の選択に影響を与えている。食べ物に使える金額、使える時間、技術、道具、そして、あなたの知識が、食べ物の決定に影響を与えているのだ。
　毎回、食べ物を決める時、あなたは自分のすべての資源を天秤にかけ、その使い方を決めている。自分の技術や道具を使って、レシピ通りに (イ)ゼロから作ってみようと決める場合もあれば、時間を節約して、加工食品にもっと金をかけようと決める場合もある。
　あなたが住んでいる場所も、選べる食べ物の種類や手に入りやすさに影響を与えている。海岸近くの地域では、さまざまな種類の海水魚が手に入るし、カリフォルニア州やフロリダ州ではかんきつ類の果物が豊富にある。さらに、アメリカ中西部などの地域では、豚肉が手に入りやすいかもしれない。他の地域の食べ物が手に入るとしても、近隣で作られた食べ物の方が普通は安い。

2

〔解答〕
(A) 3　　(B) 9　　(C) 8　　(D) 5　　(E) 7

〔出題者が求めたポイント〕
会話文

〔全訳〕
　客：こんにちは。これ昨日買ったんですが。
店員：(A) 3. 領収書はお持ちですか？
　客：これです。サイズが違うんです。
店員：大変申し訳ございません。(B) 9. 交換可能です。別のがあるか確認いたします。(C) 8. こちらの商品はただいま在庫切れとなっております。
　客：わかりました。
店員：大変申し訳ございません。(D) 5. 少しお待ちください。来週月曜日に入荷予定です。
　客：(E) 7. それじゃぁ、返金してもらっていいですか？
店員：かしこまりました。ご不便をおかけしたことを改めてお詫び申し上げます。

3

〔解答〕
(A) 2　　(B) 3　　(C) 3　　(D) 1　　(E) 3

〔出題者が求めたポイント〕
空所補充
(A) so ～ that...「非常に～なので…だ」
(B) The mountain に対する述語動詞

arise / rise はともに自動詞。3 単現の –s に着目。
(C) lie は自動詞、lay は他動詞
　　lie between A and B「A と B の間に位置する」
(D) for a long time「長い間」
(E) 同段落冒頭の impressive「印象的な」を言い換えて
　　majestic「豪華な、荘厳な」

〔全訳〕
　キリマンジャロ山は非常に高いので、「アフリカの屋根」と呼ばれることが多い。標高 19,430 フィート、すなわち、ほぼ 4 マイル（5,895m）で、空に向けてそびえ立っており、アフリカ大陸全体の最高地点である。
　キリマンジャロ山はタンザニア東北部（アフリカ東部）にあり、北端はエジプトのカイロ、南端は南アフリカ共和国のケープタウンという 2 都市の間にほぼ正確に位置しており、赤道から南に約 220 マイル（≒ 350 km）の熱帯地方に位置している。
　頂上を雪に覆われたキリマンジャロ山の印象的な光景は、非常に長い期間にわたり、観光客の想像を惹起し、長い年月の間に、多数の人々がタンザニアを訪れて、この荘厳な山に登って来た。他にも多くの人々が、氷河で覆われたキリマンジャロ山の頂を眺めに来ている。

4
〔解答〕
A. 2　　B. 4　　C. 3　　D. 1　　E. 1
〔出題者が求めたポイント〕
熟語
A. keep〔bear〕in mind that ～「～だと念頭に置く」
　　= remember that ～「～だと記憶しておく」
B. hold over〔postpone / put off〕A until B
　　「A を B まで引き延ばす」
C. go off「（目覚まし時計などが）鳴る（= ring）;
　　（爆弾などが）爆発する（= explode）」
D. talk over〔about / of〕A（with B）
　　「A について（B と）話し合う」
　　= discuss A（with B）
　　= have a discussion about A（with B）
E. be held up「棚上げ状態である」
　　= be delayed「遅れる」

5
〔解答〕
A. 1　　B. 3　　C. 4　　D. 4　　E. 4
〔出題者が求めたポイント〕
動詞、前置詞、形容詞
A. arrive at ～「～に到着する」
　　= come to〔get to / reach〕～
B. A is similar to B「A は B に似ている」
　　cf. A is the same as B「A は B と同じだ」
C. speak, talk は第 1 文型、say は第 3 文型
　　tell が第 4 文型（tell ＋人＋事柄「人に事柄を話す」）
D. 現在完了形と組む前置詞は for か since

for は＜期間＞（③(D) 参照）
　過去の 1 点を起点にするのは since
E. 息子が風邪を引いているのだから、部屋を「暖かく」
　　保つ必要があります。

6
〔解答〕
A. 24153　　B. 25134　　C. 42351　　D. 13452
E. 41352
〔出題者が求めたポイント〕
整序問題（語句）
A. (It takes a) lot of effort to master (a foreign language.)
B. (It is) no use crying over spilt (milk.)
C. (It is becoming harder) to keep pace with advances (in modern technology.)
D. (For more) information, please refer to our (website.)
E. (He) made a huge profit from (the sales of his house.)

数　学

解答　　29年度

❶

〔解答〕

問1　ア.　$\dfrac{7}{2}$　　イ.　1, 2, 3

問2　ウ.　{1, 2, 5, 10}　　エ.　{3, 6, 15, 30}

問3　オ.　$-3x^2+6x-4$　　カ.　0

問4　キ.　$2\sqrt{14}$

問5　(1)　ク.　2.5　　ケ.　3　　(2)　コ.　A

〔出題者が求めたポイント〕

問1　1次不等式

不等式を解く。

問2　集合

A, B を書き並べて表わす。$A \cap \overline{B}$ は A の要素で B に入っていないものを集めた集合。

問3　2次関数

$y=ax^2+bx+c$ とし，通る3点を代入し，連立方程式で a, b, c を求める。

$y=0$ とし，D を計算し，$D<0$ のとき0個，$D=0$ のとき1個，$D>0$ のとき2個

問4　三角比

$$\cos A = \frac{AB^2+AC^2-BC^2}{2 \cdot AB \cdot AC}$$

面積は，$\dfrac{1}{2} AB \cdot AC \sin A$

ヘロンの公式を用いてもよい。

$2s=a+b+c$ とすると

$$\sqrt{s(s-a)(s-b)(s-c)}$$

問5　統計

データを小さい順に並べる。(大きい順でもよい)

$$x_1, \ x_2, \ x_3, \ x_4, \ x_5, \ x_6, \ x_7, \ x_8, \ x_9, \ x_{10}$$

10個のとき，$q_1=x_3$, $m=\dfrac{x_5+x_6}{2}$, $q_3=x_8$

9個のとき，$q_1=\dfrac{x_2+x_3}{2}$, $m=x_5$, $q_3=\dfrac{x_7+x_8}{2}$

四分位範囲は，q_3-q_1

〔解答のプロセス〕

問1　$8x+2 \leqq 4x+16$　より　$x \leqq \dfrac{7}{2}$

この範囲にある自然数は，1, 2, 3

問2　$30=2 \times 3 \times 5$, $50=2 \times 5^2$　より

A = {1, 2, 3, 5, 6, 10, 15, 30}

B = {1, 2, 5, 10, 25, 50}

$A \cap B$ = {1, 2, 5, 10}

$A \cap \overline{B}$ = {3, 6, 15, 30}

問3　$y=ax^2+bx+c$ とする。

$(-1, -13)$ を通るので，　$a-b+c=-13$

$(0, -4)$　　　を通るので，　　　　　$c=-4$

$(2, -4)$　　　を通るので，$4a+2b+c=-4$

$4a+2b=0$　より　$b=-2a$

$3a-4=-13$　より　$a=-3$, $b=6$

従って，$y=-3x^2+6x-4$

$-3x^2+6x-4=0$　とすると，

$D=6^2-4 \cdot (-3)(-4)=36-48<0$

よって，x 軸との交点はない。0個

問4　$\cos A = \dfrac{36+9-25}{2 \cdot 6 \cdot 3} = \dfrac{20}{36} = \dfrac{5}{9}$

$\sin A = \sqrt{1-\left(\dfrac{5}{9}\right)^2} = \dfrac{\sqrt{56}}{9} = \dfrac{2\sqrt{14}}{9}$

面積は，$\dfrac{1}{2} 6 \cdot 3 \dfrac{2\sqrt{14}}{9} = 2\sqrt{14}$

問5　データを小さい順に並べると，

A : 1, 1, 2, 2, 2, 3, 3, 4, 4, 5

B : 2, 2, 3, 3, 3, 3, 3, 4, 5

(1)　データ A は　$\dfrac{2+3}{2} = \dfrac{5}{2} = 2.5$, データ B は，3

(2)　データ A, $q_1=2$, $q_3=4$

データ B, $q_1=\dfrac{2+3}{2}=\dfrac{5}{2}$, $q_3=\dfrac{3+4}{2}=\dfrac{7}{2}$

データ A は，$q_3-q_1=4-2=2$

データ B は，$q_3-q_1=\dfrac{7}{2}-\dfrac{5}{2}=1$

四分位範囲の大きいのは，データ A

❷

〔解答〕

問1　ア.　$\dfrac{1}{5}$　　イ.　$-\dfrac{8}{5}$

問2　ウ.　2　　エ.　$\sqrt{2}$

問3　オ.　$\left(\dfrac{4}{3}, \dfrac{2}{3}\right)$　　カ.　$-2x+5$

問4　キ.　$\dfrac{1}{3}$　　ク.　$-\dfrac{10\sqrt{2}}{27}$

問5　ケ.　$\dfrac{1}{12}$　　コ.　5

〔出題者が求めたポイント〕

問1　複素数

$\dfrac{2-3i}{2+i}=x+yi$ に変形して，分数の分母，分子に $(2-i)$ をかける。

問2　高次方程式

問3　平面図形

$4 \geqq 2$ なので，$x<2$ として絶対値をはずして連立方程式を解く。

$y=mx+k$ とすると，$\dfrac{1}{2}m=-1$ より m を求め $(2,1)$ を通ることより k を求める。

問4　三角関数

$$\cos\theta = \pm\sqrt{1-\sin^2\theta}$$

（θ が第 1 象限のとき ＋，θ が第 2 象限のとき －）

$$\sin(\alpha+\beta) = \sin\alpha\cos\beta + \sin\beta\cos\alpha$$
$$\cos(\alpha-\beta) = \cos\alpha\cos\beta + \sin\alpha\sin\beta$$

問5　指数，対数関数

(1)　$a^m \times a^n = a^{m+n}$,　$a^m \div a^n = a^{m-n}$
$(a^m)^n = a^{mn}$

(2)　$\log_a b = \dfrac{\log_c b}{\log_c a}$,　$\log_c M^r = r\log_c M$

〔解答のプロセス〕

問1　$\dfrac{x+yi}{2+i}$ を両辺にかけると，$\dfrac{2-3i}{2+i} = x+yi$

$$x+yi = \frac{(2-3i)(2-i)}{(2+i)(2-i)} = \frac{1}{5} - \frac{8}{5}i$$

従って，$x = \dfrac{1}{5}$, $y = -\dfrac{8}{5}$

問2　$x^4 - 2x^2 - 8 = 0$　より　$(x^2-4)(x^2+2) = 0$

$x^2 = 4$　より　$x = \pm 2$

$x^2 = -2$　より　$x = \pm\sqrt{2}i$

問3　$2 \leqq 4$　なので，$x < 2$　とすると

$y = \dfrac{1}{2}x$, $y = -x+2$　より　$\dfrac{1}{2}x = -x+2$

$x = \dfrac{4}{3}$, $y = \dfrac{2}{3}$　従って，$\left(\dfrac{4}{3}, \dfrac{2}{3}\right)$

$y = mx+k$ とすると，$\dfrac{1}{2}m = -1$

$m = -2$ と点 $(2, 1)$ を通るので，

$1 = -2\cdot 2 + k$　より　$k = 5$

従って，$y = -2x+5$

問4　$\cos\alpha = \sqrt{1-\left(\dfrac{1}{3}\right)^2} = \dfrac{2\sqrt{2}}{3}$

$\cos\beta = -\sqrt{1-\left(\dfrac{4\sqrt{2}}{9}\right)^2} = -\dfrac{7}{9}$

$\sin(\alpha+\beta) = \dfrac{1}{3}\left(-\dfrac{7}{9}\right) + \dfrac{4\sqrt{2}}{9}\dfrac{2\sqrt{2}}{3}$

$= \dfrac{9}{27} = \dfrac{1}{3}$

$\cos(\alpha-\beta) = \dfrac{2\sqrt{2}}{3}\left(-\dfrac{7}{9}\right) + \dfrac{1}{3}\left(\dfrac{4\sqrt{2}}{9}\right)$

$= -\dfrac{10\sqrt{2}}{27}$

問5　(1)　$2^{-\frac{5}{3}} \times 3^{-\frac{1}{3}} \div 2^{\frac{1}{3}} \div 3^{\frac{2}{3}}$

$= 2^{-\frac{5}{3}-\frac{1}{3}} \times 3^{-\frac{1}{3}-\frac{2}{3}} = 2^{-2} \times 3^{-1}$

$= \dfrac{1}{4} \times \dfrac{1}{3} = \dfrac{1}{12}$

(2)　$\left(2\log_2 3 + \dfrac{\log_2 3}{\log_2 4}\right)\left(\dfrac{\log_2 2}{\log_2 3} + \dfrac{\log_2 4}{2\log_2 3}\right)$

$= \left(2\log_2 3 + \dfrac{1}{2}\log_2 3\right)\left(\dfrac{1}{\log_2 3} + \dfrac{1}{\log_2 3}\right)$

$= \dfrac{5}{2}\log_2 3 \cdot \dfrac{2}{\log_2 3} = 5$

3

〔解答〕

問1　$\mathrm{AP} = \sqrt{x^2+(y+3)^2}$, $\mathrm{BP} = \sqrt{(x-3)^2+y^2}$

問2　$(x-4)^2 + (y-1)^2 = 8$

問3　最大値 9，最小値 1

〔出題者が求めたポイント〕

平面図形

問1　2 点 (x_1, y_1), (x_2, y_2) の間の距離は，
$\sqrt{(x_2-x_1)^2 + (y_2-y_1)^2}$

問2　$\mathrm{AP} : \mathrm{BP} = 2 : 1$　より　$\mathrm{AP} = 2\mathrm{BP}$
よって，$\mathrm{AP}^2 = 4\mathrm{BP}^2$　より　立式する。

問3　点 (x_0, y_0) と直線 $ax+by+c = 0$ との距離 d は，
$$d = \frac{|ax_0+by_0+c|}{\sqrt{a^2+b^2}}$$
問 2 の円の中心 (x_0, y_0) と半径 r とし，$x+y = k$ とし，中心と $x+y-k = 0$ の距離 d を求めて，$d \leqq r$ より求める。

〔解答のプロセス〕

問1　$\mathrm{AP} = \sqrt{x^2+(y+3)^2}$, $\mathrm{BP} = \sqrt{(x-3)^2+y^2}$

問2　$\mathrm{AP} : \mathrm{BP} = 2 : 1$　より　$\mathrm{AP}^2 = 4\mathrm{BP}^2$

$x^2 + y^2 + 6y + 9 = 4x^2 - 24x + 36 + 4y^2$

$3x^2 - 24x + 36 + 3y^2 - 6y - 9 = 0$

$x^2 - 8x + 12 + y^2 - 2y - 3 = 0$

$(x-4)^2 - 16 + 12 + (y-1)^2 - 1 - 3 = 0$

従って，$(x-4)^2 + (y-1)^2 = 8$

これは，円の中心が $(4, 1)$，半径が $\sqrt{8} = 2\sqrt{2}$

問3　$x+y = k$ とおくと，$x+y-k = 0$ の直線であり $(4, 1)$ との距離を d とすると，

$$d = \frac{|4+1-k|}{\sqrt{1^2+1^2}} = \frac{|5-k|}{\sqrt{2}}$$

よって，$\dfrac{|5-k|}{\sqrt{2}} \leqq 2\sqrt{2}$　より　$|5-k| \leqq 4$

よって，$-4 \leqq 5-k \leqq 4$

$9 \geqq k \geqq 1$, 従って，最大値 9、最小値 1

4

〔解答〕

問1　$a = -\dfrac{2}{3}$, $f(x) = x^3 + x^2$

問2　極大値 $\dfrac{4}{27}\left(x = -\dfrac{2}{3}\right)$, 極小値 $0\,(x = 0)$

問3　解答のプロセス参照

〔出題者が求めたポイント〕

微分積分

問1　積分を計算し，$f(1) = 2$ より a を求める。a を代入し $f(x)$ を求める。

問2　$f'(x)$ を求めて，増減表をつくり極大値，極小値を求める。

問3　問 2 の増減表を参考にしてグラフを描く。

〔解答のプロセス〕

問1　$f(x) = \displaystyle\int_0^x (3t^2 - 3at)dt = \left[t^3 - \dfrac{3}{2}at^2\right]_0^x$

$$= x^3 - \frac{3}{2}ax^2$$

$$(f(1)=)\ 1 - \frac{3}{2}a = 2 \quad \text{より} \quad a = -\frac{2}{3}$$

$$f(x) - x^3 - \frac{3}{2}\left(-\frac{2}{3}\right)x^2 = x^3 + x^2$$

問 2　$f'(x) = 3x^2 + 2x = x(3x+2)$

x	$\cdots$	$-\dfrac{2}{3}$	$\cdots$	0	$\cdots$
$f'(x)$	$+$	0	$-$	0	$+$
$f(x)$	$\nearrow$		$\searrow$		$\nearrow$

よって，$x = -\dfrac{2}{3}$ で極大，極大値は

$$y = \left(-\frac{2}{3}\right)^3 + \left(-\frac{2}{3}\right)^2 = -\frac{8}{27} + \frac{4}{9} = \frac{4}{27}$$

$x = 0$ で極小，極小値は，$y = 0^3 + 0^2 = 0$

問 3　x 軸との交点は，$x^2(x+1) = 0$　より

$x = 0,\ -1$

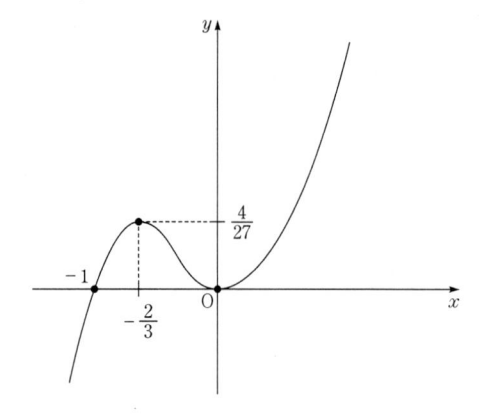

物　理

解答　29年度

1

〔解答〕

① 2　② 2　③ 222　④ 86

⑤ 3.0×10^2　⑥ 2.0×10^2　⑦ 5.0×10^2

⑧ 4.5×10^2　⑨ 0　⑩ 4.5×10^2

〔出題者が求めたポイント〕

放射線と原子核，気体の状態方程式と状態変化

〔解答のプロセス〕

⑤ $\Delta U = \dfrac{3}{2} nR\Delta T = \dfrac{3}{2} P\Delta V$

$\quad = \dfrac{3}{2} \times 1.00 \times 10^5 \times \dfrac{100 \times (30.0 - 10.0)}{10^6}$

$\quad = 3.0 \times 10^2$

⑥ $W = P\Delta V = 1.00 \times 10^5 \times 2.0 \times 10^{-3} = 2.0 \times 10^2$

⑦ $Q = \Delta U + W = 5.0 \times 10^2$

⑧ $\Delta U = \dfrac{3}{2} \Delta P \cdot V = \dfrac{3}{2} \times 1.00 \times 10^5 \times \dfrac{100 \times 30.0}{10^6}$

$\qquad = 4.5 \times 10^2$

⑨ $\Delta V = 0$ より　$W = 0$

⑩ $Q = \Delta U = 4.5 \times 10^2$

2

〔解答〕

問1　$v_x = v_0 \cos\theta \,[\mathrm{m/s}]$　　$v_y = v_0 \sin\theta \,[\mathrm{m/s}]$

問2　$\dfrac{v_0 \sin\theta}{g}$ [s]　　問3　$\dfrac{v_0{}^2 \sin^2\theta}{2g}$ [m]

問4

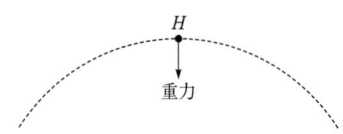

問5　$\dfrac{2v_0 \sin\theta}{g}$ [s]

問6　$\dfrac{2g}{\tan\theta}$ [m/s^2]

〔出題者が求めたポイント〕

物体の運動　等加速度運動

〔解答のプロセス〕

問2　最高点では，小球の垂直成分の速度は 0 なので

$v_0 \sin\theta - gt_H = 0$

$t_H = \dfrac{v_0 \sin\theta}{g}$

問3　$0^2 - (v_0 \sin\theta)^2 = 2gh$

$\therefore \quad h = \dfrac{v_0{}^2 \sin^2\theta}{2g}$

問5　$t_G = 2t_H$

問6　$x_G = V_0 \cos\theta \times t_G = \dfrac{2v_0{}^2 \sin\theta \cos\theta}{g}$

図 2 の速さ－時間グラフの面積は x_G を表すから速さ

の最高を V_{MAX} とすれば

$t_G \times V_{MAX} \times \dfrac{1}{2} = x_G$

これより　$V_{MAX} = 2v_0 \cos\theta$

$\therefore \quad |a| = \dfrac{V_{MAX}}{t_H} = \dfrac{2v_0 \cos\theta}{\dfrac{v_0 \sin\theta}{g}}$

$\qquad |a| = \dfrac{2g}{\tan\theta}$

3

〔解答〕

問1　6.0×10^{14} Hz　　問2　$2d = \left(m + \dfrac{1}{2}\right)\lambda$

問3　6.3×10^{-4} m　　問4　4.8×10^{-4} m

問5　3

〔出題者が求めたポイント〕

光の回折と干渉

〔解答のプロセス〕

問1　$f = \dfrac{c}{\lambda} = \dfrac{3.0 \times 10^8}{5.0 \times 10^{-7}} = 6.0 \times 10^{14}$

問2　下のガラス板の上面における反射では位相が π ずれる

問3　ガラス板の接点から干渉縞までの距離を x とすれば，相似の関係から $\dfrac{d}{x} = \dfrac{80 \times 10^{-6}}{0.20}$

$\therefore \quad 2d = 8.0 \times 10^{-4}x$

強め合う x は

$x = \dfrac{10^4}{8.0}\left(m + \dfrac{1}{2}\right)\lambda$

$\therefore \quad \Delta x = \dfrac{10^4}{8.0} \times 5.0 \times 10^{-7}$

$\qquad = 6.3 \times 10^{-4}$ m

問4　波長 $\lambda' = \lambda / 1.3$ になるので，問 3 の式より

$\dfrac{\Delta x}{n} = \dfrac{6.3 \times 10^{-4}}{1.3} = 4.8 \times 10^{-4}$ m

問5　ガラスと液体の屈折率が同じなので，境界で反射も屈折もおこらず，光が透過するため。

4

〔解答〕

問1　2.0 m

問2，問4，問5

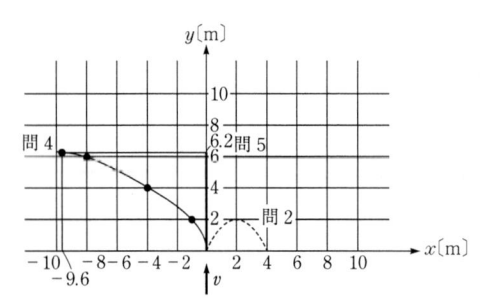

問3(-9.6, 6.2)

〔**出題者が求めたポイント**〕

等加速度運動，物体の運動，電場，ローレンツ力

〔**解答のプロセス**〕

問1 　$m\dfrac{v^2}{r}=qvB$ 　　より

$$r=\frac{mv}{qB}=\frac{1.6\times10^{-27}\times2.0\times10^5}{1.6\times10^{-19}\times1.0\times10^{-3}}=2.0$$

問2 　周期 　$T=\dfrac{2\pi r}{v}=\dfrac{2\pi m}{qB}$

$$=\frac{2\times\pi\times1.6\times10^{-27}}{1.6\times10^{-19}\times1.0\times10^{-3}}$$
$$=2\pi\times10^{-5}\,\text{s}$$

問3 　$ma=qE$ 　より

$$a=\frac{qE}{m}=\frac{1.6\times10^{-19}\times2.0\times10^2}{1.6\times10^{-27}}$$
$$=2.0\times10^{10}\text{m/s}^2$$
$$y=vt=2.0\times10^5\times3.1\times10^{-5}=6.2\,\text{m}$$
$$x=-\frac{1}{2}at^2=-\frac{1}{2}\times2.0\times10^{10}\times3.1^2\times10^{-10}$$
$$=-9.6\,\text{m}$$

問4

t(s)	座標
1.0×10^{-5}	$(-1.0,\ 2.0)$
2.0×10^{-5}	$(-4.0,\ 4.0)$
2.5×10^{-5}	$(-6.3,\ 5.0)$

問5 　x軸方向を正とすると電場から受ける力は

　$-qE=-2.0\times10^2q$ [N]

　ローレンツ力は$+qvB=+2.0\times10^2q$ [N]

　力はつりあうので粒子は$+y$方向へ等速運動する。

$$y=2.0\times10^5\times3.1\times10^{-5}=6.2\,\text{m}$$

化　学

解答　29年度

1

〔解答〕

問1. ②，④　　問2. ①　　問3. ①，③

問4. ⑤　　問5. ②　　問6. ③　　問7. ③

問8. ③　　問9. ③　　問10. ①，④

〔出題者が求めたポイント〕

化学全体に関する基礎的な集合問題

〔解答のプロセス〕

問1.　分子同士が引き合って結晶を形成するものが，分子結晶。分子が規則正しく集合して固体をつくる。
- ①：分子でない。金属。
- ②：(答)：H_2O 分子が集合した結晶。
- ③：イオン結晶。
- ④：(答)：CO_2 分子が集合した結晶。
- ⑤：共有結合の結晶。C 原子が共有結合で規則正しくつながって，巨大なかたまり(結晶)をつくる。

問2.　同じ温度で比較するとジエチルエーテルが，最も蒸気圧が高い。これは蒸発(揮発)しやすいことを意味する。

問3.　一定量(n が一定)の気体の状態方程式

$$pV = nRT = kT \quad (nR = k：一定)$$

$$\frac{pV}{T} = k \quad (一定)$$

状態(1)と状態(2)では常に

$$(pV/T)_1 = (pV/T)_2$$

$$p_1V_1/T_1 = p_2V_2/T_2 = k \quad \cdots①の式(答)$$

また，T が一定なら

$$pV = kT = 一定 \quad \cdots③の式(答)$$

なお，実在気体にはこの状態方程式は当てはまらないので，②は誤り。

④は，圧力が同じ時に成立するので，圧力によらずは誤り。

問4.　①：誤：ゲル(ゼリー状，固体状態)，ゾル(液体状態)
- ②：誤：デンプンは親水コロイド
- ③：誤：直径は 10^{-8} m 程度
- ④：誤：チンダル現象は光の散乱
- ⑤：正…(答)

問5.　溶液の体積を $1\,L = 1000\,cm^3$ とする。$H_2SO_4 = 98.0$

$$H_2SO_4 の物質量 = \frac{1000 \times 1.8 \times (98/100)}{98.0}$$

$$= 18.0 \, (mol)$$

溶液 $1\,L$ 中に $18.0\,mol$ 溶けているので，

(答)18.0 (mol/L)

問6.　ダニエル電池：負極：$Zn \longrightarrow Zn^{2+} + 2e^-$

正極：$Cu^{2+} + 2e^- \longrightarrow Cu$

流れた電気量を x (C)とする。$Cu = 63.6$

$2\,mol$ の e^- で Cu は $1\,mol$ 生成する。

$$\frac{x}{9.65 \times 10^4} \times \frac{1}{2} \times 63.6 = 0.318$$

$$x = 965 \, (C) \cdots (答)$$

問7.　アンモニアソーダ法

$$NaCl + NH_3 + CO_2 + H_2O$$
$$\longrightarrow NaHCO_3(沈澱) + NH_4Cl \quad \cdots\cdots(1)$$
$$2NaHCO_3 \longrightarrow 加熱 \longrightarrow Na_2CO_3 + H_2O + CO_2$$
$$\cdots\cdots(2)$$

操作は，(1)で，$NaCl$ 飽和溶液に，溶解度の大きい NH_3 を溶かし，次に CO_2 を通すと，溶解度の小さい $NaHCO_3$ が沈澱する。

(2)式で $NaHCO_3$ を加熱分解し，Na_2CO_3 を得る。

(ア)NH_3　(イ)CO_2　(ウ)$NaHCO_3$　(エ)Na_2CO_3
…(答)

問8.　$Cu + 4HNO_3 \longrightarrow Cu(NO_3)_2 + 2H_2O + 2NO_2$

係数$(1+4) + (1+2+2) = 10$　…(答)

問9.　ヨードホルム反応は，CH_3CO-，$CH_3CH(OH)-$ の構造を持つ化合物に対して陽性である。ただ，この反応は塩基性でないと進行せず，③酢酸：CH_3COOH (答)は酸性なので，ヨードホルム反応は陰性である。

問10.　①ナイロン，④ポリエチレンテレフタラートが合成高分子化合物。いずれも石油から合成されている。

2

〔解答〕

(1)

問1.　〔ア〕CH_3COOH　　〔イ〕CH_3COO^-

問2.　(a)

問3.　〔ウ〕CH_3COONa

問4.　$CH_3COONa \longrightarrow CH_3COO^- + Na^+$

問5.　(d)…酢酸イオン

(h)…ナトリウムイオン

問6.　(e)…水素イオン

問7.　(g)…水酸化物イオン

問8.　(a)…緩衝

(2)

問9.　(a)

問10.　(c)

問11.　(b)

問12.　中和が未完成で，酢酸と酢酸ナトリウムが1：1で存在するので，水酸化ナトリウム水溶液を加えても pH の変化はほとんどないから。

〔出題者が求めたポイント〕

酢酸の電離平衡，中和反応，緩衝溶液に関する基本的な問題

〔解答のプロセス〕

(1) 問1. 問2.

酢酸の電離：

$$CH_3COOH〔ア〕 \rightleftharpoons CH_3COO^-〔イ〕 + H^+ \quad ……(1)$$

酢酸は弱酸なので，大部分は CH_3COOH である。

…問2. の答(a)

問3.

酢酸の中和：

$$CH_3COOH + NaOH \longrightarrow CH_3COONa〔ウ〕(答)$$
$$+ H_2O \quad ……(2)$$

問4. ～ 8.

酢酸ナトリウムは 100% 電離する。

$$CH_3COONa \longrightarrow CH_3COO^- + Na^+ \quad (問4. の答)$$
$$CH_3COO^- \quad …酢酸イオン(問5. の答)$$
$$Na^+ \quad …ナトリウムイオン(問5. の答)$$

いま，CH_3COOH と CH_3COONa の混合溶液に水素イオン H^+(問6. の答)を加えると，(1)式の平衡が H^+ の増加を防ぐように，左に移動する。

別に，水酸化物イオン OH^-(問7. の答)を加えると，OH^- は CH_3COOH と反応し消失する。OH^- の物質量は変わらない。

H^+ や OH^- を加えても一定の pH を保つ溶液を緩衝(問8. の答)溶液と言う。

(2) 問9. (a)は水酸化ナトリウムを加えてないために，最大量の酢酸 CH_3COOH が存在する。水酸化ナトリウムを加えていくと，(2)式に従って，酢酸は減少し酢酸ナトリウムが生成する。

問10. pH の変化が急になる(c)が中和点である。

問11. 問12. 酢酸と酢酸ナトリウムが 1：1 で存在する(b)では緩衝溶液となる。pH の変化がなだらかであることから，緩衝作用があることがわかる。

3

〔解答〕

問1.

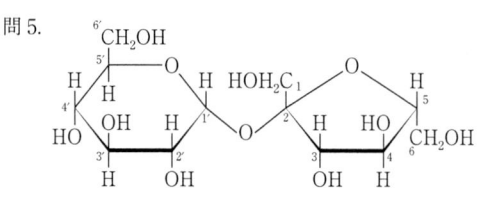

問2.

```
      H  O
       \ ||
   ①    C
   ②  H-C-OH
   ③  HO-C-H
   ④  H-C-OH
   ⑤  H-C-OH
   ⑥  CH₂OH
```

問3. 3

問4.

```
      CH₂OH
       |
      C=O
       |
   HO-C-H
       |
    H-C-OH
       |
    H-C-OH
       |
      CH₂OH
```

問5.

```
     6'CH₂OH                    HOH₂C 1
   5'       O   H          H        O      H
  4'  H    H                   H        5
  HO   OH  H  1'    O   2        HO   CH₂OH 6
   3'      2'           3      4
    H     OH                 OH    H
```

問6. 〔ウ〕アルドース　　〔エ〕ケトース

問7. グルコースは 1′ の炭素原子に，フルクトースは 2 の炭素原子に還元性がある。しかし，炭素 1′ と炭素 2 は結合に使われていて，アルデヒドやケトンの構造になることができないため。

〔出題者が求めたポイント〕

単糖類，二糖類の構造に関する問題

〔解答のプロセス〕

問1. グルコースは〔解答〕のように番号をつける決まりである。

問2. グルコースの鎖状構造を作るには，C^1 と環を形成している O との結合を切り，C^1 に結合している OH の H を切り離した O に結合(シフト)させ，C^1-OH を C^1=O とする。これにより，C^1 はアルデヒド基となる。

問3. 〔イ〕は，環状構造 C^1 の OH と H を逆にした構造である。問題中 A(〔解答〕参照)を α，〔イ〕を β という。これは，α，β 異性体である。

問4. フルクトースの 6 員環構造で，OH と CH_2OH が結合している炭素原子は C^2 である。(CH_2OH の炭素がフルクトースでは C^1)

C^2 と環を形成する O との結合を切り，C^2 の OH の H を切れた O に結合させると，C^2=O(ケトン基)となる。鎖状構造は，C^1 を上にして順番に C^2, C^3…とする。なお，フルクトースは還元性を示すが，アルデヒド基ではなく，ケトン基による。

問5. スクロース構造のグルコース部分の 1′ は，〔解答〕グルコースの 1(アルデヒド基)に相当する。フルクトース部分の 2 は〔解答〕鎖状構造の上から 2 番目の C=O (ケトン基)の C^2(ケトン基)に相当する。還元性を示すグルコース $C^{1'}$ やフルクトース C^2 が結合しているため，スクロースは還元性を持たない。

問6. アルデヒド基を持つ単糖を，アルドース，ケトン基を持つ単糖をケトースという。

問7. 〔解答〕参照。

生　物

解答　　29年度

❶

〔解答〕

問1. a

問2. ①古細菌(アーキア)　細菌(バクテリア)
　　　②亜硝酸菌

問3. Ⓐ-c·f　Ⓑ-a·e　Ⓒ-b·g

問4. ①細胞壁　②Ⓑの㋐-f　Ⓒの㋐-b

問5. ①㋑-ミトコンドリア　㋒-葉緑体
　　　②シアノバクテリア　③細胞内共生説

問6. a

〔出題者が求めたポイント〕

細胞の構造・分類

問1. M期(分裂期)には核膜が消失して染色体が凝縮している。

問2. ①3ドメイン説によるドメインは，真核生物，古細菌，細菌である。②NO_2^-は亜硝酸イオンなので亜硝酸菌。

問3. ㋐の細胞の外層を覆うのは細胞壁，㋑・㋒は二重の生体膜に包まれていることから，ミトコンドリアと葉緑体。したがって，Ⓐは動物(c·f)，Ⓑは植物(a·e)，Ⓒは菌類(b·g)。dはシアノバクテリア。hはシアノバクテリアによって形成された岩石で，シアノバクテリアの死骸と泥粒などからなる層状の構造をもつ。

問4. Ⓑ(植物)の細胞壁の主成分はセルロース(f)。Ⓒ(菌類)の細胞壁の主成分はキチン(b)。

問5. ①㋑はすべてにある二重膜構造の細胞小器官からミトコンドリア，㋒は葉緑体。②葉緑体の祖先とされる生物はシアノバクテリア。③独自のDNAを持つ，独自のリボソームを持つ，独自に分裂できる，二重の生体膜に包まれているなどの理由で細胞内共生説が唱えられている。ただし，葉緑体の外膜がシアノバクテリア起源と判明したことで，二重の生体膜を持つことは細胞内共生説の根拠としては弱くなった。

問6. リボソームはすべての生物がもつ構造。

❷

〔解答〕

A

問1. ① a
　　　② DNA-デオキシリボース　RNA-リボース
　　　③ UGGCAU

問2. ①ペプチド結合　②S-S結合(ジスフィド結合)

問3. ①セントラルドグマ　②逆転写

B

問1. イントロン　　問2. メチオニン

問3. エキソンを取捨選択して結合する選択的スプライシングが行われるから。　　問4. D

〔出題者が求めたポイント〕

DNA，セントラルドグマ

転写・翻訳に関する基本的な知識確認型の設問である。

A　問1.　③　3'-ACCGTA-5'
　　　　　　　5'-UGGCAU-3'

B

問3. 選択的スプライシングが行われた結果，1つの遺伝子領域から複数の異なるタンパク質が合成されることになる。

問4. 領域A～Fのそれぞれの塩基数のうち，開始コドン以降で，終止コドン以前の位置に該当するものの数を3で割った値がこれらのエキソンで指定可能なアミノ酸数である。その総数を求め，207を引いた値がタンパク質合成に用いられなかったエキソンのアミノ酸数になる。したがって，エキソンAのアミノ酸に対応する塩基数を数える際は，開始コドン以降から数え，またエキソンFでは，終止コドンの手前までの塩基数を数える。開始コドンの指定するメチオニンはポリペプチドからタンパク質完成までの過程で除去されることが多いが，除去されない場合も含めて考慮する。まず，メチオニンが除去されない場合で塩基数を数えると，「A($123-30=93$)，B(96)，C(108)，D(159)，E(144)，F($183-3=180$)」。これらを3で割りアミノ酸数に変換して合計すると，「A(31)＋B(32)＋C(36)＋D(53)＋E(48)＋F(60)＝260」。「260－207＝53」なので，アミノ酸数53の領域Dがタンパク質合成に用いられなかったエキソンである。

❸

〔解答〕

問1. ①3対　②外骨格　③先口動物　　問2. b

問3. ①パフ　②c　③c

問4. ①ビコイドmRNA
　　　②ホメオティック突然変異
　　　③ホメオティック遺伝子群
　　　④ホメオボックス　⑤Hox遺伝子群

〔出題者が求めたポイント〕

ショウジョウバエ，形質発現

問2. 「cの等黄卵・全割」も誤りではないが，「等黄卵・等割」とするとより正確になる。1つ選ぶならば「bの心黄卵・表割」。

問3. パフでは転写が行われmRNAが合成される。成長と共に発現する遺伝子が替わるので，パフの位置も大きさも変化する。

問4. ①前方はビコイドmRNA，後方はナノスmRNAが局在する。②ショウジョウバエのホメオティック突然変異体には触覚が脚に変化したアンテナペディア(問題の図)や二重の胸部と二対の翅(ハエなどの双翅目昆虫は翅が一対)を持つバイソラックスがよく知られる。③④⑤ショウジョウバエのホメオティック遺伝子群は8つの遺伝子からなり，それぞれ180塩基対の

特徴的な塩基配列を持ち，互いによく似ている。この塩基配列をホメオボックスという。ホメオティック遺伝子群とよく似た遺伝子群は他の動物にもあり，これらを Hox 遺伝子群という。哺乳類では Hox 遺伝子群は 4 種類あり，それぞれ異なる染色体に位置する。

4

〔解答〕

問 1. 腐植土層
問 2. 1-一次遷移　2-二次遷移
　　　3-パイオニア植物(先駆植物)　4-極相
問 3. acb　　問 4. 菌類と藻類
問 5. ①陰樹　　②ギャップ更新
　　　③1-高木が倒壊して林床が明るくなる(ギャップの誕生)
　　　　2-陽樹が侵入して成長する
　　　　3-陰樹が入り，陽樹と陰樹がしだいに交代する
　　　　4-ギャップに陰樹林が回復する
問 6. 低地帯-c　　山地帯-a　　亜高山帯-e
　　　高山帯-d

〔出題者が求めたポイント〕

植生遷移

問 1. 森林土壌は表層から順に，落葉分解層(落葉層)(A₀層)，腐植土層(A 層)，有機物を含まない層(B 層)，土壌形成が進行していない層(C 層)に区別される。
問 2. 下線部 1 と下線部 2 の違いは，土壌の無い状態から始まる遷移(一次遷移)と土壌のある状態から始まる遷移(二次遷移)である。一次遷移で最初に侵入する植物は，パイオニア植物(先駆植物)という。
問 3. 実際の二次遷移は複雑だが設問では 3 つの選択肢に単純化している。草本(ヨモギ)→陽樹(アカマツ)→陰樹(シラカシ)である。
問 4. 地衣類を構成する菌類には，子のう菌類や担子菌類があり，共生する藻類には緑藻類とシアノバクテリアがある。
問 6. 垂直分布と植生に関する設問である。設問文中に「中部日本の照葉樹林の場合，低地から高山に移り変わるにつれて出現する植物が変化する。」とあるが，出現する植物が変化して照葉樹林ではなくなるので，設問中の照葉樹林を無視して解答する。中部日本では，低地帯(丘陵帯)には照葉樹林(スダジイ，タブなど)，山地帯には夏緑樹林(ブナ，ミズナラなど)，亜高山帯には針葉樹林(コメツガ，シラビソなど)，高山帯にはハイマツなどが生育する。ビロウ，フタバガキ，マングローブは熱帯・亜熱帯多雨林の植物である。

第 1 期　　平成 29 年度入学試験　英語解答用紙

受験番号		氏名	

※＿＿＿＿＿＿　　　　　　　　　　　　　　　※＿＿＿＿＿＿

※印の欄には何も記入しないこと。

※＿＿＿＿＿＿

評点 ※

1

A	B

C

D	E	F	G	H

小　計 ※＿＿＿＿＿＿

2

A	B	C	D	E

3

A	B	C	D	E

4

A	B	C	D	E

5

A	B	C	D	E

小　計 ※＿＿＿＿＿＿

6

A

B

C

D

E

小　計 ※＿＿＿＿＿＿

この解答用紙は 163％に拡大すると、ほぼ実物大になります。

| 第 1 期 | | 平成 29 年度入学試験 　数 学 解 答 用 紙 |

| 受 験
番 号 | | 氏
名 | |

※_____ ※_____

※_____ 裏印の欄には何も記入しないこと。

| 評
点 | ※ |

1.

ア	イ	ウ	エ	オ
カ	キ	ク	ケ	コ

2.

ア	イ	ウ	エ	オ
カ	キ	ク	ケ	コ

小計 ※	
1	※
2	※
3	※
4	※

注意　以下の解答欄には途中の考え方や計算式も書くこと。

3. 問1

問2

問3

4. 問1

問2

問3

この解答用紙は 182％に拡大すると、ほぼ実物大になります。

第1期

平成 29 年度入学試験 　物 理 解 答 用 紙

受 験番 号		氏名	

※＿＿＿＿＿＿＿＿　　　　　　　　　　　　　　　※＿＿＿＿＿＿＿＿

※印の欄には何も記入しないこと。

※＿＿＿＿＿＿＿＿

評点	※

1.

1	2	3	4	5
6	7	8	9	10

小計 ※	
1.	※
2.	※
3.	※
4.	※

2.

問 1　　$v_x =$　　　　$v_y =$	問 4
問 2	
問 3	問 6
問 5	

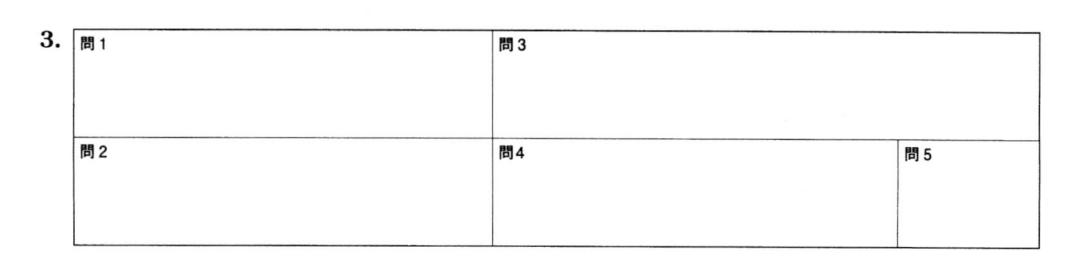

3.

問 1	問 3	
問 2	問 4	問 5

4.

問 1	問 2，4，5
問 3	

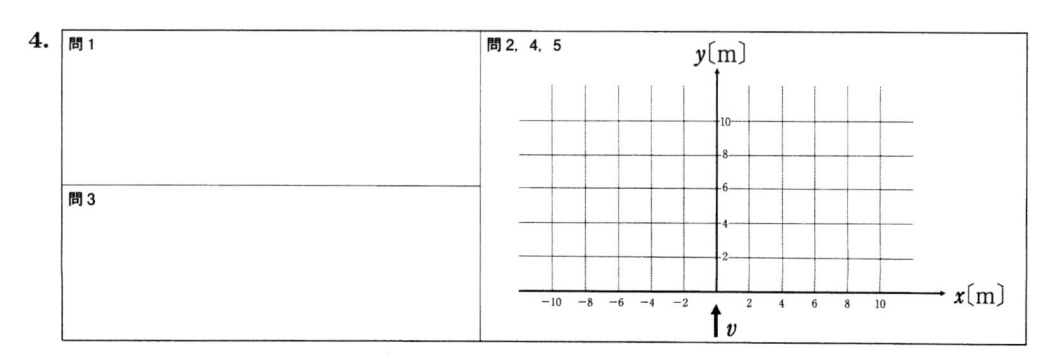

この解答用紙は 182％に拡大すると、ほぼ実物大になります。

第1期

平成 29 年度入学試験　化 学 解 答 用 紙

受 験 番 号		氏 名	

※ _____

※ _____

※印の欄には何も記入しないこと。

※ _____

評 点	※

1.

問 1	問 2	問 3	問 4	問 5	問 6	問 7	問 8	問 9	問 10

小 計 ※ _____

2.

問 1		問 2
［ア］	［イ］	

問 3	問 4
［ウ］	

問 5	問 6	問 7	問 8	問 9	問 10	問 11

問 12 _____

_____

小 計 ※ _____

3.

問 1	問 2	問 3
A 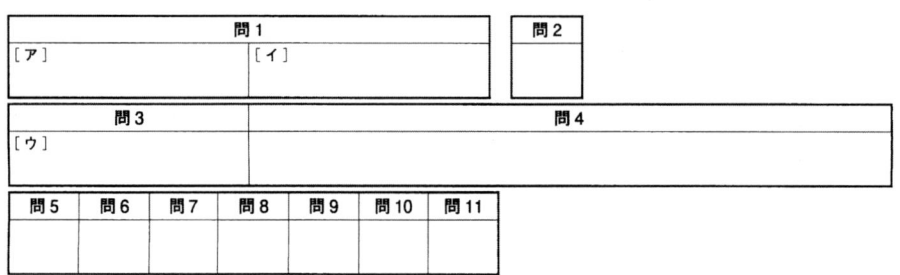	［ア］	

問 4	問 5	問 6
	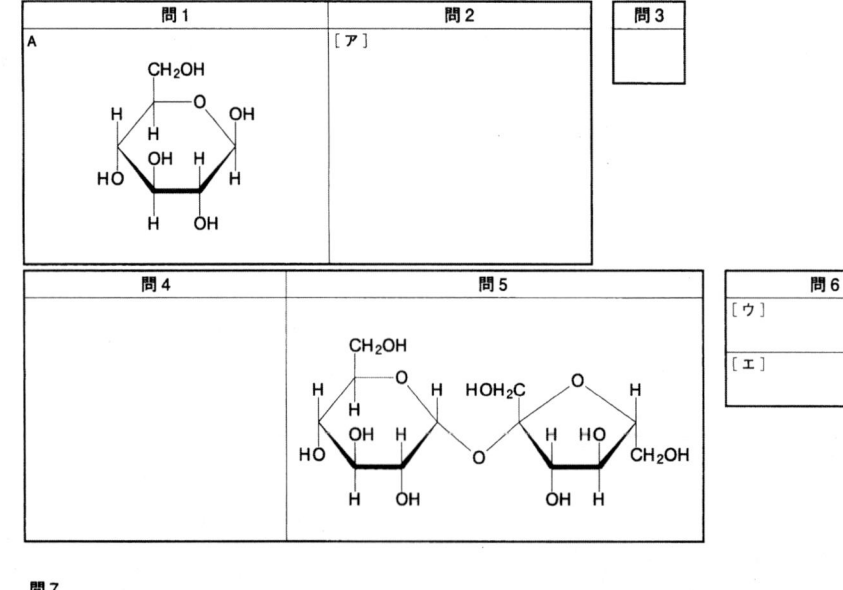	［ウ］ ［エ］

問 7 _____

_____

小 計 ※ _____

この解答用紙は 163％ に拡大すると、ほぼ実物大になります。

平 成 29 年 度 入 学 試 験　　生 物 解 答 用 紙

第 1 期

受 験番 号		氏名	

※_____

※_____

※印の欄には何も記入しないこと。

※_____

評点	※

1.

問1 [　　]　　　問2 ① [　　　|　　　]　　　② [　　　　]

問3　A [　　|　　]　　B [　　|　　]　　C [　　|　　]

問4 ① [　　　　]　　② Bのア [　　]　Cのア [　　]

問5 ① イ [　　　　　　　　] ウ [　　　　　　　]　　　問6 [　　]

　　② [　　　　　　]　　③ [　　　　　　説]

小 計 ※_____

2.

A

問1 ① [　　]　　② DNA [　　　　　]　　RNA [　　　　　　]

　　③ 5'- [　　　　　　　　　] -3'

問2 ① [　　　　　]　　② [　　　　　]

問3 ① [　　　　　]　　② [　　　　　]

B

問1 [　　　　　　]　　　問2 [　　　　　　]

問3 [　　　　　　　　　　　　]

問4 [　　　]

小 計 ※_____

3.

問1 ① [　　　　　]　　② [　　　　　]　　③ [　　　　　]

問2 [　　]　　　問3 ① [　　　　]　　② [　　]　　③ [　　]

問4 ① [　　　　　]　　② [　　　　　]　　③ [　　　　　]

　　④ [　　　　　]　　⑤ [　　　　　]

小 計 ※_____

4.

問1 [　　　　　　]　　問2 ① [　　　　　]　　② [　　　　　]

　　　　　　　　　　　　　③ [　　　　　]　　④ [　　　　　]

問3 [　　→　　→　　]　　　問4 [　　　　] と [　　]

問5 ① [　　　　]　　② [　　　　　　]

　　③ [　　　　　　　　　　　　]

問6　低地帯 [　　]　山地帯 [　　]　亜高山帯 [　　]　高山帯 [　　]

小 計 ※_____

この解答用紙は163％に拡大すると、ほぼ実物大になります。

平成28年度

問 題 と 解 答

英　語

問題　　　　28年度

第 1 期

1. 次の英文を読んで，設問に答えよ。

A *computer* is an *electronic machine that performs high-speed calculations. It also assembles, stores, and prints information. Although you may not realize it, computers already play a ァ<u>major</u> role in your life. Their importance will continue to increase. Good jobs and other opportunities will go to the *computer *literate*—those who know how to use computers. ィ<u>The sooner you learn basic computer skills, the better use you can make of this valuable resource</u>.

Computers are becoming a vital part of everyday life. You will find them in schools, businesses, science and medicine, and perhaps even at home. Sometimes they are used for ゥ<u>routine *tasks</u> such as filing information or alphabetizing lists. You may be most familiar with computer games that *pit you against the computer. Computers can also be used to perform complicated mathematical calculations in seconds or store and *retrieve *vast amounts of information.

Computers are often used to do an entire job, such as calculating and printing customers' bills. But *computer-assisted* operations are also common. This means that a *portion of an operation is performed by a computer. For example, a design for a new car can be "drawn" quickly on a computer. Other parts of the design work are done by hand, such as building an actual model of the car. Remember that a computer is a resource—a tool for completing tasks and solving problems.

Are you already computer literate? If so, you probably work with computers as easily as the last generation used pocket calculators and typewriters.

Computers can be useful learning tools in every subject area. In home economics, for example, they can calculate the calories and nutrients in the foods you eat. You could even determine what effect adding a glass of milk or eliminating several cookies or soft drinks each day would have. Your teacher may use the computer to prepare a shopping list of foods needed for a particular demonstration or *lab experience.

Some classes in housing and design use computers to try various room arrangements. Moving furniture is as easy as pressing a few buttons. The computer can print out copies of the different arrangements for later use.

「出典：TODAY'S TEENS 1988」

electronic　電子の	literate　知識のある	task(s)　仕事	pit A against B　A を B と競わせる
retrieve　〜を検索する	vast　非常に大きい	portion　部分	lab　実験室

＜設問＞

A および **E** 〜 **H** について，本文の内容にもっとも近いものをそれぞれ下の **1** 〜 **4** の中から一つずつ選び，番号で答えよ。**B** 〜 **D** については，指示に従って答えよ。

A.　A computer

1. assembles data for advertising.
2. indicates if the card has been stolen.
3. performs high-speed calculations.
4. stores the record of your purchase in it.

B.　下線部 ₇ major の反意語を英語 1 語で書け。

C.　下線部 ₄ を和訳せよ。

D.　下線部 ₇ routine tasks の例を本文中の英語 5 語で示せ。

E.　Computers are used

1. so worldwide that their importance will begin to decrease in the future.
2. to check the number of credit card sales.
3. to do an entire job from calculating to printing customers' bills.
4. to process their bills by reading the code numbers.

F. The expression "computer-assisted operations"

    1. indicates that all parts of a process are done by a computer.

    2. is an unfamiliar term to us.

    3. is becoming popular in Asian countries.

    4. means only a part of a design will be done by a computer.

G. In home economics, computers can

    1. calculate the calories and nutrients in the foods.

    2. influence the amount of body fat by avoiding soft drinks for a month.

    3. measure the effect of adding a glass of milk for a week.

    4. show the weight loss of eliminating daily soft drinks for a year.

H. You can use computers to

    1. keep close track of medical expenses.

    2. prepare a shopping list of foods needed for daily life.

    3. print out copies of different arrangements for a fire drill.

    4. try various room arrangements instead of moving real furniture.

2. 次の会話について，**A** ～ **E** の空所に入る最も適切な文をそれぞれ下の **1** ～ **10** の中から一つずつ選び，番号で答えよ。ただし同じものを二度使うことはできない。

Clerk ：Good afternoon. May I help you?

Hiro ：Good afternoon. (　**A**　)

Clerk ：What is your name, sir?

Hiro ：My name is Yagi.

Clerk ：(　**B**　)

Hiro ：Y-A-G-I.

Clerk ：Junko...Junko Yagi. A double through the 28th.

Junko：(　**C**　) It's for me.

Hiro ：Yes. I made the reservation. I asked for a single.

Clerk ：I'm sorry. That's our mistake. Would you fill out this form, please: name, address, passport number. (　**D**　)

Junko：By credit card. Do you accept CCB?

Clerk ：I'm sorry, we don't. (　**E**　)

Hiro ：I see. I will pay for the room with my card.

Clerk ：Certainly. All right. You will be in room 502.

「出典：FIRST STEP ABROAD 2004」

1. But we do accept these.
2. Can I pay in cash?
3. How will you be paying?
4. I have a reservation.
5. Is this the main lobby?
6. I think it's a single.
7. Just a moment.
8. We don't accept any cards.
9. Where can I get some change?
10. Would you spell that, please?

3. 次の英文を読んで，A ～ E の空所に入る最も適切な語をそれぞれ下の **1** ～ **4** の中から一つずつ選び，番号で答えよ。

　　Part of a healthy life is (**A**) how to manage stress. Stress is the physical or emotional strain or tension that can be caused by changes in your life. Some stress is important (**B**) it helps you to mentally prepare for challenging events. However, (**C**) stress is not managed properly, it can cause emotional strain and may even lead to physical problems. Think of stress as the tension or the tightness of a violin string. You need enough to make music but not so much that the string snaps.

　　How you react to the stress you face every day is important. For (**D**), you know people who lose their temper because they miss a bus or have to wait in line. On the other hand, there are people who work under (**E**) and still are able to do their best.

「出典：TODAY'S TEENS 1988」

A.	**1.** learn	**2.** learned	**3.** learner	**4.** learning
B.	**1.** because	**2.** but	**3.** so	**4.** while
C.	**1.** if	**2.** that	**3.** though	**4.** unless
D.	**1.** all	**2.** existence	**3.** instance	**4.** reference
E.	**1.** construction	**2.** ground	**3.** pressure	**4.** world

4. 次の **A** ～ **E** の英文の下線部の語句の意味に最も近い語をそれぞれ下の **1** ～ **4** の中から一つずつ選び，番号で答えよ。

A. It's too late. You can't <u>take back</u> what you have said.

    1. explain   **2.** forget   **3.** keep   **4.** withdraw

B. His car <u>pulled up</u> at the curb.

    1. broke   **2.** burned   **3.** slipped   **4.** stopped

C. Shall we <u>get together</u> next Saturday?

    1. dance   **2.** gather   **3.** marry   **4.** talk

D. The portrait is difficult to <u>come by</u>.

    1. check   **2.** get   **3.** see   **4.** tell

E. I think he should <u>set about</u> learning Chinese.

    1. consider   **2.** notice   **3.** start   **4.** support

5. 次の A ～ E の空所に入る最も適切な語をそれぞれ下の **1** ～ **4** の中から一つずつ選び, 番号で答えよ。

A. Please (　　　) my best regards to your family.

    1. come　　　　　**2.** give　　　　　**3.** say　　　　　**4.** tell

B. I think that this dress really (　　　) you.

    1. becomes　　　　**2.** belongs　　　　**3.** gives　　　　**4.** pays

C. My girlfriend (　　　) several book shops in Hokkaido.

    1. goes　　　　　**2.** reads　　　　　**3.** runs　　　　　**4.** walks

D. My grandmother never (　　　) offence at anything.

    1. makes　　　　　**2.** plays　　　　　**3.** points　　　　　**4.** takes

E. Japan has taken (　　　) a lot of foreign culture.

    1. apart　　　　　**2.** down　　　　　**3.** in　　　　　**4.** over

6. 次の **A ～ E** の和文と英文の意味がほぼ同じになるように，それぞれ下の **1 ～ 5** を並べ
替え，空所に入る単語の番号を正しい順にすべて記入せよ。

A. なぜ彼はこんなに遅れたのですか。

What (　　) (　　) (　　) (　　) (　　) so late?

    1. come   **2.** has   **3.** here   **4.** him   **5.** made

B. 彼女はその時になってやっと電車に財布を忘れたことに気がついた。

Only (　　) (　　) (　　) (　　) (　　) she had left her purse on the train.

    1. did   **2.** realize   **3.** she   **4.** that   **5.** then

C. 君のお父さんは君の結婚を認めてくれないと思うよ。

I'm afraid your father (　　) (　　) (　　) (　　) (　　).

    1. approve   **2.** marriage   **3.** of   **4.** your   **5.** won't

D. 私のフランス人の友人は日本の文化について多くを知っている。

My French friends (　　) (　　) (　　) (　　) (　　) Japanese culture.

    1. a   **2.** about   **3.** deal   **4.** good   **5.** know

E. そういえば，彼女はそこに彼と一緒にいなかった。

Come (　　) (　　) (　　) (　　), (　　) wasn't there with him.

    1. it   **2.** of   **3.** she   **4.** think   **5.** to

数　学

問題　　28年度

$$\boxed{\text{第 1 期}}$$

1. 次の $\boxed{}$ を埋めなさい。

問1　$X = \dfrac{1}{\sqrt{3}} - \dfrac{3}{\sqrt{27}} + \dfrac{3}{\sqrt{243}}$ は有理化すると $X = \boxed{\text{ア}}$ となる。$\sqrt{3} = 1.732$ として計算すると X の値は $\boxed{\text{イ}}$ である。ただし，計算値は四捨五入して，小数第 2 位まで求めなさい。

問2　全体集合を $U = \{1, 2, 3, 4, 5, 6, 7, 8, 9, 10\}$ とする。U の部分集合

$$A = \{1, 2, 3, 4\}, \quad B = \{1, 3, 5, 7, 9\}$$

について，$A \cap B = \boxed{\text{ウ}}$，$\bar{A} \cap \bar{B} = \boxed{\text{エ}}$ である。ただし，$\bar{A}$, $\bar{B}$ はそれぞれ A, B の補集合を表す。

問3　2 次関数 $y = x^2 + 2kx + 4$ について，$-2 \leqq x \leqq 0$ の範囲での最小値は，定数 k が $0 \leqq k < 2$ を満たすならば，$\boxed{\text{オ}}$ であり，$k \geqq 2$ を満たすならば，$\boxed{\text{カ}}$ である。

問4　2 次方程式 $x^2 + (a+1)x + a + 2 = 0$ が重解をもつとき，定数 a の値は $\boxed{\text{キ}}$ である。さらに，$a > 0$ ならば，その重解は，$x = \boxed{\text{ク}}$ である。

問5　次の 6 個のデータについて，中央値（メジアン）は $\boxed{\text{ケ}}$，平均値は $\boxed{\text{コ}}$ である。

$$4, \ 8, \ 3, \ 9, \ 4, \ 5$$

2. 次の　□　を埋めなさい。

問1　$x^2 - 2x + 2 = 0$ の解を α, β とする。このとき，$\dfrac{1}{1+\alpha} + \dfrac{1}{1-\beta} = \boxed{\ \text{ア}\ } - \boxed{\ \text{イ}\ } i$ である。

ただし，i は虚数単位とし，α の虚部は β の虚部より大きいとする。

問2　直線 $y = x$ に関して，円 $x^2 + y^2 - 6x + 4y + 7 = 0$ と対称な円を C とする。

円 C の中心の座標は $\boxed{\ \text{ウ}\ }$ であり，円 C の方程式は $\boxed{\ \text{エ}\ }$ である。

問3　図は角 θ に対する関数 $y = \sin(a\theta - b)$ のグラフの一部である。このとき，定数 a, b は

$a = \boxed{\ \text{オ}\ }$，$b = \boxed{\ \text{カ}\ }$ となる。ただし，$a > 0$，$0 \leqq b < 2\pi$ とする。

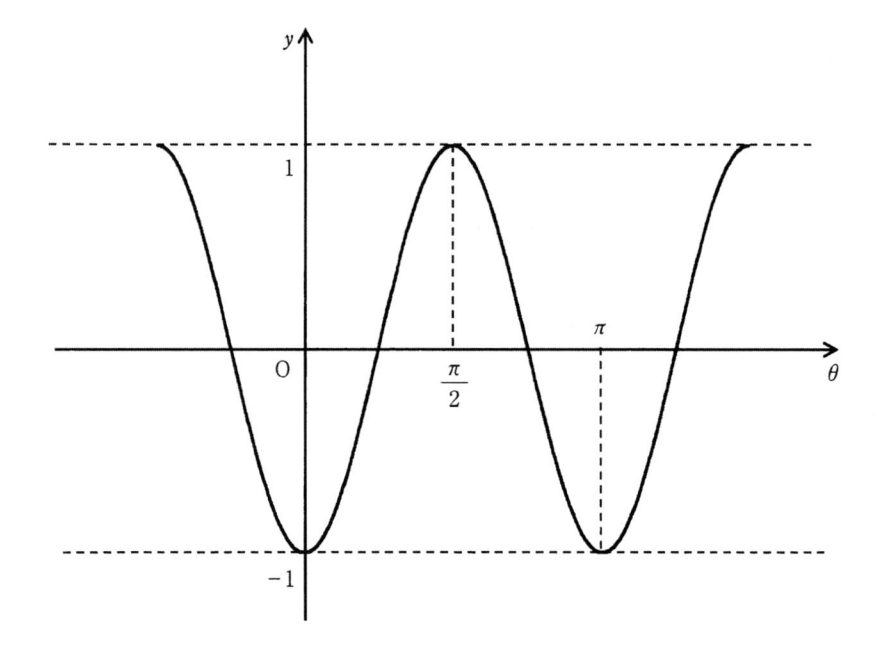

問4　等式 $2^{\frac{x}{2}} = 5^{\frac{y}{2}} = 10^z$ が成り立つとき，x, y をそれぞれ z の式で表すと，$x = \boxed{\ \text{キ}\ } z$,

$y = \boxed{\ \text{ク}\ } z$ となる。これらを使うと x, y, z の関係式 $\dfrac{1}{x} + \dfrac{1}{y} = \dfrac{1}{\boxed{\ \text{ケ}\ }}$ が成り立つ。

問5　関数 $y = x^3 - 4x + 1$ について，そのグラフ上の点 $(2, 1)$ における接線の方程式は

$y = \boxed{\ \text{コ}\ }$ である。

3. 図1のような1辺の長さが l の正四面体 ABCD において，辺 CD の中点を M とし，頂点 A から辺 BM に垂線 AH を下ろす。∠AMB = θ とするとき，次の問に答えなさい。ただし，l は定数とする。

問1　BM の長さと △BCD の面積をそれぞれ求めなさい。

問2　$\cos\theta$ および AH の長さを求めなさい。

問3　正四面体 ABCD の体積を求めなさい。

問4　図2のように，正四面体 ABCD に内接する球を考える。この球の半径 r を求めなさい。

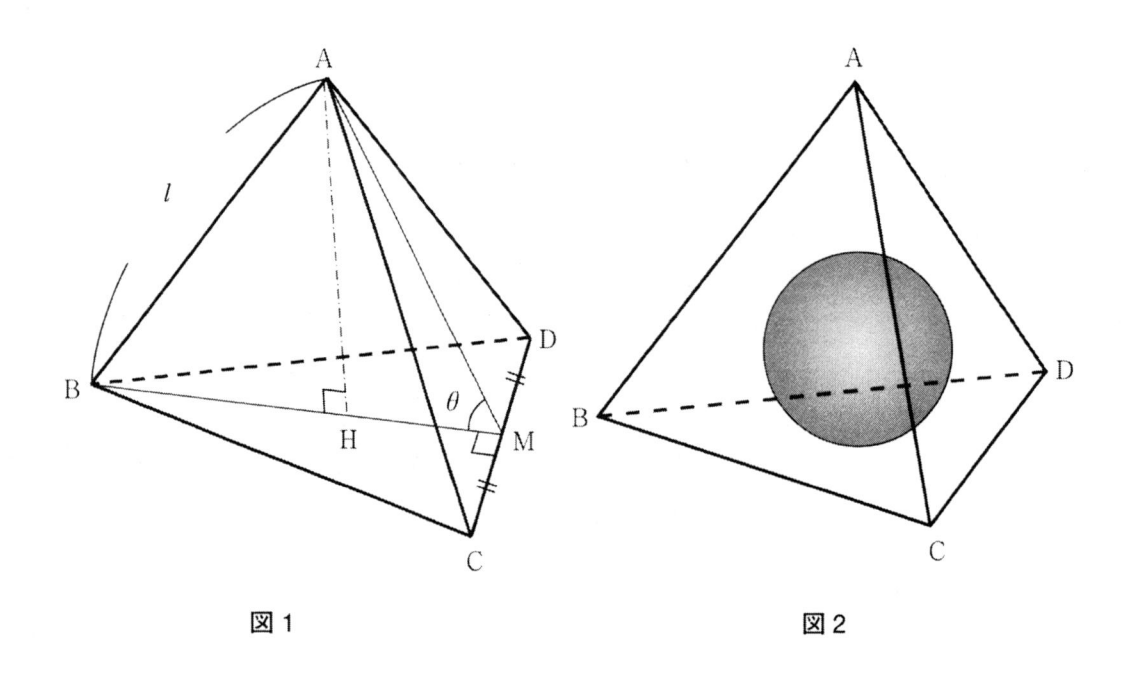

図1　　　　　　　　　図2

4. 2つの関数 $f(x) = |x^2 - 2x|$，$g(x) = -x^2 + 4$ について，以下の問に答えなさい。

問1　2つの関数のグラフをかき，連立不等式 $\begin{cases} y \geq f(x) \\ y \leq g(x) \end{cases}$ の表す領域を斜線で示しなさい。

問2　2つの関数のグラフの交点を求めなさい。

問3　問1の斜線で示した領域の面積を求めなさい。

物 理

問題

28年度

$$\boxed{\text{第 1 期}}$$

1. 次の文 A, B の $\boxed{1}$ ～ $\boxed{10}$ にあてはまる適切な数値を記入せよ。

A　一辺が 3.00 cm の立方体の体積は $\boxed{1}$ m^3 である。この立方体の質量が 72.9 g, すなわち $\boxed{2}$ kg なので, この物質の密度は $\boxed{3}$ kg/m^3 である。

　この物質を密度 1.00×10^3 kg/m^3 の水に沈めると, この物質に働く浮力は $\boxed{4}$ N である。ただし, 重力加速度を 9.80 m/s^2 とする。

B　1.0 mol の単原子分子の理想気体を容器に閉じ込めた。容器内外の圧力は 1.0×10^5 Pa, 体積は 1.0×10^{-3} m^3 であった。気体定数 8.3 J/mol・K とする。

　この気体に外部から熱エネルギーを加え, 圧力一定のまま膨張させ体積を 2.0 倍にした。この過程で気体の内部エネルギーは $\boxed{5}$ J 増加し, 気体のした仕事は $\boxed{6}$ J である。また, 気体が得た熱は $\boxed{7}$ J である。

　最初の状態にもどり, この気体の体積を一定にしたまま外部から熱エネルギーを加え, 圧力を 2.0 倍にした。この過程で気体の内部エネルギーは $\boxed{8}$ J 増加し, 気体のした仕事は $\boxed{9}$ J である。また, 気体が得た熱量は $\boxed{10}$ J である。

2. 上端が天井に固定された質量の無視できるばねがある。図のように鉛直方向下向きに y 軸をとり，ばねにおもりをつけない時のばねの下端の位置を原点（$y = 0$）とする。このばねの下端に，大きさの無視できる質量 $2m$〔kg〕の小球 A と質量 m〔kg〕の小球 B が接合されたものを吊り下げたところ，ばねは l〔m〕だけ伸びてつり合った。重力加速度を g〔m/s²〕，小球 AB は鉛直方向にのみ運動するものとして，次の問い（**問 1 〜 5**）に答えよ。答えを導くのに必要な式・計算も記せ。

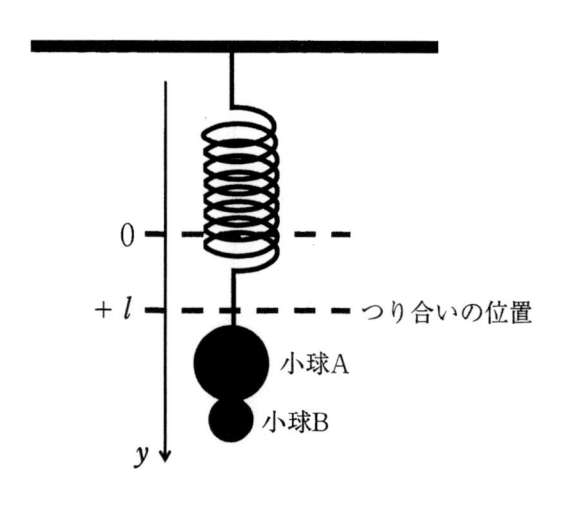

問 1 このばねのばね定数 k を，m, g, l で表せ。

問 2 このばねを上下に微小振動させた時の周期 T を，g, l で表せ。

　　ばねの下端が $y = l$〔m〕の位置にあるつり合った状態から小球 B を静かに切り離すと，小球 A は $y = l'$〔m〕の位置を中心に振動した。

問 3 この時の振動の周期 T' を，g, l で表せ。

問 4 この時の振動の中心 l' を，l を使って表せ。

問 5 振動の中心 $y = l'$ を通過するときの小球 A の速さ v を，g, l で表せ。

3. 水面上に振幅 1.0 cm, 波長 10 cm, 振動数 0.50 Hz の波を作ることが出来る波源 S_1 と波源 S_2 がある。この 2 つの波源を水面に設置して波の干渉の様子を観察した。図 1 は, 2 つの波源を同位相で動作させてから, 十分に時間が経過したあとの様子を表している。図中の黒い線と灰色の線は, 波源 S_1 と波源 S_2 それぞれから出た波のある時刻における山の位置を表している。図 2 は, 波源 S_1 と波源 S_2 を逆位相で動作させてから, 十分に時間が経過したあとの, ある時刻における波の山の位置を表している。次の問い (**問1～3**) に答えよ。

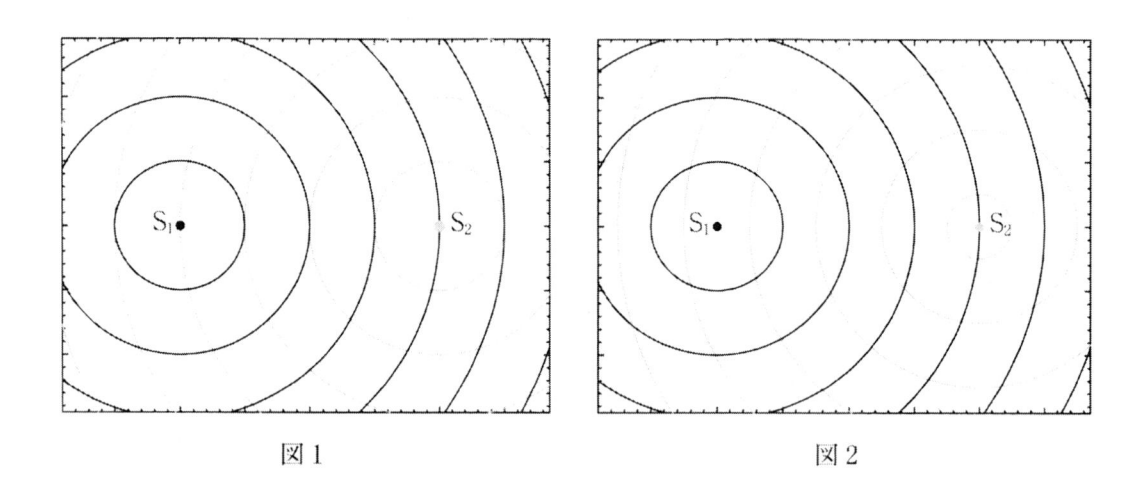

図 1　　　　　　　　　図 2

問1　図 1 の状態の時に, 波源 S_1 と波源 S_2 を結ぶ直線上に現れる波の概形を解答用紙に描け。縦軸には数値も書き入れること。

問2　図 1 において, 2 つの波源が作る波の干渉により現れる全ての強め合う位置を線で描け。

問3　図 2 において, 2 つの波源が作る波の干渉により現れる全ての強め合う位置を線で描け。

4. 図1のように真空中の点 O に電気量 $+4.0 \times 10^{-10}$ C の点電荷を置いた。クーロンの法則の比例定数を $k = 9.0 \times 10^9$ N·m²/C² として，次の問い（**問1～問5**）に答えよ。**問1，3，4**は，答えを導くのに必要な式・計算を記せ。

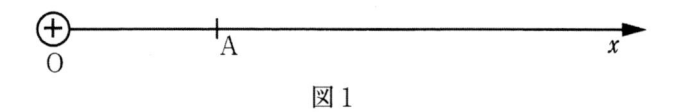

図1

問1　点 O から距離 0.30 m 離れた点 A における電位は何 V か。ただし，電位の基準は無限遠点とする。

問2　電位 V〔V〕と点 O からの距離 x〔m〕の関係を示すグラフを解答用紙のグラフに描け。また，縦軸の目盛も記入せよ。

　次に，図2のように点 O のまわりに点 O を中心にして内径 0.30 m，外径 0.60 m の金属の円環を置いた。

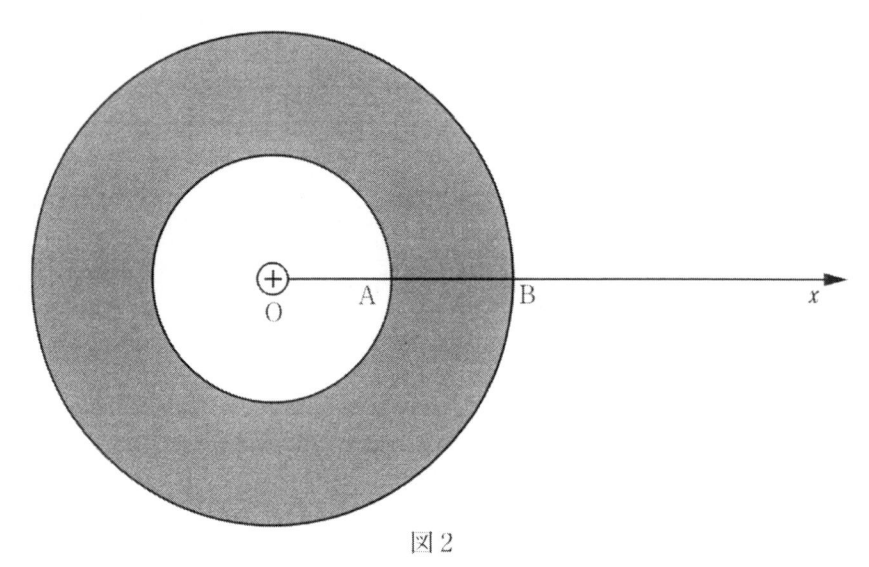

図2

問3　点 O から距離 0.60 m 離れた点 B における電位は何 V か。ただし，電位の基準は無限遠点とする。

問4　点 O から距離 0.30 m 離れた点 A における電位は何 V か。ただし，電位の基準は無限遠点とする。

問5　電位 V〔V〕と点 O からの距離 x〔m〕の関係を示すグラフを解答用紙のグラフに描け。また，縦軸の目盛も記入せよ。

化　学

問題

28年度

$$\boxed{\text{第 1 期}}$$

1. 以下の問いに該当する語句等を①～⑤から１つ選び，解答欄に番号で答えなさい。

問1　次の物質のうちで最も電子数が多いものはどれか。

①　H_2O，②　NH_3，③　CH_4，④　HF，⑤　H_2S

問2　物質の分類に関する次の記述の中で正しいものはどれか。

①　5 分子の水和水（結晶水）が配位結合している硫酸銅（II）の結晶は，混合物である。

②　はんだは，スズと鉛の合金なので化合物である。

③　ダイヤモンドと黒鉛は，ともに炭素からできているので同素体である。

④　自然に存在する水素は，^1H と ^2H を含んでいるので純物質ではない。

⑤　斜方硫黄と単斜硫黄は，ともに硫黄の同位体である。

問3　生成熱を示す式はどれか。

①　$CO(気) + \dfrac{1}{2}O_2(気) = CO_2(気) + 283\,kJ$

②　$NH_4Cl(固) + aq = NH_4Cl\ aq - 14.8\,kJ$

③　$H_2O(固) = H_2O(液) - 6.0\,kJ$

④　$I_2(固) = I_2(気) - 62\,kJ$

⑤　$\dfrac{1}{2}N_2(気) + O_2(気) = NO_2(気) - 33\,kJ$

問4　硫酸銅（II）の水に対する溶解度は，60℃で 40 である。この温度での飽和溶液 210g 中に溶けている硫酸銅（II）の質量はどれか。

①　40g，②　60g，③　84g，④　160g，⑤　210g

問5　酸化マンガン（IV）に塩酸を加えると，塩化マンガン（II）と水と塩素が生成する。この化学反応式の各項の係数の合計はどれか。

①　4，　②　5，　③　6，　④　9，　⑤　10

問6　次の塩の水溶液のうち，塩基性を示すものはどれか。

① $NaNO_3$，② NH_4Cl，③ $CuSO_4$，④ $NaHSO_4$，⑤ CH_3COONa

問7　ダニエル電池において，電子 0.50 mol の電気量によって変化を受ける銅イオンの物質量は何 mol か。

① 0.25，　② 0.50，　③ 1.0，　④ 2.0，　⑤ 4.0

問8　油脂を分解する酵素はどれか。

① アミラーゼ，② マルターゼ，③ ペプチダーゼ，④ リパーゼ，

⑤ スクラーゼ

問9　DNA の特徴として適切でないものはどれか。

① 二重らせん構造をとる，　② 水素結合を含む，　③ アミノ酸を含む，

④ 糖を含む，　⑤ 高分子である

問10　開環重合反応によって合成される合成繊維はどれか。

① アクリル繊維，　② ナイロン 66，　③ ナイロン 6，

④ アラミド繊維，　⑤ ポリエチレンテレフタラート

2. 混合気体に関する以下の質問に答えなさい。

圧力変化に耐えられる 10.0L の密封可能な容器を用いて，0℃，1 気圧（1.0 × 10⁵Pa）の条件下で，窒素と少量の氷（純水を凍らせたもの）とを封入した。下に示す水の蒸気圧曲線（図1）を参考にして質問に答えなさい。なお，原子量はそれぞれ H：1.0，N：14，O：16 とする。気体定数は 8.3 × 10³PaL/（K mol）とし，窒素の水への溶解度，最初に入れた氷の体積は無視してよいものとする。また，気体は理想気体としてふるまい，ドルトンの分圧の法則が成り立つものとする。

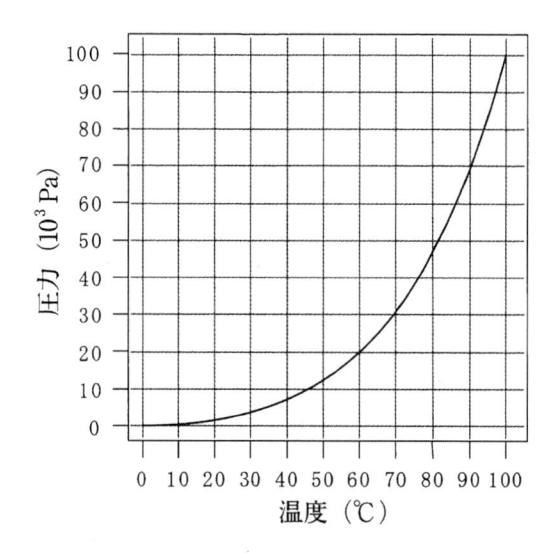

図1　水の蒸気圧曲線

問1　この容器に封入された窒素の質量(g)を求めなさい。0℃，1 気圧(1.0×10^5 Pa)での水の蒸気圧はゼロに等しいと考えてよい。

問2　この容器の温度を 40℃に上げたところ，容器内にはまだ液体の水が残っていた。このときの容器内の水蒸気圧(分圧)にもっとも近いものはどれか。

(a)　　　　0 Pa

(b)　7.3×10^3 Pa

(c)　 20×10^3 Pa

(d)　100×10^3 Pa

(e)　液体の水が残っているので求められない。

問3　上記の容器の温度を 60℃に温度を上げたところで，ちょうど水が全部蒸発した。最初に容器に入れた氷の質量(g)を求めなさい。

問4　このときの容器内の気体全体の圧力(Pa)を求めなさい。

3. 有機化合物の反応に関する以下の質問に答えなさい。

(1) 略記法

　有機化合物の略記法では，(i)アルキル基やフェニル基を構成する炭素骨格は炭素原子間の結合を直線，結合角を折れ線で示す。(ii)炭素原子や炭素原子に結合する水素原子は省略する。(iii)酸素原子や窒素原子，およびそれらに結合する水素原子は省略しない。これらの約束により，有機化合物 A，および B の構造を略記法により**図2**に示す。

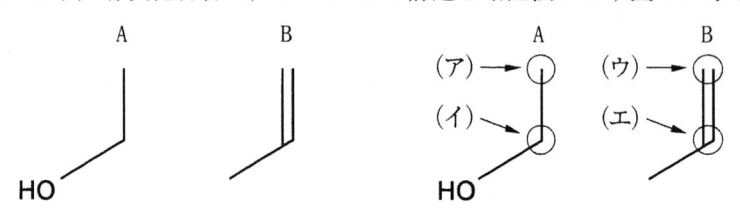

図2　有機化合物の略記法

問1　(ア) ～ (エ) の原子に結合している水素原子の個数はどれか。
　　(a) 1，(b) 2，(c) 3，(d) 4，(e) ゼロ

(2) 酸化反応

　有機化合物の構造を分子モデルにより**図3**に示す。このモデルでは，炭素原子，水素原子，および酸素原子を3種類の円で表現している。

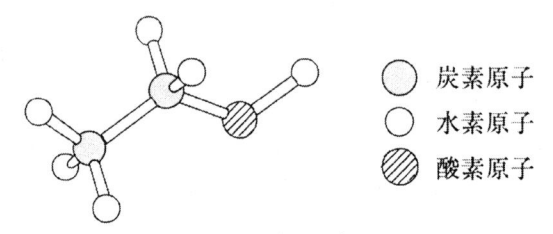

　　◯ (網掛け)　炭素原子
　　◯　水素原子
　　◯ (斜線)　酸素原子

図3　分子モデル

　この有機化合物を反応物 C とし，試薬 D を用いて酸化反応をおこなう。中間段階の生成物を中間生成物 E，最終段階の生成物を最終生成物 F とし，反応の概略をそれらの沸点と共に**図4**に示す。

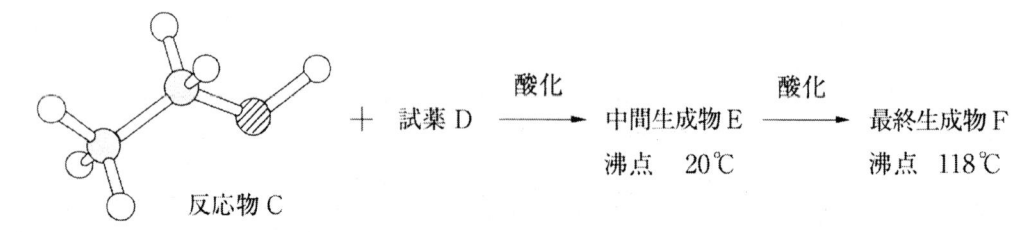

反応物 C　　＋　試薬 D　──酸化──→　中間生成物 E　──酸化──→　最終生成物 F
　　　　　　　　　　　　　　　　　沸点　20℃　　　　　　　　沸点　118℃

図4　酸化反応の概略

問2　反応物 C，中間生成物 E，および最終生成物 F の構造を，上記の**図2**を参考にして略記法で示しなさい。

試薬 D として二クロム酸カリウム（$K_2Cr_2O_7$）を硫酸酸性下で用いる場合，1 mol の試薬 D に対し 3 mol の反応物 C が過不足なく反応する。中間段階の生成物を中間生成物 E とし，各項の係数を $a \sim e$ とすれば，反応式は以下に示すとおりである。

$$3（反応物C）+ K_2Cr_2O_7 + a\, H_2SO_4 \longrightarrow b（中間生成物E）+ c\, Cr_2(SO_4)_3 + d\, K_2SO_4 + e\, H_2O$$

問3　中間生成物 E の名称と示性式を示しなさい。

問4　反応式における各項の係数 $a \sim e$ を求めなさい。

問5　クロムにおこる反応は酸化反応か還元反応か。反応前後でのクロムの酸化数を示した上で，理由を2行以内で述べなさい。

問6　**図4**に示すように，中間生成物 E の沸点が 20℃であるのに対し，最終生成物 F の沸点は 118℃と高い。なぜこのような沸点の差が生じるのか，理由を2行以内で述べなさい。

（3）実験装置

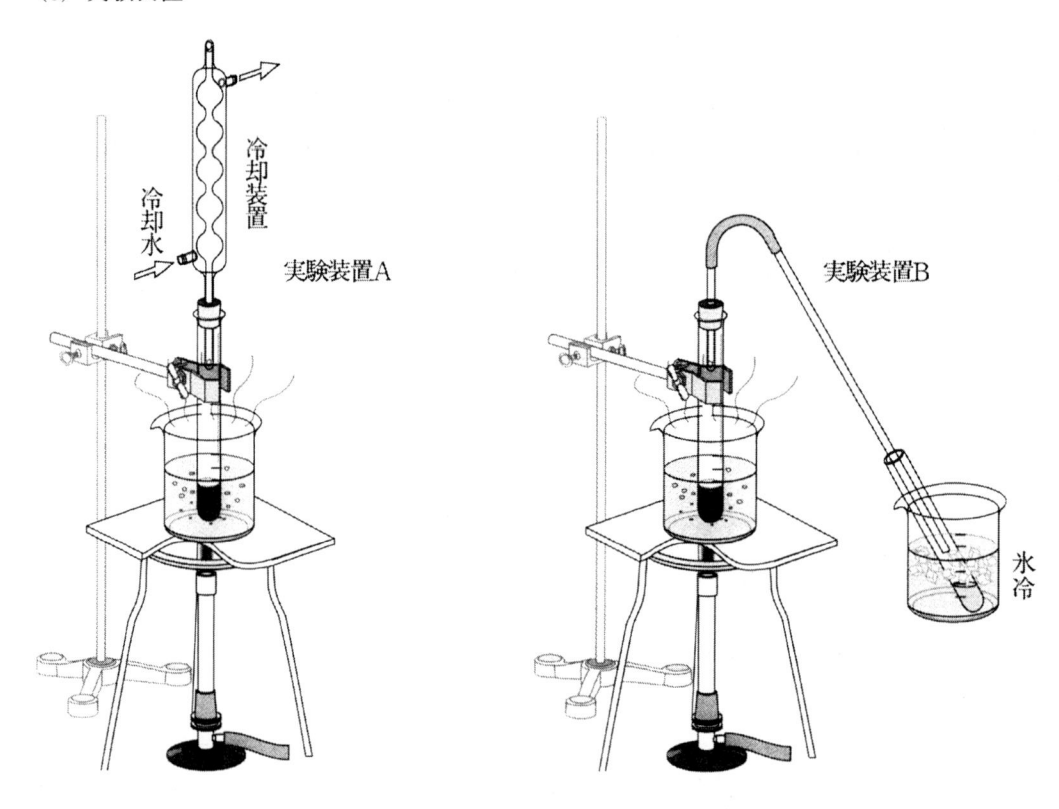

図5　実験装置

この酸化反応を行うための実験装置を**図5**に模式図で示す。反応式を再び示す。

$$3(\text{反応物C}) + K_2Cr_2O_7 + a\,H_2SO_4 \longrightarrow b\,(\text{中間生成物E}) + c\,Cr_2(SO_4)_3 + d\,K_2SO_4 + e\,H_2O$$

反応は，湯煎（ゆせん）を用いて試験管をおだやかに加熱することにより進行させる。試験管をそのままの解放系で加熱すれば，試験管内の反応液がどんどん蒸発して失われてしまう。これを避けるために，実験装置Aでは試験管上部に冷却装置を取り付けてある。蒸発した気体は冷却装置部分で凝縮され，試験管内に再び落下することにより，反応溶液の量は一定に保たれる。一方，実験装置Bでは，試験管から蒸発した気体を，ゴム管とガラス管を用いて，氷冷した試験管に導いている。

ここで，すでに 5 ページにある酸化反応の概略を図 6 として再度示す。

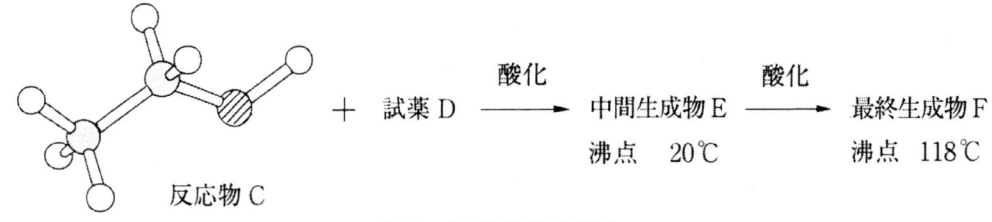

反応物 C　＋　試薬 D　<u>酸化</u>→　中間生成物 E　<u>酸化</u>→　最終生成物 F
　　　　　　　　　　　　　　　沸点　20℃　　　　　　　沸点　118℃

図 6　酸化反応の概略

問 7　実験によりなるべく多量の中間生成物 E を得るには，装置 A ではなく装置 B を使用する。なぜ装置 B を使用するのか。両者の沸点を比較した上で，理由を 4 行以内で述べなさい。

生　物

問題　　　　28年度

| 第 1 期 |

1. 次の文章を読み，**問 1 ～ 6** に答えよ。

　　細胞は $_1$リン脂質を主成分とする細胞膜によって包まれた構造で，内部にはさまざまな $_2$細胞小器官が存在している。細胞内外への物質の輸送は，細胞膜を介して行われる。下の模式図は，主な 4 つの輸送過程（ア）～（エ）を示している。なお，（ウ）の過程で形成される小胞は細胞内で形成された物質を，（エ）の過程で形成される小胞は細胞外から取り込んだ物質を，それぞれ含んでいる。

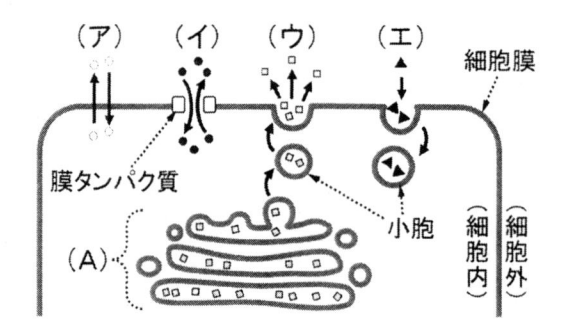

問 1　下線 1 は親水性の頭部と疎水性の尾部からなる。これについて次の①～②に答えよ。

①　頭部と尾部に含まれる物質を，下の **a ～ g** からそれぞれ 1 つずつ選べ。

　　a　塩酸　　　　　b　リン酸　　　　　c　亜硝酸　　　　　d　脂肪酸

　　e　リボ核酸　　　f　グルタミン酸　　g　アデノシン三リン酸

②　下線 1 を有機溶媒に入れたところ，逆ミセルと呼ばれる集合体を形成して安定した。その集合体の構造として最も適切なものはどれか。下の **a ～ e** から 1 つ選べ。なお，外側とは有機溶媒に接する側である。

　　a　頭部を外側に向けて集まった構造である。

　　b　尾部を外側に向けて集まった構造である。

　　c　頭部と尾部が共有結合した鎖状の構造である。

　　d　頭部を外側に向けて集まった二重の膜構造である。

　　e　頭部と尾部が互い違いに外側に向いて集まった膜構造である。

問2　下線2について，次の①〜③に答えよ。

①　図の（A）は，扁平な袋が層状に重なったものである。これは何か。

②　核膜とつながった膜による構造体で，合成されたタンパク質を①に受け渡すものは何か。

③　①が発達していると考えられる細胞はどれか。下のa〜eから2つ選べ。

　　a　血小板　　b　聴細胞　　c　神経細胞　　d　シュワン細胞　　e　抗体産生細胞

問3　図の（ア）のように，濃度差に従って細胞膜を直接通り抜けられるものはどれか。下のa〜eから2つ選べ。

　　a　K^+　　　b　O_2　　　c　Cl^-　　　d　Ca^{2+}　　　e　CO_2

問4　図の（イ）について，次の①〜②に答えよ。

①　ナトリウムイオンの能動輸送に関わる膜タンパク質は何か。

②　能動輸送の際，膜タンパク質のエネルギー源となる物質は何か。

問5　図の（ウ）と（エ）について，次の①〜④に答えよ。

①　（ウ）のような，物質の放出のしかたを何と呼ぶか。

②　精子に存在する，①によってタンパク質分解酵素を放出する小胞を何と呼ぶか。

③　分解酵素を含み，（エ）で取り込んだ異物の細胞内消化に関わる小胞を何と呼ぶか。

④　血液中に存在し，（エ）により異物を除去する細胞は何か。

問6　図の（ア）〜（エ）のうち，進化の過程でミトコンドリアや葉緑体が生じたことと，最も関係が深いと考えられているものはどれか。1つ選べ。

2. 次の文章を読み，問1〜5に答えよ。

　　下は$_1$大腸菌における，$_2$RNA の合成から$_3$タンパク質の合成までの過程の模式図で，DNA を太線，RNA を細線$_4$リボソームを黒丸で示している。また図の$_5$A－E間のDNAの塩基配列で，タンパク質1つのアミノ酸配列が決定されている。

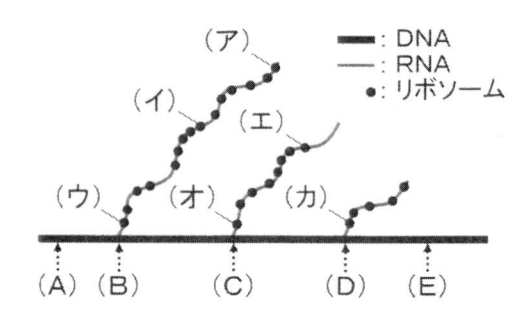

問1　下線1について，次の①〜③に答えよ。

①　3ドメイン説で下線1が含まれる分類群は何か。

②　下線1内に染色体とは別に存在する小さな環状 DNA を何と呼ぶか。

③　②を持ち，植物の遺伝子組換えに用いられる生物は何か。

問2　下線2について，次の①〜③に答えよ。

①　含まれる糖は何か。

②　下線2を合成するタンパク質は何か。

③　下線4にアミノ酸を運ぶものは何か。

問3　下線3について，次の①〜②に答えよ。

①　この過程は何か。下の a 〜 e から1つ選べ。

　a　転写　　b　複製　　c　翻訳　　　d　逆転写　　　　e　スプライシング

②　植物細胞でこの過程が行われるのはどこか。下の a 〜 e から2つ選べ。

　a　核　　　b　液胞　　c　細胞壁　　d　細胞質基質　　e　ミトコンドリア

問4　下線4には合成中のタンパク質が結合している。これについて，次の①〜②に答えよ。

①　図の（ア）〜（カ）の中で，タンパク質の合成が最も進んでいるものはどれか。

②　RNA やタンパク質の合成速度が一定の場合，図の（ア）〜（カ）の中で，最後にタンパク質の合成が終了するものはどれか。

問5　下線5から合成された RNA は，開始コドン（AUG）以降は UC が 300 回繰り返される塩基配列であった。これについて，次の①〜②に答えよ。

①　図の **(A)** 〜 **(E)** のうち，開始コドンとなる DNA 配列が存在するのはどれか。

②　下の RNA の遺伝暗号表とアミノ酸の分子量の表を基に，下線5から合成されるタンパク質の分子量と，そのタンパク質に含まれるアミノ酸の種類全てを，それぞれ答えよ。なお，タンパク質は合成中，合成後，共に修飾を受けないものとする。

RNAの遺伝暗号表

		U	C	A	G		
1番目の塩基	U	Phe	Ser	Tyr	Cys	U	3番目の塩基
	C	Leu	Pro	His	Arg	C	
	A	Met	Thr	Lys	Arg	G	
	G	Val	Ala	Glu	Gly	A	

2番目の塩基

アミノ酸の分子量

Ala : 89	His : 155	Pro : 115
Arg : 174	Leu : 131	Ser : 105
Cys : 121	Lys : 146	Thr : 119
Glu : 147	Met : 149	Tyr : 181
Gly : 75	Phe : 165	Val : 117

3. 次の文章を読み，**問1～5**に答えよ。

　　クシイモリの初期原腸胚の一部を切り取り，同じ発生時期のスジイモリの卵割腔に移植したところ，その個体には二次胚が形成された。

問1　クシイモリの移植片は原腸胚のどこから切り取られたものか。部位名を答えよ。

問2　クシイモリの移植片自体は何に分化したか。下の**a～d**から1つ選べ。
　　　a　えら（鰓）　　　b　脊索　　　c　腸管　　　d　表皮

問3　この移植片のように，未分化の細胞群に作用して分化を促すはたらきをもつ胚の領域を何と呼ぶか。

問4　スジイモリの脳はふくらんで表皮と接し，この表皮から眼の一部がつくられた。これについて，次の①～⑤に答えよ。
　①　この脳のふくらみを何と呼ぶか。また，どの胚葉に由来するか。
　②　表皮から始めにつくられるもの，その次につくられるもの，はどれか。順序にしたがって下の**a～d**から1つずつ選べ。
　　　a　角膜　　　b　まぶた　　　c　水晶体　　　d　ガラス（硝子）体
　③　脳のふくらみは完成した眼のどの部分になるか。
　④　光を感受する2種類の細胞（視細胞）をあげよ。
　⑤　視細胞が欠けている部位を何と呼ぶか。

問5　イモリとウニの発生について，次の①～②に答えよ。
　①　イモリとウニの発生において共通点はどれか。下の**a～d**から1つ選べ。
　　　a　部分割である。　　　　　　　b　三胚葉を形成する。
　　　c　脊索を形成する。　　　　　　d　前口（旧口）生物である。
　②　イモリやウニとでき方が違う真体腔を持つ動物はどれか。下の**a～f**から2つ選べ。
　　　a　クラゲ　b　バッタ　c　ミミズ　d　ヤモリ　e　カイメン　f　プラナリア

4. 次の文章を読み，**問 1 ～ 5** に答えよ。

　地球上のさまざまな環境に対応してバイオーム（生物群系）が存在する。バイオームの基盤は植物であり，植物の生育は気候に大きく左右される。気候は　ア　と　イ　が大きな要素となる。植生の外見上の特徴を　ウ　と呼び，また，構成する割合の高い植物を　エ　種と呼ぶ。一方，ある環境での植物の適応様式を反映した形態は　オ　形と呼ばれ，同じ環境では類似の形態を示す。植生は時間とともに移り変わり，しだいに大きな変化を示さない状態に達するが，絶えず破壊と再生は繰り返されている。

問1　ア　と　イ　に当てはまるものを，下の**a～f**から1つずつ選べ。なお，ア　と　イ　は順不同である。

　　a　年降水量　　　　b　年平均湿度　　　　c　年平均気温

　　d　年最高気温　　　e　年平均風量　　　　f　年平均日照時間

問2　ウ　，エ　，オ　に当てはまるものを，下の**a～j**からそれぞれ1つずつ選べ。

　　a　相観　　b　生活　　c　景観　　d　群系　　e　適応

　　f　優先　　g　優占　　h　貴重　　i　環境　　j　生育

問3　植物がバイオームの基盤になるのはなぜか。その理由を簡単に説明せよ。

問4　日本の温帯林は常緑の森林と落葉する森林に区分される。これについて，次の①～③に答えよ。

　①　区分の条件となるのは年平均気温であるのはなぜか。その理由を簡単に説明せよ。

　②　常緑と落葉それぞれのバイオームの名称を答えよ。

　③　常緑と落葉それぞれに代表的な植物は何か。下の**a～f**から1つずつ選べ。

　　a　ラン　　　　　b　ブナ　　　　　c　タブノキ

　　d　オリーブ　　　e　エゾマツ　　　f　アカシア

問5　下線について，次の①～③に答えよ。

　①　植生の移り変わりが火山爆発後の裸地から始まる場合を何と呼ぶか。

　②　植生が最終的に変化を示さない状態を何と呼ぶか。

　③　②の状態の多くは陰樹になるが，その理由を簡単に説明せよ。

英　語

解答 　　　　　　　28年度

1 〔解答〕

A. 3 　　B. minor

C. 「基本的なコンピューターのスキルを学ぶのが早ければ早いほど，あなたはこの貴重な資源をよりうまく利用できるようになる。」

D. filing information or alphabetizing lists

E. 3 　F. 4 　G. 1 　H. 4

〔出題者が求めたポイント〕

長文の内容把握

〔設問と選択肢の意味〕

A. コンピューターは
1. 宣伝のためにデータを集める。
2. カードが盗まれたかどうかを表示する。
3. 高速計算を行う。
4. あなたの購入記録を中に保存する。

E. コンピューターは
1. 非常に広く使われているので，将来その重要性は小さくなっていくだろう。
2. クレジットカード払いの売上げ数をチェックするのに使われている。
3. 顧客への請求書の計算から印刷までの仕事を丸ごとするのに使われている。
4. コードナンバーを読み取ることによって請求書を処理するのに使われている。

F. 「コンピューター補助の作業」という表現は
1. 工程のすべての部分がコンピューターによってされることを意味している。
2. 私たちには馴染みのない用語である。
3. アジアの国々で一般的になりつつある。
4. デザインの一部だけがコンピューターでなされることを意味している。

G. 家庭経済の中でコンピューターができるのは
1. 食物の中のカロリーと栄養を計算すること。
2. 1ヶ月間ソフトドリンクを摂らないことによる体脂肪の量に影響を与えること。
3. 1週間コップ一杯のミルクを加えることの効果を測ること。
4. 1年間毎日のソフトドリンクのカットがもたらす体重減少を示すこと。

H. あなたは＿＿＿＿＿ためにコンピューターを使うことができる。
1. 医療費を細かく把握しておく
2. 毎日の生活に必要な食品の買物リストを用意する
3. 防火訓練のためのさまざまな配置図を印刷する
4. 実際に家具を動かす代わりにさまざまな部屋配置を試す

〔全訳〕

　コンピューターは高速計算をする電子機器である。コンピューターはまた，情報を集め保存し印刷する。あなたは気づいていないかも知れないが，コンピューターはあなたの生活の中ですでに大きな役割を果たしている。その重要性は増大し続けている。良い仕事を得たりするチャンスは，コンピューターの知識のある人たち—コンピューターの使い方のわかる人たち—のところに来る。基本的なコンピューターのスキルを学ぶのが早ければ早いほど，あなたはこの貴重な資源をよりうまく利用できるようになる。

　コンピューターは日常生活の極めて重要な部分になりつつある。あなたはコンピューターを学校で，ビジネスで，科学の世界で，医学の世界で，そして家庭の中でさえ目にするだろう。時々コンピューターは，情報をファイルにしたりリストをアルファベット順にするなどの日常的な仕事に使われている。一番身近なのは，あなたをコンピューターと競わせるコンピューターゲームだろう。コンピューターはまた，複雑な数学の計算を数秒でやったり，膨大な情報を蓄積し検索したりするのにも使うことができる。

　コンピューターはしばしば仕事を丸ごとするのに使われる。たとえば，顧客への請求書を計算して印刷するようなことである。しかしコンピューター補助の作業もまたよくある。つまり，作業のある部分がコンピューターによって行われるということである。例えば，新車のデザインはコンピューターですばやく描くことができる。車の実際のモデルを作るなどのデザイン作業の他の部分は，手によってなされる。念のために言えば，コンピューターは資源 — 仕事を完成させ，問題を解決するための道具 — なのである。

　あなたはもうすでにコンピューターの知識はあるだろうか。もしあるなら，あなたはおそらく前の世代が電卓やタイプライターを使ったときと同じくらい簡単に，コンピューターを使って仕事をするだろう。

　コンピューターはどの分野においても，役に立つ学習の道具になり得る。例えば家庭経済においては，あなたが食べる食物のカロリーや栄養を計算することができる。さらには，一日にミルクを一杯加えることやいくつかのクッキーやソフトドリンクを摂らないでおくことが，どのような効果をもたらすのかを知ることさえできるかもしれない。あなたの先生は，ある特定の講習会や実験に必要な食品の，買い物リストの準備にコンピューターを使うかも知れない。

　住宅と設計の授業の中には，部屋の配置をいろいろ試すのにコンピューターを使うところもある。家具を動かすのはボタンを2つ3つ押すのと同じくらい簡単なのだ。コンピューターは後で使うためにさまざま配置図をプリントアウトすることができる。

2 〔解答〕

(A) 4 　　(B) 10 　　(C) 7 　　(D) 3 　　(E) 1

〔出題者が求めたポイント〕
会話文の空所補充
〔選択肢の意味〕
1. でもこれらは取り扱っております。
2. 現金で払えますか？
3. お支払いはどのようにされますか？
4. 予約はしてあります。
5. ここがメインロビーですか？
6. それはシングルだと思います。
7. ちょっと待ってください。
8. どのカードも取り扱っておりません。
9. おつりはどこでいただけますか？
10. スペルを言っていただけますか？
〔全訳〕
フロント係：いらっしゃいませ。ご用を承ります。
　　ヒロ：こんにちは。（　A　）
フロント係：お客様のお名前をお願いします。
　　ヒロ：八木です。
フロント係：（　B　）
　　ヒロ：Y-A-G-I です。
フロント係：Junko… Junko Yagi。ダブルのお部屋で
　　　　　28日までですね。
　ジュンコ：（　C　）それは私です。
　　ヒロ：そうですね。私は予約して，シングルルー
　　　　　ムを頼みました。
フロント係：すみません。私どもの手違いです。この用
　　　　　紙に書き込んでいただけますか？お名前，
　　　　　ご住所，パスポートナンバーです。
　　　　　（　D　）
　ジュンコ：クレジットカードです。ＣＣＢは取扱いで
　　　　　きますか？
フロント係：すみません，できないのです。（　E　）
　　ヒロ：わかりました。私はお部屋代はカードで払
　　　　　います。
フロント係：はい，大丈夫です。お部屋は502です。

3 〔解答〕
(A) 4　(B) 1　(C) 1　(D) 3　(E) 3
〔出題者が求めたポイント〕
文中の空所補充
〔全訳〕
　健康的な生活のある部分は，ストレスへの対処の仕方を学ぶことである。ストレスは生活の変化によって起こることがある身体的あるいは感情的緊張である。中には，困難な出来事に対して精神的に準備をするのを助けるので，大切なストレスもある。しかしストレスは適切に対処されなければ感情面での緊張を引き起こし，体の病気につながることさえあるかもしれない。ストレスをバイオリンの弦の緊張あるいは引っ張りと考えてみよう。音楽を作るほど十分になければならないが，弦が切れるほど多くあってはいけない。
　毎日直面するストレスにどう反応するかが大事であ

る。たとえばあなたは，バスに乗り遅れたり行列に並ばなければならないと言って腹を立てる人たちを知っている。その一方で，重圧の下で働いてもなお，ベストを尽くすことのできる人たちもいるのである。

4 〔解答〕
(A) 4　(B) 4　(C) 2　(D) 2　(E) 3
〔出題者が求めたポイント〕
類義語選択
〔英文の意味〕
A. もう遅すぎる。言ってしまったことは撤回できない。
B. 彼の車はカーブのところで止まった。
C. 次の土曜日に集まろうか。
D. その肖像は手に入れるのが難しい。
E. 彼は中国語の勉強を始めた方がいいと思う。

5 〔解答〕
(A) 2　(B) 1　(C) 3　(D) 4　(E) 3
〔出題者が求めたポイント〕
語の空所補充
〔英文の意味と解法のヒント〕
A. ご家族の皆さんによろしくお伝えください。
　「～によろしく」give my regards to ～
B. この服は本当にあなたに似合っていると思います。
　「似合う」become
C. 私のガールフレンドは北海道でいくつか本屋を開いている。「経営する」run
D. 祖母は何に対しても腹を立てない。
　「～に腹を立てる」take offence at ～
E. 日本はたくさんの外国の文化を取り入れてきた。
　「取り入れる」take in

6 〔解答〕
A. 2 - 5 - 4 - 1 - 3
B. 5 - 1 - 3 - 2 - 4
C. 5 - 1 - 3 - 4 - 2
D. 5 - 1 - 4 - 3 - 2
E. 5 - 4 - 2 - 1 - 3
〔出題者が求めたポイント〕
整序英作文
〔完成した英文と解法のヒント〕
(A) What has made him come here so late?
　無生物主語の構文にする。
(B) Only then did she realize that she had left her purse on the train. only が前に来ているので後は倒置形
(C) I'm afraid your father won't approve of your marriage.「～を認める」は approve of ～
(D) My French friends know a good deal about Japanese culture.「たくさん」は a good deal
(E) Come to think of it, she wasn't there with him.
　「そういえば～」Come to think of it, ～

数　学

解答

28年度

❶

〔解答〕

問1　(ア)　$\dfrac{\sqrt{3}}{9}$　(イ)　0.19

問2　(ウ)　{1, 3}　(エ)　{6, 8, 10}

問3　(オ)　$-k^2+4$　(カ)　$-4k+8$

問4　(キ)　$1\pm2\sqrt{2}$　(ク)　$-1-\sqrt{2}$

問5　(ケ)　4.5　(コ)　5.5

〔出題者が求めたポイント〕

問1　実数

分母を $k\sqrt{3}$ の形にして，すべての分数の分母，分子に $\sqrt{3}$ をかける。

問2　集合

A∩B は共有なものを答える。$\overline{\text{A}}$ は全体集合のなかで A でないもの。

問3　2次関数

y を x について平方完成する。

$y=(x-a)^2+b$ となったとき，$-2\leqq a<0$ と $a\leqq-2$ に分けて考える。

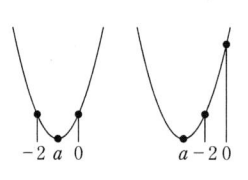

$-2\ a\ 0$　　$a-2\ 0$

問4　2次方程式

D＝0 で a を求め，$a>0$ の方を代入し x を求める。

問5　統計

中央値は，大きい順に並べたとき中央にくる2つの値の平均。

〔解答のプロセス〕

問1　$X=\dfrac{1}{\sqrt{3}}-\dfrac{3}{3\sqrt{3}}+\dfrac{3}{9\sqrt{3}}=\dfrac{\sqrt{3}}{3}-\dfrac{3\sqrt{3}}{3\cdot3}+\dfrac{3\sqrt{3}}{27}$

$\qquad=\dfrac{\sqrt{3}}{9}$

$\qquad X=1.732\div9=0.192\cdots$　より 0.19

問2　$\overline{\text{A}\cap\text{B}}=\{1,\ 3\}$

$\overline{\text{A}}=\{5,\ 6,\ 7,\ 8,\ 9,\ 10\},\ \overline{\text{B}}=\{2,\ 4,\ 6,\ 8,\ 10\}$

$\overline{\text{A}}\cap\overline{\text{B}}=\{6,\ 8,\ 10\}$

問3　$y=x^2+2kx+4=(x+k)^2-k^2+4$

$-2<-k\leqq0$ のとき，$2>k\geqq0$ で $-k^2+4$

$-k\leqq-2$ のとき，$k\geqq2$

$x=-2$ で $y=4-4k+4=-4k+8$

問4　$D=(a+1)^2-4(a+2)=a^2-2a-7$

$a^2-2a-7=0$　より　$a=1\pm2\sqrt{2}$

$a=1+2\sqrt{2},\ x^2+2(1+\sqrt{2})x+3+2\sqrt{2}=0$

$x^2+2(1+\sqrt{2})x+(1+\sqrt{2})^2=0$

$(x+1+\sqrt{2})^2=0$　従って，$x=-1-\sqrt{2}$

問5　小さい順に並べると，3, 4, 4, 5, 8, 9

中央値は，$\dfrac{4+5}{2}=4.5$

平均値は，$\dfrac{3+4+4+5+8+9}{6}=5.5$

❷

〔解答〕

問1　(ア)　$\dfrac{2}{5}$　(イ)　$\dfrac{6}{5}$

問2　(ウ)　$(-2,\ 3)$　(エ)　$(x+2)^2+(y-3)^2=6$

問3　(オ)　2　(カ)　$\dfrac{\pi}{2}$

問4　(キ)　$\dfrac{2}{\log_{10}2}$　(ク)　$\dfrac{2}{\log_{10}5}$　(ケ)　$2z$

問5　(コ)　$8x-15$

〔出題者が求めたポイント〕

問1　複素数

$(a+bi)(a-bi)$ を利用して，分母を有理化する。

問2　平面図形

$y=x$ に関して対称となるとき，y を x に，x を y にかえる。$x,\ y$ について平方完成する。

問3　三角関数

グラフを見て，1周期が k，x 軸方向へ x_0 移動しているとき，$y=\sin\left\{\dfrac{2\pi}{k}(x-x_0)\right\}$

問4　指数対数関数

等式の両辺を常用対数にとる。

問5　微分法

$y=f(x)$ の上の点 $(x_0,\ y_0)$ における接線の方程式は，$y=f'(x_0)(x-x_0)+y_0$

〔解答のプロセス〕

問1　$x=1\pm i,\ \alpha=1+i,\ \beta=1-i$

$\dfrac{1}{1+\alpha}=\dfrac{1(2-i)}{(2+i)(2-i)}=\dfrac{2}{5}-\dfrac{1}{5}i$

$\dfrac{1}{1-\beta}=\dfrac{1(-i)}{i(-i)}=-i$

$\dfrac{1}{1+\alpha}+\dfrac{1}{1-\beta}=\dfrac{2}{5}-\dfrac{1}{5}i-i=\dfrac{2}{5}-\dfrac{6}{5}i$

問2　$x\longrightarrow y,\ y\longrightarrow x$ とすると，

$y^2+x^2-6y+4x+7=0$

$(x+2)^2+(y-3)^2=6$，中心の座標 $(-2,\ 3)$

問3　グラフを見ると，1周期が π，x 軸方向へ $\dfrac{\pi}{4}$

$y=\sin\left\{\dfrac{2\pi}{\pi}\left(x-\dfrac{\pi}{4}\right)\right\}=\sin\left(2x-\dfrac{\pi}{2}\right)$

$a=2,\ b=\dfrac{\pi}{2}$

問4　$10^z=2^{\frac{x}{2}}$　より　$z=\dfrac{x}{2}\log_{10}2$

よって，$x=\dfrac{2z}{\log_{10}2}$

$10^z=5^{\frac{y}{2}}$　より　$z=\dfrac{y}{2}\log_{10}5$

よって，$y = \dfrac{2z}{\log_{10}5}$

$\dfrac{1}{x} + \dfrac{1}{y} = \dfrac{\log_{10}2}{2z} + \dfrac{\log_{10}5}{2z} = \dfrac{\log_{10}10}{2z} = \dfrac{1}{2z}$

問5　$y' = 3x^2 - 4$, $x = 2$ のとき $y' = 8$

$y = 8(x - 2) + 1 = 8x - 15$

❸

〔解答〕

問1　$BM = \dfrac{\sqrt{3}}{2}l$, △BCD の面積 $\dfrac{\sqrt{3}}{4}l^2$

問2　$\cos\theta = \dfrac{1}{3}$, $AH = \dfrac{\sqrt{6}}{3}l$

問3　$\dfrac{\sqrt{2}}{12}l^3$　問4　$\dfrac{\sqrt{6}}{12}l$

〔出題者が求めたポイント〕

三角比

問1　$BM^2 = BC^2 - CM^2$

　　　△BCD の面積は，$\dfrac{1}{2}BM \cdot CD$

問2　$\cos\theta = \dfrac{BM^2 + AM^2 - AB^2}{2BM \cdot AM}$ $(BM = AM)$

　　　$AH = AM\sin\theta$

問3　正四面体の体積 $= \dfrac{1}{3}$△BCD の面積 $\times AH$

問4　△ABM の平面で考えると，球は AM と BM で接し，BM との接点は H で中心 O は AH 上で $OH = r$，OM は∠AMB の 2 等分線。

$\tan 2\alpha = \dfrac{2\tan\alpha}{1 - \tan^2\alpha}$

〔解答のプロセス〕

問1　$BM^2 = l^2 - \left(\dfrac{1}{2}l\right)^2 = \dfrac{3}{4}l^2$　∴　$BM = \dfrac{\sqrt{3}}{2}l$

　　　△BCD の面積は，$\dfrac{1}{2} \cdot \dfrac{\sqrt{3}}{2}l \cdot l = \dfrac{\sqrt{3}}{4}l^2$

問2　$\cos\theta = \dfrac{\left(\dfrac{\sqrt{3}}{2}l\right)^2 + \left(\dfrac{\sqrt{3}}{2}l\right)^2 - l^2}{2 \cdot \dfrac{\sqrt{3}}{2}l \cdot \dfrac{\sqrt{3}}{2}l} = \dfrac{1}{3}$

　　　$AH = \dfrac{\sqrt{3}}{2}l\sqrt{1 - \left(\dfrac{1}{3}\right)^2} = \dfrac{\sqrt{3}}{2} \cdot \dfrac{2\sqrt{2}}{3}l = \dfrac{\sqrt{6}}{3}l$

問3　正四面体 ABCD の体積

$\dfrac{1}{3} \cdot \dfrac{\sqrt{3}}{4}l^2 \cdot \dfrac{\sqrt{6}}{3}l = \dfrac{\sqrt{2}}{12}l^3$

問4　△ABM の平面で，球は円となり AM と BM で接して，BM の接点は H で，円（球）の中心 O は AH 上にある。$OH = r$, OM は∠AMB の 2 等分線である。

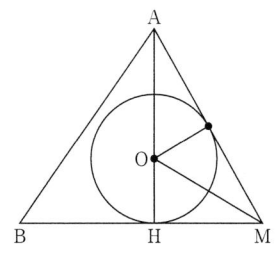

$2\alpha = \theta$ とすると，$\tan\theta = \dfrac{2\tan\alpha}{1 - \tan^2\alpha}$

$1 + \tan^2\theta = \left(\dfrac{3}{1}\right)^2$　より　$\tan\theta = 2\sqrt{2}$

$\dfrac{2\tan\alpha}{1 - \tan^2\alpha} = 2\sqrt{2}$ より $2\sqrt{2}\tan^2\alpha + 2\tan\alpha - 2\sqrt{2} = 0$

$2(\sqrt{2}\tan\alpha - 1)(\tan\alpha + \sqrt{2}) = 0$

$\tan\alpha > 0$ より　$\tan\alpha = \dfrac{1}{\sqrt{2}}$

$HM = \dfrac{\sqrt{3}}{2}l\left(\dfrac{1}{3}\right) = \dfrac{\sqrt{3}}{6}l$, $r = \dfrac{\sqrt{3}}{6}l\dfrac{1}{\sqrt{2}} = \dfrac{\sqrt{6}}{12}l$

（別解）

　　正四面体 ABCD の体積は，内接球の中心を I とおくと，$I - BCD + I - ACD + I - ABD + I - ABC$ とかける。よって

$4 \times \dfrac{\sqrt{3}}{4}l^2 \times r = \dfrac{\sqrt{2}}{12}l^3$

$r = \dfrac{\sqrt{6}}{12}l$

❹

〔解答〕

問1　解答のプロセス参照

問2　$(-1, 3)$, $(2, 0)$　問3　$\dfrac{19}{3}$

〔出題者が求めたポイント〕

積分法

問1　$x^2 - 2x \geqq 0$ のとき，$f(x) = x^2 - 2x$

　　　$x^2 - 2x < 0$ のとき，$f(x) = -x^2 + 2x$

　　　平方完成させる。

問2　連立方程式を解く。

問3　グラフを見て，$f_1(x) = x^2 - 2x$ とすると

$\displaystyle\int_{-1}^{2}\{g(x) - f_1(x)\}dx - 2\int_{0}^{2}\{0 - f_1(x)\}dx$

〔解答のプロセス〕

問1　$x^2 - 2x = x(x - 2)$

　　　$x \leqq 0$, $2 \leqq x$ のとき，

　　　$y \geqq x^2 - 2x$

　　　　$= (x - 1)^2 - 1$

　　　$0 < x < 2$ のとき，

　　　$y \geqq -x^2 + 2x$

　　　　$= -(x - 1)^2 + 1$

　　　$y \leqq -x^2 + 4$

下図斜線の部分(境界を含む)

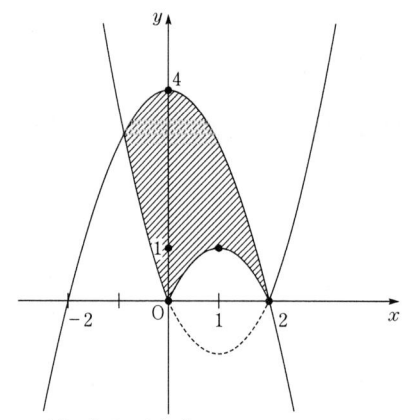

問2　$x \leqq 0$, $2 \leqq x$ のとき,

$x^2 - 2x = -x^2 + 4$

$2x^2 - 2x - 4 = 0$　より　$2(x+1)(x-2) = 0$

$x = -1$ のとき $y = 3$,　$x = 2$ のとき $y = 0$

従って, $(-1, 3)$, $(2, 0)$

$0 < x < 2$ のとき,　$-x^2 + 2x = -x^2 + 4$

$x = 2$ となり範囲外

問3　$-x^2 + 4 - (x^2 - 2x) = -2x^2 + 2x + 4$

$$\int_{-1}^{2} (-2x^2 + 2x + 4)dx - 2\int_{0}^{2} (-x^2 + 2x)dx$$

$$= \left[-\frac{2}{3}x^3 + x^2 + 4x \right]_{-1}^{2} - 2\left[-\frac{1}{3}x^3 + x^2 \right]_{0}^{2}$$

$$= \frac{20}{3} - \left(-\frac{7}{3}\right) - 2\left(-\frac{8}{3} + 4\right) = 9 - \frac{8}{3} = \frac{19}{3}$$

物　理

解答　28年度

❶

〔解答〕

① 2.70×10^{-5}	② 7.29×10^{-2}	③ 2.70×10^{3}
④ 2.65×10^{-1}	⑤ 1.5×10^{2}	⑥ 1.0×10^{2}
⑦ 2.5×10^{2}	⑧ 1.5×10^{2}	⑨ 0
⑩ 1.5×10^{2}		

〔出題者が求めたポイント〕

気体の状態方程式・熱力学第一法則

〔解答のプロセス〕

① $(3.00 \times 10^{-2})^3 = 2.70 \times 10^{-5}$　…（答）

② $72.9 \times 10^{-3} = 7.29 \times 10^{-2}$　…（答）

③ $\dfrac{7.29 \times 10^{-2}}{2.70 \times 10^{-5}} = 2.70 \times 10^{3}$　…（答）

④ $\rho v g = 1.00 \times 10^{3} \times 2.70 \times 10^{-5} \times 9.80$
$\qquad = 26.46 \times 10^{-2}$
$\qquad 2.65 \times 10^{-1}$　…（答）

⑤ $\Delta U = \dfrac{3}{2} nR\Delta T = \dfrac{3}{2} p\Delta V$
$\qquad = \dfrac{3}{2} \times 1.0 \times 10^{5} \times 1.0 \times 10^{-3}$
$\qquad = 1.5 \times 10^{2}$　…（答）

⑥ $W = P\Delta V = 1.0 \times 10^{5} \times 1.0 \times 10^{-3}$
$\qquad = 1.0 \times 10^{2}$　…（答）

⑦ $Q = \Delta U + W = 1.5 \times 10^{2} + 1.0 \times 10^{2}$
$\qquad = 2.5 \times 10^{2}$　…（答）

⑧ $\Delta U = \dfrac{3}{2} nR\Delta T = \dfrac{3}{2} \Delta P \cdot V$
$\qquad = \dfrac{3}{2} \times 1.0 \times 10^{5} \times 1.0 \times 10^{-3}$
$\qquad = 1.5 \times 10^{2}$　…（答）

⑨ $W = 0$　…（答）

⑩ $Q = \Delta U + 0 = 1.5 \times 10^{2}$　…（答）

❷

〔解答〕

問1　$\dfrac{3mg}{l}$　　問2　$2\pi \sqrt{\dfrac{l}{g}}$　　問3　$2\pi \sqrt{\dfrac{2l}{3g}}$

問4　$\dfrac{2l}{3}$　　問5　$\sqrt{\dfrac{gl}{6}}$

〔出題者が求めたポイント〕

問4　力のつり合いの位置が振動中心

問5　$y = l$ が振動の下端になるので振幅 A は $l - l'$

〔解答のプロセス〕

問1　$3mg = kl$　より　$k = \dfrac{3mg}{l}$〔N/m〕　…（答）

問2　$T = 2\pi \sqrt{\dfrac{3m}{k}} = 2\pi \sqrt{\dfrac{l}{g}}$〔s〕　…（答）

問3　$T' = 2\pi \sqrt{\dfrac{2m}{k}} = 2\pi \sqrt{\dfrac{2l}{3g}}$〔s〕　…（答）

問4　$2mg = kl'$　より　$l' = \dfrac{2mg}{k} = \dfrac{2l}{3}$〔m〕　…（答）

問5　$k = 2mw^2$ より，$\omega = \sqrt{\dfrac{k}{2m}} = \sqrt{\dfrac{3g}{2l}}$

$v = Aw = \dfrac{l}{3} \times \sqrt{\dfrac{3g}{2l}} = \sqrt{\dfrac{gl}{6}}$〔m/s〕　…（答）

❸

〔解答〕

問1　2.0 cm

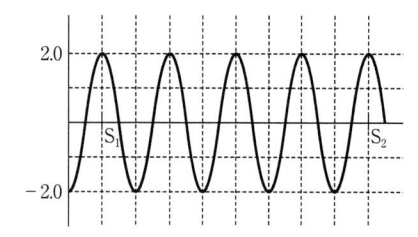

問2

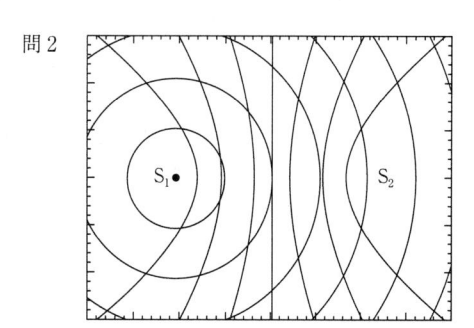

問3

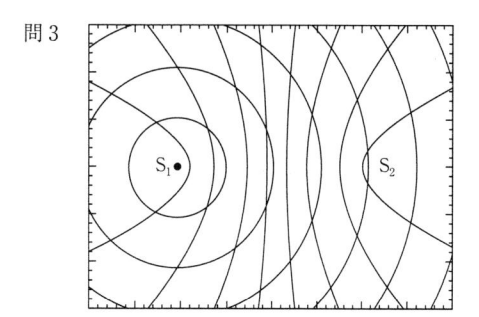

〔出題者が求めたポイント〕

同位相と逆位相の波の干渉

〔解答のプロセス〕

問1　図 1 は同位相だから S_1 と S_2 の中点が腹となる定常波ができる。振幅 $1.0 \times 2 = 2.0$ cm

4

〔解答〕

問1　12V

問2　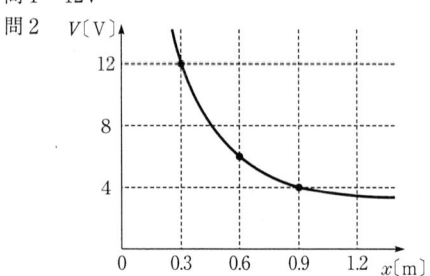

問3　6.0 V　　問4　6.0 V

問5　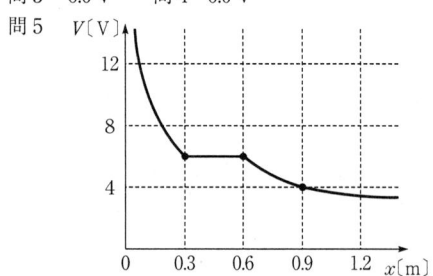

〔出題者が求めたポイント〕

点電荷が作る電位。導体内部では電場 0。電位は等しい。

〔解答のプロセス〕

問1　$V = k\dfrac{Q}{r} = 9.0 \times 10^9 \times \dfrac{4.0 \times 10^{-10}}{0.30} = 12V$　…（答）

問3　円環がないときに点電荷が $x = 0.6\,\mathrm{m}$ に作る電位と同じである。

　　$V = k\dfrac{Q}{r} = 9.0 \times 10^9 \times \dfrac{4.0 \times 10^{-10}}{0.60} = 6.0V$　…（答）

問4　導体内部は等電位だから 6.0V　…（答）

問5　$x < 0.30\,\mathrm{m}$ の電位は，点電荷が作る電位のグラフを $12 - 6.0 = 6.0$V だけ下へ平行移動したものになる。

化　学

解答

28年度

❶
〔解答〕

問 1.　⑤　　問 2.　③　　問 3.　⑤　　問 4.　②

問 5.　④　　問 6.　⑤

問 7.　①　　問 8.　④　　問 9.　③　　問 10.　③

〔出題者が求めたポイント〕

化学全体に関する基礎的な問題

〔解答のプロセス〕

問 1.　共有結合性の化合物で，化合物を構成している原子の電子数の和を求める。

　①　$H_2O(1 \times 2 + 8 = 10)$

　②　$NH_3(7 + 1 \times 3 = 10)$

　③　$CH_4(6 + 1 \times 4 = 10)$

　④　$HF(I + 9 = 10)$

　⑤　$H_2S(1 \times 2 + 16 = 18)$

　⑤が一番多い。　…答

問 2.　①：誤：水和水があっても純物質。

　②：誤：ハンダは混合物。

　③：正：(答)

　④：誤：同位体は混合物ではない。

　⑤：誤：硫黄の同位体ではなく，同素体。

問 3.　生成熱は，単体＋単体

　　　　　　→ 化合物 1mol ＋ Q(生成熱)

　①：誤：CO の燃焼熱。

　②：誤：NH_4Cl の溶解熱。

　③：誤：H_2O の融解熱。

　④：誤：I_2 の昇華熱。

　⑤：正：(答)

問 4.　溶解度 40 とは，水 100g に対する割合だが，飽和溶液 100 ＋ 40(g) に対する割合でもある。

　　　$210 \times \dfrac{40}{100 + 40} = 60(g)$ で②　…答

問 5.　$MnO_2 + 4HCl \longrightarrow MnCl_2 + 2H_2O + Cl_2$

　係数：1 ＋ 4 ＋ 1 ＋ 2 ＋ 1 ＝ 9 で④　…答

問 6.　①中性　②酸性　③酸性　④酸性(正塩は中性だが，酸性塩なので，酸性)　⑤塩基性　…答

　　　$CH_3COONa \longrightarrow CH_3COO^- + Na^+$

　　　$CH_3COO^- + H_2O \rightleftharpoons CH_3COOH + OH^-$

問 7.　ダニエル電池

　負極：$Zn \longrightarrow Zn^{2+} + 2e^-$

　正極：$Cu^{2+} + 2e^- \longrightarrow Cu$

　e^-2mol で，Cu2mol 生成。

　よって，$\dfrac{0.50}{2} = 0.25(mol)$ で①　…答

問 8.　油脂を分解するのは④リパーゼ　…答

問 9.　DNA は糖，塩基，リン酸から構成される高分子化合物で，水素結合により二重らせん構造をとる。

　③：誤：　…答

問 10.　カプロラクタムを開環重合させるとナイロン 6

が生成する。　　③　…答

❷
〔解答〕

問 1.　12.4(g)

問 2.　(b)

問 3.　1.3(g)

問 4.　1.4×10^5(Pa)

〔出題者が求めたポイント〕

気体の状態方程式，蒸気圧に関する基本問題

〔解答のプロセス〕

問 1.　N_2 を n(mol) とする。

　　　$1.0 \times 10^5 \times 10.0 = n \times 8.3 \times 10^3 \times 273$

　　　n ＝ 0.4413(mol)

　　　$0.4413 \times 28 = 12.4$(g)　…答

　一度に計算すれば，12.5g となる。

問 2.　40℃ における蒸気圧を読み取る。

　　　約 7×10^3(Pa)

　　　7.3×10^3 を選択 b　…答

問 3.　60℃ での水の蒸気圧はグラフから，20×10^3(Pa)

　水を x(mol) とする。

　　　$20 \times 10^3 \times 10.0 = x \times 8.31 \times 10^3 \times (60 + 273)$

　　　x ＝ 0.0723(mol)　H_2O の分子量は 18

　　　$0.0723 \times 18 = 1.30 = 1.3$(g)　…答

問 4.　60℃ における N_2 の分圧。体積一定なので，シャルルの法則から

　　　$1.0 \times 10^5 \times \dfrac{273 + 60}{273} = 1.22 \times 10^5$(Pa)

　　　全圧 ＝ N_2 の分圧 ＋ H_2O の分圧(蒸気圧)

　　　　　 ＝ $1.22 \times 10^5 + 20 \times 10^3 = 1.4 \times 10^5$(Pa)　…答

(別解) N_2 の物質量(0.4413) ＋ H_2O の物質量(0.0723)

　　　　　　　　　　＝ 0.5136(mol)

　　　$P \times 10.0 = 0.5136 \times 8.31 \times 10^3 \times 333$

　　　$P = 1.42 \times 10^5$(Pa) ＝ 1.4×10^5(Pa)

❸
〔解答〕

問 1.　(ア)(c)　　(イ)(b)　　(ウ)(b)　　(エ)(a)

問 2.

　　C HO　　E O　　F O OH

問 3.　アセトアルデヒド：CH_3CHO

問 4.　a ＝ 4　　b ＝ 3　　c ＝ 1　　d ＝ 1　　e ＝ 7

問 5.　クロムは還元されている。$K_2Cr_2O_7$ では酸化数は ＋6 だが，$Cr_2(SO_4)_3$ では ＋3 となり，酸化数は減少している。二クロム酸カリウムは酸化剤である。

問 6.　分子量が大きいほど沸点は高い。また，F はカルボン酸で 2 分子が水素結合で会合しているので，沸点

は高い。

問7．A の装置では，生成した中間生成物はすべて反応
容器に戻されるため，再び酸化され最終生成物となる。
B の装置では反応容器内は 100℃以上にはならないた
め沸点の高い水は反応容器に回収されるが，沸点が
100℃より低い中間生成物は水と分離され，氷冷した
試験管内に取り出せる。

〔出題者が求めたポイント〕

アルコールの酸化と有機化学実験の基本問題

〔解答のプロセス〕

問1．図 2 の A，B は次のようである。

A
$$CH_3 \longleftarrow (ア)$$
$$| $$
$$HO-CH_2 \longleftarrow (イ)$$

B
$$(ウ) \longrightarrow CH_2$$
$$||$$
$$CH_3-CH \longleftarrow (エ)$$

(ア)：3 個　(イ)：2 個　　(ウ)：2 個　(エ)：1 個

問2．〔解答〕参照

問3．アルコールの酸化は第 1 段階では H がとれる。

$$CH_3CH_2OH \longrightarrow (-2H) \longrightarrow CH_3CHO$$
$$CH_3CHO：アセトアルデヒド$$

第 2 段階ではカルボン酸となる。

問4．$3C_2H_5OH + K_2Cr_2O_7 + aH_2SO_4$
$$\longrightarrow bCH_3CHO + cCr_2(SO_4)_3 + dK_2SO_4 + eH_2O$$

C 原子の数：(左辺)3×2＝(右辺)b×2
$$b＝3\cdots①$$

以下同様に

H 原子の数：3×6＋a×2＝b×4＋e×2
①を代入して，6＋2a＝2e
$$3＋a＝e\cdots②$$

K 原子の数：2＝2×d　　d＝1…③
Cr 原子の数：2＝2c　　c＝1…④
S 原子の数：a＝3c＋d
③④を代入して，　a＝4…⑤
②に⑤を代入して，　e＝7…⑥

(検算)原子の数．：
3＋7＋a×4＝b＋c×12＋d×4＋e
①③④⑤⑥を代入すると，左辺 26＝右辺 26
a＝4　b＝3　c＝1　d＝1　e＝7　…答

反応式は

$$3C_2H_5OH + K_2Cr_2O_7 + 4H_2SO_4$$
$$\longrightarrow 3CH_3CHO + Cr_2(SO_4)_3 + K_2SO_4 + 7H_2O$$

問5．$K_2Cr_2O_7 \longrightarrow 2K^+ + Cr_2O_7^{2-}$
Cr の酸化数＝＋6
$$Cr_2(SO_4)_2 \longrightarrow 2Cr^{3+} + 3SO_4^{2-}$$
Cr の酸化数＝＋3

Cr の酸化数は減少している。酸化剤として働いている。

問6．酢酸は水素結合をして，分子量が約 2 倍となる。
そのため沸点が高い。

$$CH_3-C-OH\cdots\cdots O=C-CH_3$$
$$\qquad\ |\qquad\qquad\qquad |$$
$$\qquad\ O\cdots\cdots\cdots\cdots\cdots HO$$
　　　　…：水素結合

問7．A の装置ではアセトアルデヒドは全て反応容器に
戻され，さらに酢酸にまで酸化される。B の装置だと，
生成したアセトアルデヒドは気体となって留出するの
で，冷やせば液体として得られる。湯による加熱なの
で，水は沸点以下のため留出しない。

生　物

解答　　　　　　　　　　　　28年度

1

〔解答〕

問1　① 頭部：b　　尾部：d
　　　② b
問2　① ゴルジ体
　　　② 小胞体
　　　③ c　e
問3　b　e
問4　① Na⁺-K⁺ATP アーゼ
　　　② ATP（アデノシン三リン酸）
問5　① エキソサイトーシス
　　　② 先体胞
　　　③ リソソーム
　　　④ 好中球，マクロファージ，樹状細胞のいずれ
　　　　か（白血球）
問6　(エ)

〔出題者が求めたポイント〕

細胞内の膜系による物質輸送に関する知識を問う問題。

問1　①リン脂質の頭部はグリセロールとリン酸化合物
　　　を，尾部は脂肪酸を2分子含む。②疎水性の尾部を外
　　　側に，親水性の頭部を内側に向けて安定する。
問2　①②リボソームで合成されたタンパク質は，小胞
　　　体により輸送されゴルジ体で修飾を受け，細胞外へ運
　　　ばれる。③神経細胞は神経伝達物質を，抗体産生細胞
　　　は抗体を，それぞれ細胞外へ分泌する。
問3　イオンは細胞膜をほとんど通過できない。
問4　①②いわゆるナトリウムポンプの働きを担うの
　　　が，Na⁺-K⁺-ATP アーゼである。ATP アーゼの一種
　　　で，ATP を加水分解し ADP とリン酸を生じ，この
　　　とき発生するエネルギーを能動輸送に利用する。
問5　①(ウ)に対し(エ)はエンドサイトーシスである。②受
　　　精時に，先体胞はタンパク質分解酵素などを放出し，
　　　続いて先体突起が形成される。④食作用を行う白血球
　　　は，マクロファージ，樹状細胞などがあるが，血液中
　　　には特に好中球の数が多い。
問6　エンドサイトーシスにより取り込まれたミトコン
　　　ドリアや葉緑体の祖先が，共生するようになったと考
　　　えられている。

2

〔解答〕

問1　① 真正細菌ドメイン
　　　② プラスミド
　　　③ アグロバクテリウム
問2　① リボース
　　　② RNA ポリメラーゼ
　　　③ tRNA
問3　① c　　② d　e

問4　①　(ウ)　　②　(ア)
問5　①　(E)
　　　② 分子量：20,149　アミノ酸の種類：メチオニ
　　　　ン，セリン，ロイシン

〔出題者が求めたポイント〕

系統分類，バイオテクノロジー，タンパク質合成に関す
る問題。

問1　①細菌ドメインともいう。シアノバクテリア，乳
　　　酸菌，結核菌，コレラ菌などが含まれる。その他のド
　　　メインは古細菌ドメインと真核生物ドメインである。
　　　②染色体DNAとは独立して複製，増殖し次世代に遺
　　　伝する。生存に不可欠ではないが，細菌に薬剤耐性を
　　　与えるなどする。③土壌細菌の一種で，感染した植物
　　　細胞にプラスミドを導入する性質をもつ。植物の形質
　　　転換に用いられることがある。
問2　① DNA はデオキシリボースをもつ。② RNA 合
　　　成酵素。③トランスファー RNA。転移 RNA。特定
　　　のアミノ酸と結合し，mRNA のコドンに対応するア
　　　ンチコドンをもつ。
問4　①②合成された mRNA の長さから，転写は E か
　　　ら A に向けて進んでいることがわかる。原核生物で
　　　は合成された mRNA にリボソームが結合し，転写と
　　　翻訳を同時に進めていく。転写は DNA の部分で行わ
　　　れているのだから，mRNA は DNA に近い部分で新
　　　たに合成されている。すると，リボソームは DNA か
　　　ら離れた位置に結合し，DNA 側に向かって翻訳を進
　　　めることがわかる。したがって，タンパク質合成が最
　　　も進んでいるのは一番長い mRNA で DNA に近い(ウ)
　　　となり，最後にタンパク質合成が終わるのは mRNA
　　　に結合したばかりの(ア)となる。(エ)や(カ)は既にある程度
　　　タンパク質合成が進んでいる。
問5　①(E)から(A)の方向へ進むにつれて mRNA は
　　　長くなっているので，開始コドンは(E)に存在する。
　　　② AUGUCUCUCUCU…という配列が繰り返されて
　　　いるので，Met-Ser-Leu-Ser-Leu-…というアミノ
　　　酸配列がコードされていると考えられる。UC が 300
　　　回繰り返されるということは，600塩基すなわち 200
　　　アミノ酸に相当する。アミノ酸どうしがペプチド結合
　　　を形成する際には1分子の H₂O がとれることを考慮
　　　に入れて計算する。Met を除く 200 個のアミノ酸の
　　　うち，Ser が 100 個，Leu が 100 個であるから，分子
　　　量は，149＋105×100＋131×100－18×(201－1)＝
　　　149＋10,500＋13,100－3600＝20,149。

3

〔解答〕

問1　原口背唇部
問2　b
問3　形成体（オーガナイザー）

問4　①　名称：眼胞　由来：外胚葉
　　　②　始めにつくられるもの：c　次につくられる
　　　　　もの：a
　　　③　網膜
　　　④　桿体細胞　錐体細胞
　　　⑤　盲斑
問5　①　b
　　　②　b　c

〔出題者が求めたポイント〕
動物の発生，特にイモリの移植実験，眼の形成に関する
基礎的な問題。体腔について詳しい知識が必要。
問2　外胚葉が神経管に分化するのを誘導し，脊索に分
　　化した後，退化消失する。
問4　②③眼胞は眼杯に分化しつつ表皮の水晶体への分
　　化を誘導し，水晶体は表皮の角膜への分化と眼杯の網
　　膜への分化を誘導する。形成体の誘導の連鎖によって
　　器官形成が行われる。⑤盲斑では，視神経が網膜を貫
　　通しており視細胞が分布しないため，光を感受できな
　　い。
問5　①a．イモリもウニも全割をする。　c．ウニは
　　脊索を形成しない。　d．イモリもウニも肛門が先に，
　　口が後からできる後口動物（新口動物）である。②体壁
　　と内臓の間にある体液に満たされた空所を体腔と呼
　　ぶ。三胚葉性の動物に見られ，体腔が中胚葉性の細胞
　　に覆われたものを真体腔とよぶ。イモリとウニは中胚
　　葉性の原腸から体腔が形成される腸体腔である。ヤモ
　　リ(d)も腸体腔である。バッタ(b)とミミズ(c)の体腔は
　　中胚葉性の端細胞から形成される裂体腔である。カイ
　　メン(e)は胚葉が未分化，クラゲ(a)は二胚葉性であり，
　　どちらも体腔はない。プラナリア(f)は胞胚腔由来の体
　　腔をもつ原体腔で，ほとんど隙間のない無体腔である。
　　なお，現在はリボソームRNAによる系統解析の結果
　　から，体腔が必ずしも進化系統を反映していないと考
　　えられている。

4

〔解答〕
問1　a　c
問2　ウ．a　　エ．g　　オ．b
問3　植物は生産者として有機物を生産し，他の生物が
　　生息する空間構造を形成するため。
問4　①　日本ではどの地域でも降水量は十分なので，
　　　　　気温が植生に大きく反映されるため。
　　　②　常緑：照葉樹林　落葉：夏緑樹林
　　　③　常緑：c　落葉：b
問5　①　一次遷移
　　　②　極相(クライマックス)
　　　③　光が不十分な陽樹林の林床では，陽樹の幼木
　　　　　は生育できず，耐陰性が高い陰樹の幼木が生育
　　　　　し，しだいに陽樹が陰樹に置換するため。

〔出題者が求めたポイント〕
気候とバイオーム，植生と遷移に関する問題。論述問題

が含まれている。
問4　③a．ランの仲間は，草本である。　d．オリー
　　ブは硬葉樹林を代表する植物である。e．エゾマツは
　　針葉樹林を代表する。f．いわゆるアカシアは低木で
　　ある。
問5　①一次遷移のうちの乾性遷移でもある。問いは，
　　裸地から始まる…とあるので，二次遷移と区別するこ
　　とが意図されていると考えられる。

平成27年度

問　題　と　解　答

英　語

問題

27年度

第1期

1. 次の英文を読んで，設問に答えよ。

Palenque, perhaps the most beautiful of Maya ruins, represents the peak of Maya achievement. It also shows the amount of effort that could be gotten from engineers, artists, *stonemasons, and laborers. It showed the lengths to which the Maya people would go to honor a king.

Brilliant achievements, exciting revelations, and countless unsolved mysteries—these are the legacies left by the Maya. ₇Huge areas and dozens of key sites remain to be explored. There are always new projects, new digs, new studies, and new breakthroughs.

In 1962, a geologist working for an oil company in the jungle of Guatemala came across a group of ruins. He got in touch with Richard E. W. Adams, a young *archaeologist who was on a dig in another part of the country. At that time, all the two could do was to map the Rio Azul site, named for a river nearby. There was no money then to *excavate the ruins they had found.

Over the next twenty years thieves dug around the pyramids. They tunneled into them and even split them open to get at the treasures inside. The *looters *ransacked at least twenty-eight *tombs in this and the surrounding area. They *smuggled jewelry and other priceless objects into the United States, where the jewels were sold for huge sums of money. When Adams returned to Rio Azul in 1981, he heard about the looting. On one occasion he and another scientist surprised armed looters at work, but they all got away. Ever since that incident, Guatemalan government guards have remained on duty to prevent further looting.

When *artifacts are stolen and sold, all the valuable information they could provide is lost forever. Richard Adams and other archaeologists used this incident to convince Congress to pass a law. ₄They wanted to stop national treasures looted in other countries from being brought into the United States. The United States also signed an agreement that commits this country to recover and return stolen Guatemalan objects.

Meanwhile, Adams raised the money to begin digging the ruin in a race against the looters. The ancient city of Rio Azul was probably a small center under the control of the bigger city of Tikal, a few miles to the south. Rio Azul covers about four hundred and seventy acres and contains four major temple pyramids and smaller buildings. Adams and his team had been working on the site for several weeks in the spring of 1984. They were hoping to get as much done as possible before the rainy season began. Then on May 15, a worker's leg plunged through rock and dirt fill down through the roof of a secret chamber, a cave cut into the rock some thirteen feet below the surface of the ground. Hidden by a wing of a temple built on top of it, the cave had gone unnoticed by looters— and until then, by archaeologists as well.

「出典：PANORAMAS 1989」

stonemason(s)　石工	archaeologist　考古学者	excavate　〜を発掘する	looter(s)　略奪者
ransack(ed)　〜をくまなくさがす	tomb(s)　墓石	smuggle(d)　〜を密輸する	artifact(s)　工芸品

＜設問＞

A，C，D および F〜H について本文の内容に最も近いものを，それぞれ下の 1〜4 の中から一つずつ選び，番号で答えよ。B および E については，指示に従って答えよ。

A.　Palenque

　　1.　is thought to be the symbol of Maya ruins.
　　2.　represents the modern Maya culture.
　　3.　showed that the Maya people honored a king for a long time.
　　4.　shows the amount of effort by the Egyptian government.

B.　下線部アを和訳せよ。

C. Richard E. W. Adams

1. got information about a group of ruins in Guatemala by a geologist living near the Rio Azul River.

2. had no money to buy a lot of machines to dig the ground.

3. mapped the Rio Azul site, but was not interested in it.

4. was digging a part of Guatemala in 1962.

D. From 1962 to 1982, thieves

1. split the pyramids open to get the treasure found in Honduras.

2. took away treasures from twenty-eight and more tombs in the pyramids.

3. took jewelry and other invaluable objects out of the United States.

4. tunneled into pyramids to damage jewelry and other priceless objects.

E. 下線部イは何を指すか。本文中の単語 5 語で答えよ。

F. To stop further looting,

1. Guatemalan government guards remained off duty.

2. Richard Adams and a geologist failed to convince Congress to pass a law prohibiting the looters from smuggling national treasures into the United States.

3. The Rio Azul site was closed down.

4. The United States signed an agreement to recover and return stolen Guatemalan objects.

G. The ancient city of Rio Azul

1. contains 14 major temple pyramids and smaller buildings.

2. is located to the north of the bigger city of Tikal.

3. was definitely under the control of the city of Tikal.

4. was probably bigger than the city of Tikal.

H.　Adams and his team

    1.　asked a worker to find a cave thirteen feet below the surface of the ground.

    2.　had been working on the site for several weeks in the spring of 1962.

    3.　had enough money to begin digging the ruin in a race against the looters.

    4.　were hoping to get as much done as possible before the rainy season began.

2. 次の会話について，**A**～**E**の空所に入る最も適切な文を，それぞれ下の**1**～**10**の中から一つずつ選び，番号で答えよ。ただし同じものを二度使うことはできない。

Two college students are talking at the beginning of the school year. Mei is an exchange student.

Doug：When did you arrive here, Mei?

Mei　：(　**A**　) last week, was it? No—the week before last.

Doug：It's hard to remember?

Mei　：Yes. (　**B**　) I just finished unpacking a few days ago.

Doug：(　**C**　) Once I didn't unpack for a year.

Mei　：A year? (　**D**　)

Doug：No, I'm not. We moved to this area a few years ago. First we rented a house for a year. I never unpacked everything at that rented house. (　**E**　)

Mei　：That's a lot of moving around.

Doug：It sure is. My father changed jobs several times, so we moved around a lot.

「出典：TEAMWORK 1 1993」

　1.　I have a good memory.
　2.　I had jet lag for a week or so.
　3.　I'm serious.
　4.　I see...
　5.　Let's see...
　6.　That's not bad.
　7.　Then we moved to a new house.
　8.　Second, she will move to Japan.
　9.　You're kidding.
　10.　You look fine.

3. 次の英文を読んで，A ～ E の空所に入る最も適切な語をそれぞれ下の 1 ～ 4 の中から
一つずつ選び，番号で答えよ。

As the Internet expands the bounds of cyberspace, online media also claim a larger place in the world of political campaigns. First (　A　) as a new tool to sign up volunteers and solicit campaign contributions, the Internet is now an integral communications tool (　B　) candidates and the public.

Take social-networking sites such as MySpace and Facebook, (　C　) many U.S. presidential candidates took up residence for the 2008 race. Tom Anderson, a founder of MySpace, says that the site reaches people who might not follow political news through traditional media. "A MySpace profile could (　D　) their interest in ways they are used (　E　)," he says. "In the same way they learn about their friends, they could learn about a candidate."

「出典：SKETCHBOOK USA 2008」

A.	**1.** use	**2.** used	**3.** user	**4.** using
B.	**1.** bar	**2.** before	**3.** beside	**4.** between
C.	**1.** what	**2.** when	**3.** where	**4.** which
D.	**1.** examine	**2.** excite	**3.** exercise	**4.** experience
E.	**1.** at	**2.** in	**3.** of	**4.** to

4. 次の **A** ～ **E** の英文の下線部の語句の意味に最も近い語を，それぞれ下の **1** ～ **4** の中から
一つずつ選び，番号で答えよ。

A. Let me sum up the points we have discussed.

    1. describe   **2.** judge   **3.** see   **4.** summarize

B. When I was picked on at school, my brother always <u>stood up for</u> me.

    1. assisted   **2.** defended   **3.** despised   **4.** disguised

C. Tom was <u>taken on</u> as a partner in the law firm.

    1. fired   **2.** hired   **3.** relied   **4.** searched

D. He always <u>makes up</u> a likely excuse for being absent.

    1. complements   **2.** gathers   **3.** invents   **4.** shows

E. It seems difficult to <u>carry out</u> the project next month.

    1. complete   **2.** continue   **3.** discuss   **4.** implement

5. 次の **A ～ E** の空所に入る最も適切な語を，それぞれ下の **1 ～ 4** の中から一つずつ選び，番号で答えよ。

A. You should go to bed now in order (   ) you will be fresh in the morning.

    1. for   **2.** that   **3.** to   **4.** when

B. It is often said that necessity is the mother of (   )

    1. invasion   **2.** invention   **3.** investment   **4.** invitation

C. Taxi (   ) will be increased by about five percent.

    1. charges   **2.** costs   **3.** fares   **4.** fees

D. (   ) in simple English, this book is popular among students.

    1. Being   **2.** Having   **3.** Since   **4.** Written

E. When I was young, my grandmother (   ) often take me to the corn field.

    1. might   **2.** shall   **3.** should   **4.** would

6. 次の **A ～ E** の和文と英文の意味がほぼ同じになるように，それぞれ下の **1 ～ 5** を並べ替え，空所に入る単語の番号を正しい順にすべて記入せよ。

A. 手紙を出してしまってから，私は彼の住所が変わっていたことに気付いた。
No (　　) (　　) (　　) (　　) (　　) letter than I realized he'd changed his address.

　　1. had　　　**2.** I　　　　　**3.** mailed　　　　**4.** sooner　　**5.** the

B. ギャンブルにそんなにお金を使うとは，なんとおろかなんでしょう。
How foolish he (　　) (　　) (　　) (　　) (　　) money on gambling!

　　1. is　　　**2.** much　　　**3.** so　　　　　**4.** spend　　**5.** to

C. 彼と会うと必ずお兄さんを思い出す。
I (　　) (　　) (　　) (　　) (　　) his brother.

　　1. him　　**2.** never　　**3.** remembering　　**4.** see　　**5.** without

D. ジェインが娘を自慢するのももっともだ。
Jane (　　) (　　) (　　) (　　) (　　) her daughter.

　　1. be　　　**2.** may　　　**3.** of　　　　　**4.** proud　　**5.** well

E. ちょうど出かけようとしていた時にドアの呼び鈴が鳴った。
I (　　) (　　) (　　) (　　) (　　) the doorbell rang.

　　1. about　　**2.** leave　　**3.** to　　　　**4.** was　　**5.** when

数　学

問題

27年度

$$\boxed{第1期}$$

1. 次の $\boxed{}$ を埋めなさい。

問1　$6x^2+5xy+y^2-x-y-2$ を因数分解すると $(2x+\boxed{ア})(3x+\boxed{イ})$ となる。

問2　連立不等式 $\begin{cases} |x-3|<3 \\ x+5>4x-3 \end{cases}$ の解は $\boxed{ウ}<x<\boxed{エ}$ である。

問3　2次関数 $y=-2x^2+5x+1$ と x 軸の共有点の個数は $\boxed{オ}$ 個であり，共有点の座標は $\boxed{カ}$ である。

問4　2次関数 $y=x^2-4x-1\,(-1\leqq x\leqq 3)$ の値域は $\boxed{キ}\leqq y\leqq \boxed{ク}$ である。

問5　図のような，$AC=200$，$\angle C=30°$ である直角三角形 ABC において，$AB=\boxed{ケ}$，$BC=\boxed{コ}$ である。

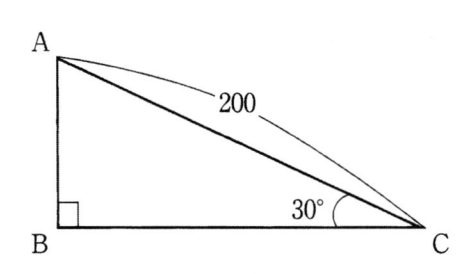

2. 次の 　　　 を埋めなさい。

問 1 $(x-2y)^6$ の展開式において，y^6 の係数は 　ア　，x^3y^3 の係数は 　イ　 である。

問 2 不等式 $x^2+3y^2 \geqq 2xy$ を変形すると （　ウ　$)^2+2y^2 \geqq 0$ となる。

不等式 $x^2+3y^2 \geqq 2xy$ で，等号が成り立つのは 　エ　 のときである。

問 3 2 次方程式 $x^2+4x+6=0$ の解は，$x=$ 　オ　 $\pm$ 　カ　 i である。ただし i は虚数単位である。

問 4 $\cos^2 \dfrac{3\pi}{8}$ の値は，　キ　 である。

問 5 方程式 $\log_3(2x-7)+\log_3(x-2)=2$ の解は，$x=$ 　ク　 である。

問 6 関数 $y=x^3-6x+1$ は $x=$ 　ケ　 で極大値 　コ　 をとる。

3. 図のような円に内接する四角形 ABCD において，AB＝3, BC＝3, CD＝1, DA＝2 である。
∠A＝θ とおくとき，次の問に答えなさい。

問1　△ABD に余弦定理を用いることにより，BD^2 を $\cos\theta$ を含む式で表しなさい。

問2　円周角と中心角の性質により，∠C を θ の式で表しなさい。

問3　$\cos\theta$ の値を求めなさい。

問4　この円の半径 R を求めなさい。

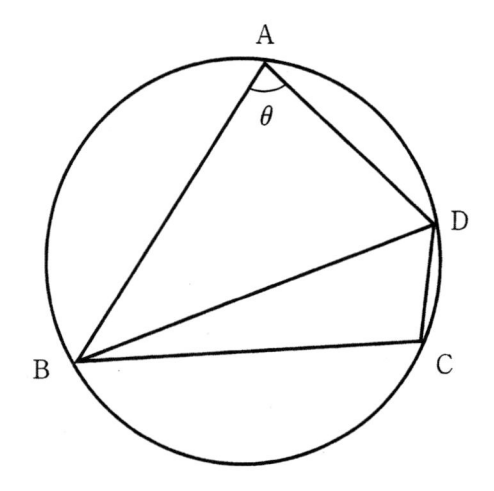

4. 2次関数 $y=ax^2+bx+c$ のグラフが3点 A$(1,2)$，B$(-2,-1)$，C$(-3,2)$ を通るとき，次の問に答えなさい。ただし，a，b，c は実数の定数とする。

問1 a，b，c を求めなさい。

問2 問1で得られた放物線のグラフをかき，線分 AC と放物線で囲まれた部分に斜線を引きなさい。

問3 問2の斜線部分の面積を求めなさい。

物　理

問題

27年度

$$\boxed{第 1 期}$$

1. 次の文 **A・B** の $\boxed{1}$ 〜 $\boxed{10}$ にあてはまる適切な数値を記入せよ。

A　なめらかな水平面の一直線上を進む小球 A（質量 0.20 kg，速さ 5.0 m/s）が静止している小球 B（質量 0.40 kg）に衝突した。小球の運動は直線上で行われるものとし，2 球の間のはね返り係数を 0.80 とする。

(1) 衝突前の小球 A の運動エネルギーは $\boxed{1}$ J である。

(2) 衝突前の小球 A の運動量は $\boxed{2}$ kg・m/s である。

(3) 衝突後の小球 A の速さは $\boxed{3}$ m/s である。

(4) 衝突後の小球 B の速さは $\boxed{4}$ m/s である。

(5) 2 球の運動エネルギーの和は $\boxed{5}$ J 減少する。

B　電圧 1.0×10^2 V の直流電源に抵抗 5.0 kΩ のニクロム線をつなぐ。

(1) ニクロム線に流れる電流は $\boxed{6}$ mA である。

(2) ニクロム線の電力は $\boxed{7}$ W である。

(3) ニクロム線に 10 分間電流を流したときに発生するジュール熱は $\boxed{8}$ J である。このジュール熱は，25℃，1.0×10^2 g の鉄（比熱 0.45 J/g・K）の温度を $\boxed{9}$ ℃上昇させることができる。

(4) 20℃，1.0×10^2 g の水（比熱 4.2 J/g・K）を 1.0×10^2 ℃の水にするのに要するエネルギーは，このニクロム線に $\boxed{10}$ s 電流を流すことに相当する。

2. 図のように，水平面上に置かれた表面がなめらかな階段がある。階段は水平であり，高さと幅はそれぞれ l 〔m〕となっている。この階段の一番上の A 段から，大きさの無視できる質量 m 〔kg〕の小球が初速 v_0 〔m/s〕で水平方向に飛び出した後の運動を観察した。小球は B 段ではね返り，B 段から高さ $\frac{l}{2}$ 〔m〕の S 点まで上昇した。空気抵抗は無視できるものとし，重力加速度を g 〔m/s^2〕，図の鉛直上向きを正として，次の問い（**問 1 ～ 6**）に答えよ。答えを導くのに必要な式・計算も記せ。

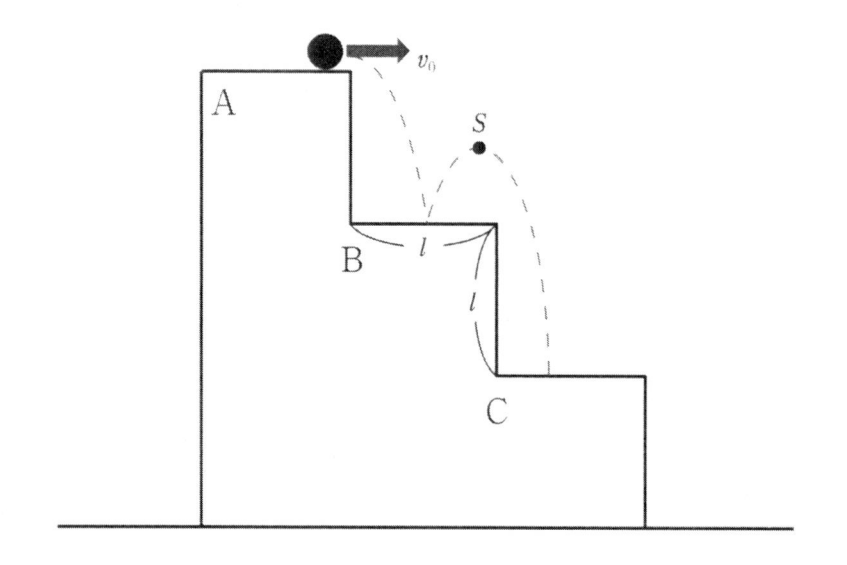

問1　小球が A 段を飛び出してから B 段に到達するまでに要する時間 t_{AB} を，g, l で表せ。

問2　B 段に衝突する直前の小球の鉛直方向の速さ v_B を，g, l で表せ。

問3　B 段に衝突した直後の小球の鉛直方向の速さ v'_B を，g, l で表せ。

問4　B 段と小球の間のはね返り係数 e を求めよ。

問5　小球が B 段に衝突してから，最高点 S に到達するまでに要する時間 t_{BS} を，g, l で表せ。

問6　小球が B 段ではね返ったあと，再び B 段に接することなく C 段に落下するための初速 v_0 の条件を求めよ。

3. 図のように 40.0 cm から 100.0 cm の範囲内で，長さを自由に変えることができる細い管がある。管の接合部分はなめらかで，管の内径は場所によらず一定であるとする。管の片側におんさを配置し，ある振動数で音を鳴らしながら管を 40.0 cm の長さからゆっくりと伸ばしたところ，管の長さが $l_1 = 48.8$ cm と $l_2 = 73.8$ cm の時に共鳴した。音速を 340 m/s として，次の問い（**問 1 〜 5**）に答えよ。答えを導くのに必要な式・計算も記せ。

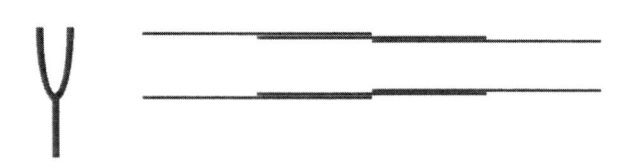

問 1 音の波長は何 cm か。

問 2 音の振動数は何 Hz か。

問 3 l_2 の次に共鳴するのは，管の長さが何 cm の時か。

問 4 管の長さが l_1 の時，管の中に出来る波の概形を描け。

問 5 管の長さが l_2 の時，管の中に出来る波の概形を描け。

4. 図のように $y > 0$ の領域 I には $+z$ 方向（紙面の裏から表へ）を向く磁束密度 $B_1 = 1.0 \times 10^{-3}$ T の一様な磁場（磁界）が存在し，$y < 0$ の領域 II には $-z$ 方向（紙面の表から裏へ）を向く磁束密度 $B_2 = 2.0 \times 10^{-3}$ T の一様な磁場（磁界）が存在している。荷電粒子（電荷 $q = +1.6 \times 10^{-19}$ C，質量 $m = 1.6 \times 10^{-27}$ kg）を点 O から y 軸の正の向きに速さ $v_1 = 2.0 \times 10^{5}$ m/s で打ち出す。荷電粒子の運動は $x - y$ 平面内で起こるものとする。

　円周率 $\pi = 3.14$ として，次の問い（**問 1～問 6**）に答えよ。また，答を導くのに必要な式・計算も記せ。

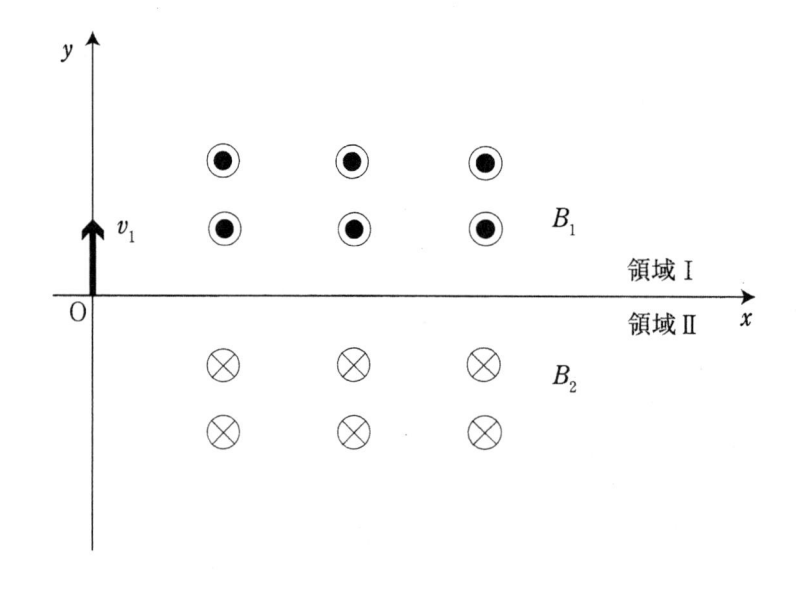

問 1　領域 I で荷電粒子に働く力の大きさ F_1 は何 N か。

問 2　打ち出された荷電粒子は，領域 I で円運動をする。円運動の半径 r_1 は何 m か。

問 3　領域 I で円運動をした荷電粒子が領域 I と II の境界面を通過する地点を点 A とする。点 O で打ち出した時刻を $t = 0.0$ s とすると，領域 I と II の境界面を荷電粒子が通過する時刻 T_1 は何 s か。

問 4　荷電粒子が領域 II に入射する速さ v_2 は何 m/s か。

問 5　領域 II に入射した荷電粒子は再び円運動をする。円運動の半径 r_2 は何 m か。

問 6　領域 II で円運動をした荷電粒子が再び領域 I に入射する地点を点 B とする。点 O で打ち出された荷電粒子が，点 B に到達するまでの荷電粒子の軌道を解答用紙のグラフに描け。また，縦軸，横軸の目盛を記入し，点 A と点 B も明記せよ。

化 学

問題

27年度

第1期

1. 以下の記述（1）〜（10）に該当する語句等を①〜⑤から1つ選び，解答欄に番号で答えなさい。

（1）メタン分子の形状：
   ① 正三角形, ② 正方形, ③ 正四面体形, ④ 三角錐形, ⑤ 四角錐形

（2）最適 pH が酸性領域の酵素：
   ① アミラーゼ, ② マルターゼ, ③ リパーゼ（すい液由来）, ④ ペプシン,
   ⑤ トリプシン

（3）Cu^{2+} 溶液に微量のアンモニア水を加えたときの溶液の色：
   ① 濃青色, ② 青白色, ③ 淡黄色, ④ 暗赤色, ⑤ 無色

（4）RNA に特異的な塩基：
   ① アデニン（A）, ② シトシン（C）, ③ グアニン（G）, ④ チミン（T）,
   ⑤ ウラシル（U）

（5）部分構造 −N＝N− を有する化合物の総称：
   ① 付加重合体, ② ビニル化合物, ③ ニトロ化合物, ④ フェノール類,
   ⑤ アゾ化合物

（6）鉛が塩酸に溶けない理由：
   ① イオン化傾向の差, ② 不動態の形成, ③ 難溶性塩の形成, ④ 黒さびの形成,
   ⑤ 酸化皮膜の形成

（7）アミロペクチンとの反応で溶液の色が赤紫色となる検出法：

① 銀鏡反応，② ヨウ素デンプン反応，③ キサントプロテイン反応，

④ ニンヒドリン反応，⑤ ビウレット反応

（8）絶対温度300K（ケルビン）に対応するセルシウス温度（単位：℃）：

① ゼロ，② 7，③ 17，④ 27，⑤ 37

（9）原子番号10の元素の価電子の個数：

① ゼロ個，② 2個，③ 4個，④ 6個，⑤ 8個

（10）粗銅から純度99％以上の銅を得る方法：

① 電解精錬，② 溶融塩電解，③ 転炉，④ 隔膜法，⑤ 接触法

2. 以下の質問に答えなさい。

分子式 $C_4H_{10}O$ のアルコールが 4 種類あり，A，B，C，D というラベルで識別されている。それぞれを適切な酸化剤で酸化したところ化合物 E，F，G を得た。さらにそれぞれを酸化したところ化合物 H，I を得た。一方，アルコール D，化合物 G はこれらの酸化反応では変化がみられなかった。

それらの結果を **表01** にまとめる。

表01：4種類のアルコールに対する酸化反応

	酸化		酸化	
アルコール A	→	化合物 E	→	化合物 H
アルコール B	→	化合物 F	→	化合物 I
アルコール C	→	化合物 G		
アルコール D				

機器分析の結果，アルコール A，およびアルコール C の炭素骨格は直鎖状であることが明らかとなった。

問01 ～ 04 アルコール A ～ D の構造式を書きなさい。ただし，例で示すように，構造は炭素骨格とヒドロキシ基とを価標で結ぶだけでよく，炭素原子に結合する水素原子は示す必要はない。

例　C-C-OH

問05 化合物 E ～ G の水溶液にヨウ素と水酸化ナトリウム水溶液を少量加えた。それらを加熱すると 1 種の化合物だけに黄色沈殿が認められた。この反応の名称を述べなさい。

問06 上記 **問05** に対応するのは，化合物 E ～ G のどれか。また，その構造式を示しなさい。ただし，構造は炭素骨格と官能基とを価標で結ぶだけでよい。

3. メタノールの燃焼に関する質問に答えなさい。

1　定義や算出法など

注目している化学物質の燃焼熱を結合エネルギーを出発点として算出する際には，熱化学方程式，生成熱，燃焼熱などの定義，および具体的な算出法を知る必要がある。

以下に示す4つの語句の定義，あるいは算出法を，語句欄に示す単語を1つ以上用いて2行以内で述べなさい。

問01　熱化学方程式の定義　＿＿＿＿＿＿＿＿＿＿＿＿＿＿＿＿＿＿

＿＿＿＿＿＿＿＿＿＿＿＿＿＿＿＿＿＿＿＿＿＿＿＿＿＿＿＿＿＿

問02　結合エネルギーの定義　＿＿＿＿＿＿＿＿＿＿＿＿＿＿＿＿

＿＿＿＿＿＿＿＿＿＿＿＿＿＿＿＿＿＿＿＿＿＿＿＿＿＿＿＿＿＿

問03　生成熱の具体的な算出法　＿＿＿＿＿＿＿＿＿＿＿＿＿＿＿

＿＿＿＿＿＿＿＿＿＿＿＿＿＿＿＿＿＿＿＿＿＿＿＿＿＿＿＿＿＿

問04　燃焼熱の定義　＿＿＿＿＿＿＿＿＿＿＿＿＿＿＿＿＿＿＿＿

＿＿＿＿＿＿＿＿＿＿＿＿＿＿＿＿＿＿＿＿＿＿＿＿＿＿＿＿＿＿

――――― 語句欄 ―――――

左辺，右辺，両辺，反応熱，成分元素，単体，原子間の結合，1mol，切断，生成物，反応物，結合エネルギー，生成熱，完全燃焼

2 メタノールの生成熱の算出（特にことわりのない限り正答は 1 つである。）

1) メタノールの生成熱を与える熱化学方程式

結合エネルギーを出発点としてメタノール(液)の生成熱を算出するには，対応した熱化学方程式を立てることが必要である。ここで，Q_f を生成熱とすれば，メタノール(液)の生成熱を与える熱化学方程式は，下記の式 (1) となる。

$$a\,C(黒鉛) + b\,H_2(気) + c\,O_2(気) = CH_3\text{–}OH(液) + Q_f \text{ kJ} \qquad 式 (1)$$

問 05 係数 a の値はどれか：(a) 0，(b) 1/2，(c) 1，(d) 3/2，(e) 2

問 06 係数 b の値はどれか：(a) 0，(b) 1/2，(c) 1，(d) 3/2，(e) 2

問 07 係数 c の値はどれか：(a) 0，(b) 1/2，(c) 1，(d) 3/2，(e) 2

2) 結合エネルギーとメタノールの生成熱

種々の化学結合の結合エネルギーを**表 02** に示す。ここで，黒鉛の昇華熱（原子化のエネルギー）を 715 kJ/mol とする。

表 02：種々の結合エネルギー（単位：kJ/mol）

黒鉛	715	C–H	412
H–H	436	C–O	360
O=O	498	O–H	463

熱化学方程式 (1) において，

問 08 左辺の結合エネルギーの総和を算出する式はどれか。3 つ選びなさい。

(a) 715×1，(b) 436×2，(c) $498 \div 2$，(d) 412×3，(e) 360×1，(f) 463×1

問 09 右辺の結合エネルギーの総和を算出する式はどれか。3 つ選びなさい。

(a) 715×1，(b) 436×2，(c) $498 \div 2$，(d) 412×3，(e) 360×1，(f) 463×1

3 メタノールの燃焼熱の算出（特にことわりのない限り正答は１つである。）

1) メタノールの燃焼熱を与える熱化学方程式

生成熱をもととしてメタノール(液)の燃焼熱を算出するには，先と同様に対応した熱化学方程式を立てることが必要である。ここで，Q_c を燃焼熱とすれば，メタノール(液)の燃焼熱を与える熱化学方程式は，下記の式 (2) となる。

$$CH_3-OH(液) + xO_2(気) = yCO_2(気) + zH_2O(液) + Q_c\,kJ \qquad 式\,(2)$$

炭素，酸素，および水素原子の両辺の係数に注目し，それらの係数を等式 (3)，(4)，(5) として示せば，

問 10 炭素原子に関する等式 (3) はどれか。

(a)，(b)，(c)，(d)，(e)

問 11 酸素原子に関する等式 (4) はどれか。

(a)，(b)，(c)，(d)，(e)

問 10 ～ 12 の選択肢：

(a) $1 = y$，(b) $1+2x = 2y + z$

(c) $4 = 2z$，(d) $x = y$，(e) $y = z$

問 12 水素原子に関する等式 (5) はどれか。

(a)，(b)，(c)，(d)，(e)

問 13 等式 (4) に等式 (3)，および等式 (5) を代入して得られる等式 (6) はどれか。

(a) $1+2x = 2y+z$，(b) $1+2x = 2+2$

(c) $x+2x = 2$，(d) $3x = 2+z$

注：x, y, z の正しい値を $x = \boxed{}$，$y = \boxed{}$，$z = \boxed{}$ として次ページにメモしなさい。

2）メタノールの燃焼熱

種々の化合物の生成熱を**表03**に示す。

表03：種々の物質の生成熱（単位：kJ/mol）

メタノール(液)	酸素(気)	二酸化炭素(気)	水(液)
239	0	394	286

$$CH_3\text{-}OH(液) + x\,O_2(気) = y\,CO_2(気) + z\,H_2O(液) + Q_c\,kJ \qquad 式 (2)$$

前ページのメモ ⟹ $x =$ ☐ , $y =$ ☐ , $z =$ ☐

問 14　熱化学方程式 (2) の左辺の生成熱の総和を算出する数値・式はどれか。2 つ選びなさい。

　　(a) 239，(b) 0，(c) 394，(d) 286，(e) 286 × 2

問 15　熱化学方程式 (2) の右辺の生成熱の総和を算出する数値・式はどれか。2 つ選びなさい。

　　(a) 239，(b) 0，(c) 394，(d) 286，(e) 286 × 2

問 16　メタノール(液)の燃焼熱 Q_c（単位：kJ）の値を算出しなさい。

生　物

問題　　　　27年度

$$\boxed{\text{第1期}}$$

1. 次の文章を読み，問1〜6に答えよ。

　すべての生物のからだは，細胞で構成されている。細胞は₁細胞膜によって包まれた構造で，内部には様々な₂細胞小器官とその間を満たす₃液状の成分が存在している。生物のうち，₄核を持たない細胞からなる生物を　ア　生物と呼び，核を持った細胞からなる生物を　イ　生物と呼ぶ。　イ　生物のうち，1つの細胞からできている生物を　ウ　生物と呼ぶが，多くの動植物は細胞が多数集まった　エ　生物である。　エ　生物では，同じような形，機能を持った細胞が集まって₅組織を形成している。

問1　　ア　〜　エ　に当てはまる語を下のa〜jから1つずつ選べ。なお，同じ記号には同じ語が入るものとする。
　　　a　原核　　　　b　原生　　　　c　真核　　　　d　真正　　　　e　多核
　　　f　単核　　　　g　娘細胞　　　h　多細胞　　　i　単細胞　　　j　母細胞

問2　下線1を構成する主要な成分は何か。下のa〜eから1つ選べ。
　　　a　核酸　　　b　リン脂質　　　c　ペクチン　　　d　コラーゲン　　　e　セルロース

問3　下線2のうち，植物細胞に存在し細胞内共生によって生じたと考えられているものを2つあげよ。また，それぞれの働きを下のa〜fから1つずつ選べ。
　　　a　酸素を利用してATPの合成を行う。
　　　b　光を利用して水の分解や有機物の合成を行う。
　　　c　染色体を含み，DNAの複製やRNAの合成を行う。
　　　d　細胞で作られた物質の，細胞外への分泌に関与する。
　　　e　mRNAの情報を読み取り，タンパク質の合成を行う。
　　　f　内部に細胞液を含み，アントシアニンなどの色素を含む。

問4　下線3を何と呼ぶか。また，その中で起こる反応（反応系）はどれか。下のa〜fから2つ選べ。
　　　a　解糖　　　　　b　光化学系Ⅱ　　　c　電子伝達系　　　d　クエン酸回路
　　　e　アルコール発酵　　　　　f　カルビン・ベンソン回路

問5 下線 4 はヒトにも存在する。これについて下の①〜②に答えよ。

① ヒトに存在するものは何か。

② ①と ア 生物との違いとして最も適切な説明はどれか。下の a 〜 e から1つ選べ。

   a ①には核膜が存在しないが， ア 生物には核膜が存在する。

   b ①には染色体が存在するが， ア 生物には染色体が存在しない。

   c ①には DNA が存在しないが， ア 生物には DNA が存在する。

   d ①には RNA が存在するが， ア 生物には RNA が存在しない。

   e ①にはタンパク質が存在しないが， ア 生物にはタンパク質が存在する。

問6 下線 5 について，以下の①〜③に答えよ。

① 哺乳類の皮膚表面をおおう細胞が密に詰まった組織を何と呼ぶか。

② 種子植物の茎や根の先端付近の細胞分裂がさかんな組織を何と呼ぶか。

③ 種子植物において，②と同じ性質をもち，先端以外にある組織を 1 つあげよ。

2. 次の文章を読み，問1〜6に答えよ。

　　動物は生活環境に応じて体液の成分や濃度を調節している。ヒトでは腎臓がその働きを受持ち，1日約 ア リットルの尿を排出している。尿の原料である血液は，毎分約1リットルが腎臓に流れ込む。腎臓は血液をろ過する イ と，₁ろ過された液を運ぶ ウ が，₂単位構造となって構成されている。 イ は微小な血管からなる エ とそれを包む オ から構成される。 ウ に注ぐ₁ろ過された液は尿の約 カ 倍になるが，ここで₃水や必要な成分は血液に戻される。この働きは₄ホルモンで調節されている。

問1 ア 〜 カ に当てはまる語を下のa〜jから1つずつ選べ。なお，同じ記号には同じ語が入るものとする。

　　a 1.5　　　　b 10　　　　c 15　　　　d 100　　　　e 1500
　　f 尿道　　　　g 腎小体　　　h 糸球体　　　i 細尿管　　　j ボーマンのう

問2 下線1の名称を答えよ。また，通常はろ過されないものはどれか。下のa〜eから2つ選べ。

　　a Na　　　b 血球　　　c 尿素　　　d グルコース　　　e タンパク質

問3 下線2を何と呼ぶか。また，ここでろ過される血しょうは1日何リットルになるか。なお，血液中の血しょうと血球の割合は55：45である。

問4 下線3の働きを何と呼ぶか。また，残った液が ウ の次に運ばれる部位はどこか。下のa〜eから1つ選べ。

　　a 腎う　　　b 腎門　　　c 輸尿管　　　d 集合管　　　e ぼうこう

問5 下線4のうち，下線3の水の調節に関わるホルモンは何か。また，そのホルモンはどこから分泌されるか。

問6 ホルモンを産生する内分泌腺が，外分泌腺と異なる点を説明せよ。

3. 次の文を読み，**問1～6**に答えよ。

　　被子植物の花芽の形成には $_1$日長と $_2$温度が関与する。光は　**1**　で感受され，そこで
つくられた $_3$花芽形成を促進する物質は維管束の　**2**　を通って分裂組織に運ばれる。
　　被子植物のめしべにある子房では　**ア**　の　**イ**　分裂によって胚のう細胞が生じ，
ウ　分裂によって中央部には　**エ**　個の　**オ**　が，周辺部には1個の　**カ**　，2
個の　**キ**　，3個の　**ク**　が形成される。一方，多数の　**ケ**　がおしべの薬(やく)にあり
イ　分裂によって1個の　**ケ**　からは　**コ**　個の花粉が生じる。柱頭についた花粉
は　**サ**　を伸ばし，その中には2個の　**シ**　が形成される。

問1　**1**　と　**2**　の部位の名称を答えよ。

問2　下線1について，花芽形成に必要な暗期の長さを何と呼ぶか。また，ある短日植物に，
　　暗期の途中で短時間の光照射を行うとこの植物は開花しなくなった。その理由を簡単
　　に説明せよ。

問3　下線2について，人為的に植物を一定期間低温に置いて花芽形成を促すことを何と呼
　　ぶか。

問4　下線3は植物ホルモンの1つである。その名称を答えよ。

問5　文中の　**ア**　～　**シ**　に当てはまる語を下の**a～s**から1つずつ選べ。なお，同
　　じ記号には同じ語が入るものとする。

a　1	b　2	c　3	d　4	e　核
f　極核	g　胚珠	h　胚乳	i　減数	j　花粉
k　反足細胞	l　助細胞	m　花粉管	n　卵細胞	o　体細胞
p　精細胞	q　花粉管核	r　花粉母細胞	s　胚のう母細胞	

問6　被子植物の受精の様式を何と呼ぶか。

4. 次の A, B に答えよ。

　A. 動物の染色体には，₁性の決定に関わる染色体と，₂それ以外の染色体が存在し，その数は生物ごとに決まっている。ユスリカ幼虫の唾腺染色体を観察すると，特定の位置に₃パフと呼ばれる膨らんだ構造が確認できる。また，₄幼虫の発生が進むにつれて染色体上のパフの位置は変化する。これについて次の**問 1 ～ 3** に答えよ。

問 1　下線 1，下線 2 をそれぞれ何と呼ぶか。また，ヒトの染色体数はいくつか。

問 2　下線 3 で起こっている現象として最も適切なものは何か。下の **a ～ e** から 1 つ選べ。
　　　　a　対合　　b　転写　　c　複製　　d　翻訳　　e　逆転写

問 3　下線 4 の原因として最も適切なものはどれか。下の **a ～ e** から 1 つ選べ。
　　　　a　発生が進むと染色体数が変化する。
　　　　b　発生が進むと遺伝子の位置が変化する。
　　　　c　発生が進むと異なる遺伝子が発現する。
　　　　d　発生が進むと異なる染色体が対合する。
　　　　e　発生が進むとタンパク質の量が増加する。

　B.　₁染色体上の遺伝子の位置はほぼ決まっており，1 つの染色体には複数の遺伝子が存在し連鎖している。連鎖している 2 つの遺伝子間では一定の割合で₂組換えが起こり，₃組換えを起こした配偶子の割合（組換え価）から，遺伝子同士の₄染色体上の相対的な位置関係を決めることができる。これについて次の**問 1 ～ 4** に答えよ。

問 1　下線 1 を図示したものを何と呼ぶか。

問 2　下の文章の　ア　～　ウ　に適切な語を記せ。
　　　　下線 2 は　ア　分裂の時，　イ　染色体の間で　ウ　が起こることで生じる。

問3　下線3が0%とはどのような状態か。簡単に説明せよ。

問4　連鎖している3つの遺伝子 X，Y，Z の組換え価は，X-Y 間で10%，X-Z 間で30%，Y-Z 間で40%であった。遺伝子 X に対する，遺伝子 Y，Z の下線4を下の図に記せ。ただし，1目盛りを組換え価10%とする。

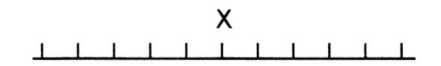

英　語

解答

27年度

① 〔解答〕

A.　1

B.　広大な地域と何十箇所もの重要遺跡はいまなお発掘されるのを待っている。

C.　4　D.　2

E.　Richard　Adams and other archaeologists

F.　4　G.　2　H.　4

〔設問の意味〕下線部が誤り

A.　パレンケは
1. マヤ遺跡のシンボルと思われている。
2. <u>現代のマヤ文化</u>を代表している。
3. マヤの人々が<u>長いあいだ</u>王を称えていることを示した。
4. <u>エジプト政府</u>による努力の総体を表している。

C.　リチャード・E・W・アダムズは
1. リオアズール川の近くに<u>住んでいる</u>ある地質学者から、グアテマラにある遺跡群についての情報を得た。
2. 土を掘るための<u>たくさんの機械</u>を買うお金がなかった。
3. リオアズールの地図を作ったが、<u>それには興味を持たなかった</u>。
4. 1962 年にグアテマラのある地域の発掘をしていた。

D.　1962 年から 1982 年まで泥棒は
1. <u>ホンジュラス</u>で見つかった宝を得るためにピラミッドを暴いた。
2. ピラミッド群の中の 28 以上の墓石から宝を持ち去った。
3. 宝石その他の貴重品を<u>アメリカ合衆国から</u>持ち去った。
4. 穴を掘ってピラミッドに入り込み、<u>宝石などの貴重品を傷つけた</u>。

F.　さらなる略奪を止めるために
1. グアテマラ政府の警備員はずっと<u>任務から外れている</u>。
2. リチャード・アダムズと<u>地質学者</u>は、略奪者たちが国の宝をアメリカ合衆国に密輸するのを禁止する法律を通すように、議会を<u>説得することができなかった</u>。
3. リオアズール遺跡は<u>閉鎖された</u>。
4. アメリカ合衆国は、盗まれたグアテマラの物を取り戻して返すための協定にサインした。

G.　古代都市リオアズールは
1. <u>14</u> の大きなピラミッド寺院とそれより小さな建物群を含んでいる。
2. もっと大きなティカルという都市の北に位置している。
3. <u>確実に</u>ティカルという都市の支配下にあった。
4. おそらくティカルという都市より<u>大きかった</u>。

H.　アダムズとそのチームは
1. 地表の下 13 フィートにある洞窟を見つけるように<u>ある作業員に頼んだ</u>。
2. <u>1962 年の春</u>数週間、遺跡で作業していた。
3. 略奪者たちに対抗して遺跡の発掘を始めるのに、<u>十分なお金があった</u>。
4. 雨季が始まる前にできるだけたくさんの作業をしたいと望んでいた。

〔全訳〕

　パレンケはおそらくマヤ遺跡の中でも最も美しいもので、マヤ文明の最高峰を表している。それはまた、技術者たち、芸術家たち、石工たち、そして作業した労働者たちによって注ぎ込まれた努力の総体を表してもいる。それはマヤの人々が王を称えるためにおこなったすべてのことを明らかにした。

　輝かしい業績、わくわくするような新発見、そして数限りない未解決のミステリー——これらはマヤによって残された遺産である。⑺広大な地域と何十箇所もの重要遺跡はいまなお発掘されるのを待っている。新たな計画、新たな発掘、新たな研究、新たな大発見が常にある。

　1962 年、グアテマラのジャングルである石油会社のために働いていた 1 人の地質学者が、一群の遺跡に遭遇した。彼はその国の別の場所で発掘を行っていた若き考古学者、リチャード・E・W・アダムズに連絡を入れた。その時二人が成し得たのはただ、近くの川の名前からとったリオアズールという遺跡の地図を作ることだけだった。その時彼らには、見つけた遺跡を発掘するお金がなかったのだ。

　それに続く 20 年以上の間に、泥棒がピラミッドのあたりを掘り起こした。彼らは穴を掘ってピラミッドの中に入り込み、内部の宝を手に入れるために中を暴くことさえした。略奪者たちは、ここ及び周辺の少なくとも 28 の墓石を嗅ぎ回った。彼らは宝石類などの貴重な物をアメリカ合衆国に密輸し、そこで売りさばいて巨額のお金を得た。アダムズは 1981 年にリオアズールに戻った時に、略奪のことを耳にした。ある時など彼ともうひとりの科学者は、武装した仕事中の略奪者たちを驚かせたこともあったが、彼らはみんな逃げ去った。この事件以降、グアテマラ政府の警備員が、さらなる略奪を防ぐために常時任務についている。

　工芸品が盗まれて売り払われると、それが与えてくれたかも知れない貴重な情報はすべて永遠に失われる。リチャード・アダムズや他の考古学者たちはこの事件を利用して、議会に対して法律を通すように説得した。彼らは他の国々で略奪された国家的財宝が、合衆国に持ち込まれるのを阻止したかったのだ。合衆国は、盗まれたグアテマラの品々を取り戻して返すという協定にサインをした。

　この間アダムズは、略奪者たちに対抗して発掘を始めるためにお金を集めた。おそらく古代都市リオアズール

は、南に数マイル行ったところにあるティカールという都市の支配下にある小さな中心地だったのだろう。リオアズールはおよそ 470 エーカーに及び、4 つの主要なピラミッド寺院とそれより小さな建物群を含んでいる。アダムズとそのチームは 1984 年の春に数週間この遺跡で発掘を行った。彼らは雨季が始まる前にできるだけたくさんの作業をしたいと望んでいた。そして 5 月 15 日、ひとりの作業員の脚が岩と土くれを突き抜け、秘密の部屋の屋根を踏み抜いた。これは地表から 13 フィートくらい下の岩に穿たれた洞窟であった。その上に造られていた寺院の翼に隠れていたので、洞窟は略奪者に気づかれることなく、そしてその時まで考古学者たちにも気づかれることなくきたのだった。

2

〔解答〕

(A) 5　(B) 2　(C) 6　(D) 9　(E) 7

〔全訳〕

年度初めに 2 人の大学生が話している。メイは交換学生である。

ダグ：ここにはいつ着いたの、メイ？

メイ：（　A　）先週、かな？　いえ、その前の週だわ。

ダグ：思い出すのが難しいの？

メイ：ええ。（　B　）2、3 日前に荷物を解いたばかりなの。

ダグ：（　C　）僕は前に 1 年間解かなかったことがある。

メイ：1 年間？　（　D　）

ダグ：いいや。僕たちはこの地域に 2、3 年前に引っ越してきたんだ。最初は 1 年間家を借りた。その借家では僕は一度も荷物を取り出さなかった。（　E　）

メイ：引っ越しが多いのね。

ダグ：確かにそうだ。僕の父は何回も仕事を変えたから、僕たちは引っ越しが多かったんだよ。

1. 記憶力がいい。
2. 1 週間くらい時差ボケだった。
3. 本気だ。
4. わかる。
5. ええーとね…
6. 悪い方じゃない。
7. それから新しい家に引っ越した。
8. 次に彼女は日本に移った。
9. 冗談でしょ。
10. 元気そうだ。

3

〔解答〕

(A) 2　(B) 4　(C) 3　(D) 2　(E) 4

〔全訳〕

インターネットがサイバースペースの境界を拡げたので、オンラインメディアも政治キャンペーンの世界でよ

り大きな場所を占めるようになっている。インターネットは、最初はボランティアを募ったり運動への寄付を呼びかけたりするための新しいツールとして(A)使われたが、今や候補者と選挙民(B)の間の欠かすべからざるコミュニケーションツールとなっている。

MySpace や Facebook のなどのようなソーシャルネットワーキングサービスを取り上げてみると、(C)そこには多くの大統領候補者たちが 2008 年の大統領選のために場所を持っていた。MySpace の創設者トム・アンダーソンは、このサイトは、従来のメディアからは政治のニュースを得ないかもしれない人々に届くのだと言っている。「MySpace のプロフィールは人々が(E)慣れ親しんでいるやり方で興味を(D)呼び起こすかもしれません。人々は友人たちについて知るのと同じ方法で、候補者についても知ることができるのです。」

4

〔解答〕

(A) 4　(B) 2　(C) 2　(D) 3　(E) 4

〔英文の意味〕

A. 私たちが話し合ってきたポイントを要約してみます。

B. 私が学校でいじめられたとき、兄はいつも私を守ってくれた。

C. トムはその法律事務所にパートナーとして雇われた。

D. 彼はいつも欠席のもっともらしい言い訳をでっちあげる。

E. 来月そのプロジェクトを実行するのは難しいようだ。

5

〔解答〕

(A) 2　(B) 2　(C) 3　(D) 4　(E) 4

〔英文の意味と解法のヒント〕

A. 朝リフレッシュするためにもう寝なさい。

　　in order that 節で「～するために（目的）」

B. 必要は発明の母とよく言われる。

　　1. invasion（侵略）　　2. invention（発明）

　　3. investment（投資）　　4. invitation（招待）

C. タクシー料金は約 5 パーセント上がるだろう。

　　乗り物の運賃は fare

D. この本は易しい英語で書かれているので学生たちに人気がある。

　　受動態の分詞構文なので過去分詞で始まる。

E. 私が小さいとき、祖母はよく私をとうもろこし畑に連れて行った。

　　would often ～「よく～したものだ（過去の習慣）」

6

〔解答〕

(A) 4-1-2-3-5

(B) 1-5-4-3-2

(C) 2-4-1-5-3

(D) 2-5-1-4-3

(E) 4-1-3-2-5

〔完成した英文と解法のヒント〕

A. No <u>sooner had I mailed the</u> letter than I realized he'd changed his address.

「～するとすぐに…した」no sooner had ～ than …

B. How foolish he <u>is to spend so much</u> money on gambling!

「～するなんて、なんて…だろう」How … to 不定詞 ～

C. I <u>never see him without remembering</u> his brother.

「…すると必ず～する」not[never] … without ～ing

D. Jane <u>may well be proud of</u> her daughter.

「～するのももっともだ」may well ～

E. I <u>was about to leave when</u> the doorbell rang.

「～しようとする」be about to ～

数　学

解答

27年度

①

〔解答〕

問1　(ア)　$y+1$　　(イ)　$y-2$

問2　(ウ)　0　　(エ)　$\dfrac{8}{3}$

問3　(オ)　2　　(カ)　$\left(\dfrac{5-\sqrt{33}}{4},\ 0\right),\ \left(\dfrac{5+\sqrt{33}}{4},\ 0\right)$

問4　(キ)　-5　　(ク)　4

問5　(ケ)　100　　(コ)　$100\sqrt{3}$

〔出題者が求めたポイント〕

問1　2次の部分を因数分解して，たすきがけで考える。

問2　$|y|<a(a>0)$ のとき，$-a<y<a$

問3　$y=0$ として解く。

問4　y を x について平方完成させる。

問5　$AB=AC\sin\angle C$，$BC=AC\sin\angle C$

〔解法のプロセス〕

問1　$(2x+y)(3x+y)-x-y-2$

$\begin{array}{ll} 2x+y & 1=3x+y \\ 3x+y & -2=\underline{-4x-2y} \\ & \underline{-x-y} \end{array}$

$=(2x+y+1)(3x+y-2)$

問2　$|x-3|<3$　より　$-3<x-3<3$

よって，$0<x<6$ …①

$x+5>4x-3$　より　$8>3x$

よって，$\dfrac{8}{3}>x$　……②

①，②の共通範囲より　$0<x<\dfrac{8}{3}$

問3　$-2x^2+5x+1=0$　より　$2x^2-5x-1=0$

$x=\dfrac{5\pm\sqrt{33}}{4}$　よって，x 軸との共有点は2個

座標は，$\left(\dfrac{5-\sqrt{33}}{4},\ 0\right),\ \left(\dfrac{5+\sqrt{33}}{4},\ 0\right)$

問4　$y=(x-2)^2-4-1=(x-2)^2-5$

$x=-1$ のとき，$y=(-3)^2-5=4$

$x=3$ のとき，$y=1^2-5=-4$

従って，$-5\leqq y\leqq 4$

問5　$AB=200\sin30°=200\cdot\dfrac{1}{2}=100$

$BC=200\cos30°=200\cdot\dfrac{\sqrt{3}}{2}=100\sqrt{3}$

②

〔解答〕

問1　(ア)　64　　(イ)　-160

問2　(ウ)　$x-y$　　(エ)　$x=0,\ y=0$

問3　(オ)　-2　　(カ)　$\sqrt{2}$

問4　(キ)　$\dfrac{2-\sqrt{2}}{4}$　　　　問5　(ク)　5

問6　(ケ)　$-\sqrt{2}$　　(コ)　$4\sqrt{2}+1$

〔出題者が求めたポイント〕

問1　$(a+b)^n=\displaystyle\sum_{r=0}^{n}{}_n C_r a^r b^{n-r}$

$a=x$，$b=-2y$ で考える。

問2　右辺を左辺に移項して，左辺 x について平方完成させる。

$a^2+b^2=0$ のとき，$a=b=0$

問3　解の公式を用いる。$\sqrt{-a}=\sqrt{a}\,i$

問4　$\cos^2\theta=\dfrac{1}{2}(1+\cos2\theta)$

問5　真数正より，x の値の範囲を求めておく。

$\log_c M+\log_c N=\log_c MN$

$\log_c a=r\iff a=c^r$

問6　微分して，増減表をつくる。

〔解法のプロセス〕

問1　$(x-2y)^6=\displaystyle\sum_{r=0}^{6}{}_6 C_r x^r(-2y)^{6-r}$

$r=0$ のとき，${}_6 C_0(-2y)^6=1\cdot2^6 y^6=64y^6$

従って，64

$r=3$ のとき，${}_6 C_3 x^3(-2y)^3=20\cdot(-2)^3 x^3 y^3$

よって，$-160x^3 y^3$　従って，-160

問2　$x^2-2xy+3y^2\geqq0$　より　$(x-y)^2+2y^2\geqq0$

等号が成り立つのは，$x-y=0,\ y=0$

従って，$x=0,\ y=0$

問3　$x^2+4x+6=0$　より

$x=-2\pm\sqrt{4-6}=-2\pm\sqrt{2}\,i$

問4　$\cos^2\dfrac{3\pi}{8}=\dfrac{1}{2}\left(1+\cos\dfrac{3\pi}{4}\right)=\dfrac{1}{2}\left(1-\dfrac{1}{\sqrt{2}}\right)$

$=\dfrac{1}{2}\left(1-\dfrac{\sqrt{2}}{2}\right)=\dfrac{2-\sqrt{2}}{4}$

問5　真数正より　$2x-7>0,\ x-2>0$

よって，$x>\dfrac{7}{2}$…①

$\log_3(2x-7)(x-2)=2$

よって，$(2x-7)(x-2)=3^2$

$2x^2-11x+5=0$　より　$(2x-1)(x-5)=0$

①より　$x=5$

問6　$y' = 3x^2 - 6 = 3(x + \sqrt{2})(x - \sqrt{2})$

x		$-\sqrt{2}$		$\sqrt{2}$	
y'	$+$	0	$-$	0	$+$
y	↗		↘		↗

よって，$x = -\sqrt{2}$ のとき極大となり，極大値は，
$y = -2\sqrt{2} + 6\sqrt{2} + 1 = 4\sqrt{2} + 1$

3

〔解答〕

問1　$13 - 12\cos\theta$　　問2　$\angle C = 180° - \theta$

問3　$\dfrac{1}{6}$　　問4　$\dfrac{3\sqrt{385}}{35}$

〔出題者が求めたポイント〕

問1　$BD^2 = AB^2 + AD^2 - 2AB \cdot AD \cos\angle A$

問2　$\angle A + \angle C = 180°$

問3　$\cos(180° - \theta) = -\cos\theta$
　　　$BD^2 = CB^2 + CD^2 - 2CB \cdot CD \cos\angle C$
　　　問1の BD^2 に等しいとして，$\cos\theta$ を求める

問4　BD，$\sin\theta$ を求める。

$$2R = \frac{BD}{\sin\angle A}$$

〔解法のプロセス〕

問1　$BD^2 = 3^2 + 2^2 - 2 \cdot 3 \cdot 2 \cos\theta$
　　　　　　$= 13 - 12\cos\theta$

問2　$\angle C = 180° - \theta$

問3　$\cos\angle C = \cos(180° - \theta) = -\cos\theta$
　　　$BD^2 = 3^2 + 1^2 - 2 \cdot 3 \cdot 1 \cdot (-\cos\theta)$
　　　　　　$= 10 + 6\cos\theta$
　　　よって，$13 - 12\cos\theta = 10 + 6\cos\theta$
　　　$3 = 18\cos\theta$　　従って，$\cos\theta = \dfrac{3}{18} = \dfrac{1}{6}$

問4　$BD^2 = 13 - 12 \cdot \dfrac{1}{6} = 11$　　∴ $BD = \sqrt{11}$

$$\sin\theta = \sqrt{1 - \left(\frac{1}{6}\right)^2} = \sqrt{\frac{35}{36}} = \frac{\sqrt{35}}{6}$$

$$2R = \frac{\sqrt{11}}{\frac{\sqrt{35}}{6}} = \frac{6\sqrt{11}}{\sqrt{35}}$$

従って，$R = \dfrac{3\sqrt{11}}{\sqrt{35}} = \dfrac{3\sqrt{385}}{35}$

4

〔解答〕

問1　$a = 1$, $b = 2$, 　$c = -1$

問2　（解法のプロセス参照）

問3　$\dfrac{32}{3}$

〔出題者が求めたポイント〕

問1　A, B, C, を通ることより，x, y に代入し，3つの方程式をつくり，連立方程式でa, b, cを求める。

問2　平方完成して，グラフを描く。与えられた点を通るので座標を書き入れる。

問3　定積分で面積を求める。

〔解法のプロセス〕

問1　点 A を通るので，$a + b + c = 2$　　……①
　　　点 B を通るので，$4a - 2b + c = -1$　……②
　　　点 C を通るので，$9a - 3b + c = 2$　　……③
　　　③−①より　$8a - 4b = 0$　より　$b = 2a$
　　　②−①より　$3a - 3b = -3$　より　$a - b = -1$
　　　$a - 2a = -1$　よって，$a = 1$, $b = 2$
　　　①に代入，$1 + 2 + c = 2$　より　$c = -1$
　　　従って，$a = 1$, $b = 2$, $c = -1$

問2　$y = x^2 + 2x - 1 = (x + 1)^2 - 2$

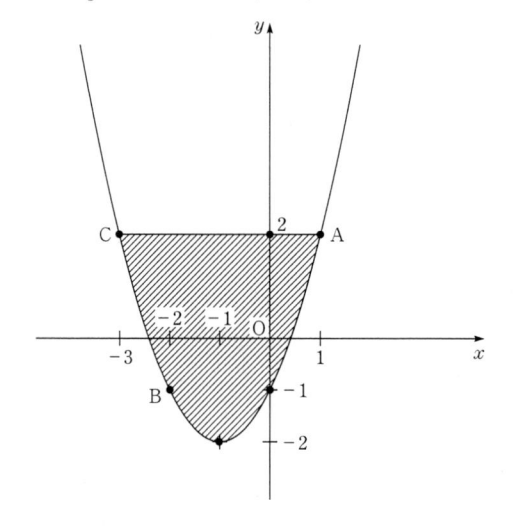

問3　$2 - (x^2 + 2x - 1) = -x^2 - 2x + 3$

$$\int_{-3}^{1} (-x^2 - 2x + 3)dx = \left[-\frac{1}{3}x^3 - x^2 + 3x \right]_{-3}^{1}$$

$$= \left(-\frac{1}{3} - 1 + 3 \right) - \left(+\frac{27}{3} - 9 - 9 \right)$$

$$= \frac{5}{3} + 9 = \frac{32}{3}$$

物　理

解答　27年度

1

〔解答〕

① 2.5　② 1.0　③ 1.0　④ 3.0　⑤ 0.60

⑥ 20　⑦ 2.0　⑧ 1.2×10^3　⑨ 27

⑩ 1.68×10^4

〔出題者が求めたポイント〕

運動量と衝突　電流とジュール熱

〔解答のプロセス〕

A(3)(4)　$0.2 \times 5.0 = 0.20V_A + 0.40V_B$

　　$-0.8 \times 5.0 = V_A - V_B$　を解く

B(2)　$P = IV = 20 \times 10^{-3} \times 1.0 \times 10^2 = 2.0w$

(3)　$P = IVt = 2.0 \times 10 \times 60 = 1.2 \times 10^3 J$

　　$1.2 \times 10^3 = 1.0 \times 10^2 \times 0.45 \times \Delta t$　$\Delta t = 25.66$

(4)　$1.0 \times 10^2 \times 4.2 \times (1.0 \times 10^2 - 20) = 2.0 \times t$

　　$t = 16800s$

2

〔解答〕

問 1　$\sqrt{\dfrac{2l}{g}}$ 〔s〕　問 2　$\sqrt{2gl}$ 〔m/s〕　問 3　$\sqrt{gl}$ 〔m/s〕

問 4　$\dfrac{\sqrt{2}}{2}$　問 5　$\sqrt{\dfrac{l}{g}}$ 〔s〕

問 6　$\left(1 - \dfrac{\sqrt{2}}{2}\right)\sqrt{gl} \leqq V_0 < \dfrac{\sqrt{2}}{2}\sqrt{gl}$

〔出題者が求めたポイント〕

水平投射　衝変

〔解答のプロセス〕

問 1　$l = \dfrac{1}{2}gt_{AB}^2$　より　$t_{AB} = \sqrt{\dfrac{2l}{g}}$

問 2　$V_B = gt_{AB} = \sqrt{2gl}$

問 3　$V'_B = \sqrt{2g \times \dfrac{l}{2}} = \sqrt{gl}$

問 4　$e = \dfrac{\sqrt{gl}}{\sqrt{2gl}} = \sqrt{\dfrac{1}{2}}$

問 5　$t_{BS} = \dfrac{\sqrt{gl}}{g} = \sqrt{\dfrac{l}{g}}$

問 6　B 段にはじめに当たる条件は

　　$V_0 < t_{AB} < l$

　　$\therefore V_0 < \dfrac{\sqrt{2}}{2}\sqrt{gl}$

　　次に再び B 段に当たらない条件は

　　$t_{AB} + 2t_{BS} = (\sqrt{2} + 2)\sqrt{\dfrac{l}{g}}$

　　各件を満たすには　$V_0 \times (\sqrt{2} + 2)\sqrt{\dfrac{l}{g}} > l$

　　$\therefore V_0 > \dfrac{l}{\sqrt{2}+2}\sqrt{\dfrac{g}{l}} = \left(1 - \dfrac{\sqrt{2}}{2}\right)\sqrt{gl}$

3

〔解答〕

問 1　50.0cm　問 2　780Hz　問 3　98.8cm

〔出題者が求めたポイント〕

開口端の気柱共鳴

〔解答のプロセス〕

問 1　$l_2 - l_1 = \dfrac{\lambda}{2}$　$\therefore \lambda = 2(l_2 - l_1) = 2 \times 25.0 = 50.0$

問 2　$f = \dfrac{v}{\lambda} = \dfrac{340}{0.50} = 78.0$

問 3　$l_2 + \dfrac{\lambda}{2} = 73.8 + 25.0 = 98.8$

問 4　開口端補正があると考えて 2 倍振動ができている。

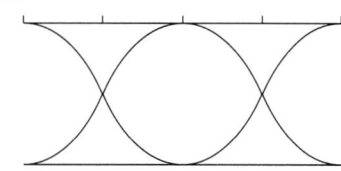

問 5　3 倍振動ができている。

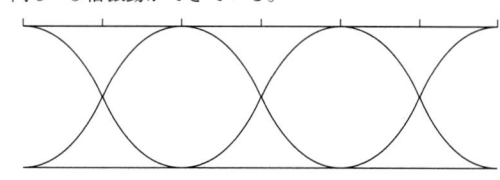

4

〔解答〕

問 1　3.2×10^{-17}N　問 2　2.0 m　問 3　$3.14 \times 10^{-5}s$

問 4　2.0×10^5 m/s　問 5　1.0 m

問 6

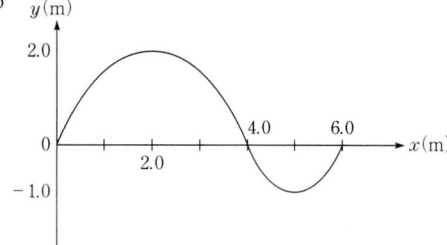

〔出題者が求めたポイント〕

磁場内でローレンツ力を受ける荷電粒子の運動

〔解答のプロセス〕

問 1　$F_1 = qV_1B_1$

問 2　$qV_1B_1 = \dfrac{mV_1^2}{r_1}$　$\therefore r_1 = \dfrac{mV_1}{qB_1}$

問 3　$T_1 = \dfrac{\pi r_1}{V_1}$

問 4　等速円運動している　$V_2 = V_1$

問 5　$r_2 = \dfrac{mV_2}{qB_2} = \dfrac{1}{2} r_1$

化 学

解答 27年度

1

〔解答〕

(1) ③　(2) ④　(3) ②　(4) ⑤　(5) ⑤　(6) ③
(7) ②　(8) ④　(9) ①　(10) ①

〔出題者が求めたポイント〕

常識的な化学上の知識を問う問題

〔解答のプロセス〕

(1)　メタン分子の構造は，正四面体

(2)　ペプシンの最適 pH は 2 付近なので，酸性で働く。
　アミラーゼ(pH7)，マルターゼ(pH6)，
　リパーゼ(pH8)，トリプシン(pH8)

(3)　Cu^{2+} に少量のアンモニア水を加えた時は，青白色
　沈澱が生成するが，多量のアンモニア水では濃青色溶
　液となり，溶解する。
$$NH_3 + H_2O \longrightarrow NH_4^+ + OH^- \quad :塩基性$$
$$Cu^{2+} + 2OH^- \longrightarrow Cu(OH)_2(青白色沈澱) \cdots(答)$$
$$Cu(OH)_2 + 4NH_3 \longrightarrow [Cu(NH_3)_4]^{2+} + 2OH^-$$

(4)　RNA は DNA のチミンの代わりにウラシルが塩基
　となっている。

(5)　アゾ化合物という。

(6)　Pb は難溶性の塩(塩化鉛(Ⅱ))ができるため，水素
　よりイオン化傾向は大きいが，HCl とは反応しない。
　硫酸でも不溶性の塩(硫酸鉛(Ⅱ))が生成するために反
　応しない。

(7)　アミロペクチンはデンプンの一種で，枝分かれの
　構造を持つため I_2 で赤紫色に発色する。直鎖状のデ
　ンプンのアミロースは青色に発色する。

(8)　K(ケルビン温度，絶対温度)＝℃(摂氏温度)＋273
　　300 K＝27℃＋273

(9)　原子番号 10 は希ガスの Ne。電子配置は K(2)L(8)
　で，閉殻となっているので，価電子数は 0。

(10)　粗銅から純銅を得るには電解精錬法を用いる。

2

〔解答〕

問 01 ～問 04.　A：C－C－C－C－OH
B：C-C-C-OH　　　C：C-C-C-C
　　　｜　　　　　　　　　｜
　　　C　　　　　　　　　OH
D：　　C
　　　｜
　　C-C-OH
　　　｜
　　　C

問 05.　ヨードホルム反応
問 06.　G が反応する。
　G：C-C-C-C
　　　　　‖
　　　　　O

〔出題者が求めたポイント〕

アルコールの異性体に関する基礎的な問題

〔解答のプロセス〕

問 01 ～問 04.（アルコールの酸化過程）

第一級アルコールはアルデヒドを経てカルボン酸とな
る。(R：アルキル基)
$$RCH_2OH \longrightarrow (酸化，-2H) \longrightarrow RCHO$$
　　　　　　　　　　　　　　　　　　：アルデヒド
$$\longrightarrow (酸化，+O) \longrightarrow RCOOH：カルボン酸$$
第二級アルコールはケトンを生成し，それ以上は酸化
されない。
$$R_1CH(OH)R_2 \longrightarrow (酸化，-2H) \longrightarrow R_1COR_2$$
　　　　　　　　　　　　　　　　　　　：ケトン

第三級アルコールは酸化されない。

　　　　　　　R_1
　　　　　　　｜
　　　R_2-C-OH　→酸化されない。
　　　　　　　｜
　　　　　　　R_3

これらの条件を考えると，C_4H_9OH は次のようになる。
A：直鎖状第一級アルコール
　$CH_3CH_2CH_2CH_2OH$
B：枝分かれした第一級アルコール
　$CH_3CH(CH_3)CH_2OH$
C：第二級アルコール
　$CH_3CH(OH)CH_2CH_3$
D：第三級アルコール
　$(CH_3)_3COH$

A の酸化：$CH_3CH_2CH_2CH_2OH \longrightarrow (酸化，-2H)$
　　　　$\longrightarrow E：CH_3CH_2CH_2CHO$　：アルデヒド
　　　$\longrightarrow (酸化，+O)$
　　　　　　$\longrightarrow H：CH_3CH_2CH_2COOH$　：カルボン酸
B の酸化：$CH_3CH(CH_3)CH_2OH \longrightarrow (酸化，-2H)$
　　　　$\longrightarrow F：CH_3CH(CH_3)CHO$　：アルデヒド
　　　$\longrightarrow (酸化，+O)$
　　　　　$\longrightarrow I：CH_3CH(CH_3)COOH$　：カルボン酸
C の酸化：$CH_3CH(OH)CH_2CH_3 \longrightarrow (酸化，-2H)$
　　　　$\longrightarrow G：CH_3COCH_2CH_3$：ケトン

問 05.　ヨードホルム CHI_3(黄色沈澱)
問 06.　ヨードホルム反応は CH_3CO-,
　$CH_3CH(OH)-$の原子団に特有の反応である。
　G がその構造を持つ。

3

〔解答〕

〔1〕問 01.　左辺に反応物,右辺に生成物と反応熱を書き,
　　左辺と右辺を等号で結んだ化学反応式のこと。反応
　　物や生成物の係数は物質量を表す。

問 02.　1 mol の原子間の結合を切断するのに必要なエ
　　ネルギー。

問 03.　生成物 1 mol 当たりの結合エネルギーの総和
　　から，その物質の成分元素の単体の結合エネルギー
　　の総和を引いた値。

問 04.　物質 1 mol を完全燃焼させたときに発生する
　　　熱量。
〔2〕1)　問 05. (c)　問 06. (e)　問 07. (b)
　　2)　問 08. (a)，(b)，(c)　問 09. (d)，(e)，(f)
〔3〕1)　問 10. (a)　問 11. (b)　問 12. (c)
　　　　問 13. (b)
　　2)　問 14. (a)，(b)　問 15. (c)，(e)
　　　　問 16.　727 (kJ/mol)

〔出題者が求めたポイント〕
熱化学方程式に関する基本的な問題

〔解答のプロセス〕
〔1〕問 01.　化学反応式は物質の量的な関係(比)を表し
　　　ているが，熱化学方程式は反応熱を書くことにより，
　　　その物質の量(mol)を表している。
$$C + O_2 \longrightarrow CO_2$$
　　　これは，C，O_2 と CO_2 が物質量比 1:1:1 で反応，
　　　生成することだけを意味しているが，
$$C + O_2 = CO_2 + 394 \text{ kJ/mol}$$
　　　これは 1 mol の C と，1 mol の O_2 が反応し，1 mol
　　　の CO_2 が生成し，そのとき発生する反応熱は 394 kJ
　　　であることを意味している。
　　問 02.　$H_2 = 2H - 436$ kJ
　　　H-H の結合を切断するためのエネルギー。吸熱反
　　　応である。
　　問 03.　物質 1 mol が，成分元素の単体から生成する
　　　反応熱を生成熱という。
　　問 04.　物質 1 mol が完全燃焼するときの反応熱を燃
　　　焼熱という。
〔2〕1)　問 05.　$aC + bH_2 + cO_2 = CH_3\text{-}OH + Q_f$kJ
　　　反応式の係数は，左右の原子の数を同じにすると，
$$C + 2H_2 + (1/2)O_2 = CH_3OH$$
　　　問 05.　係数 $a = 1 = $ (c)　…選択肢
　　　問 06.　係数 $b = 2 = $ (e)　…選択肢
　　　問 07.　係数 $c = 1/2 = $ (b)…選択肢
　　　(構造式)
$$C + 2(H\text{-}H) + (1/2)(O=O)$$

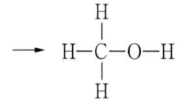

　　　問 08.　左辺の結合エネルギー E の和
　　　(a)　C(黒鉛) = C(原子状)　E = 715 (kJ)
　　　(b)　2(H-H) = 4H　　E = 436×2 (kJ)
　　　(c)　(1/2)(O=O) = O　E = (498÷2) (kJ)
　　　(a) + (b) + (c)の合計 = 1836 (kJ)
　　　問 09.　右辺の結合エネルギー
　　　(d)　3(C-H)　E = 412×3 (kJ)
　　　(e)　(C-O)　E = 360×1 (kJ)
　　　(f)　(O-H)　E = 463×1 (kJ)
　　　(d) + (e) + (f)の合計 = 2059 (kJ)
〔3〕　$CH_3OH + xO_2 = yCO_2 + zH_2O + Q_c$kJ
　　1)　問 10.　炭素原子 C について：$1 = y$

選択肢(a)…(3)式
問 11.　酸素原子について：$1 + 2x = 2y + z$
選択肢(b)…(4)式
問 12.　水素原子について：$4 = 2z$　選択肢(c)…(5)式
問 13.　(4)式に(3)式，(5)式を代入
$$1 + 2x = 2 \times 1 + 2$$
$$1 + 2x = 2 + 2$$　　　　選択肢(b)…(6)
　　(3)式，(4)式，(5)式，(6)式から
$$x = 3/2 \qquad y = 1 \qquad z = 2$$
2)　問 14.　メタノールの生成熱は 239 kJ/mol
…選択肢(a)
　　酸素の単体の生成熱は 0 kJ/mol　…選択肢(b)
　　　左辺 = 239 + 0 = 239 (kJ/mol)
問 15.　右辺の CO_2 の生成熱 = 394 (kJ/mol)
…選択肢(c)
　　右辺の H_2O の生成熱 = 286×2 (kJ/mol)
…選択肢(e)
　　右辺の生成熱の総和 = 394 + 286×2 = 966(kJ/mol)
問 16.　燃焼熱
　　= 右辺の生成熱の総和 − 左辺の生成熱の総和
　　= 966 − 239 = 727 (kJ/mol)　…(答)

生 物

解答

27年度

1

〔解答〕

問1 ア．a イ．c ウ．i エ．h

問2 b

問3 ミトコンドリア 働き．a，葉緑体 働き．b

問4 液の名称：細胞質基質，反応：a e

問5 ①赤血球 ②c

問6 ①上皮組織 ②頂端分裂組織 ③形成層

〔出題者が求めたポイント〕

　細胞の構造に関連し，原核細胞と真核細胞の違い，細胞小器官，動植物の組織についての基本的な知識を問う問題である。

問3 ミトコンドリアは植物を含むすべての真核生物に存在し，好気呼吸を行う。ミトコンドリアは α プロテオバクテリアとよく似たゲノムをもち，葉緑体はシアノバクテリアとよく似たゲノムをもっている。

問4 細胞質基質で行われる解糖系の反応は，動物の筋肉で起きる解糖，アルコール発酵や乳酸発酵等に共通している。電子伝達系はミトコンドリアの内膜，葉緑体のチラコイド膜等に存在する。光化学系Ⅱも葉緑体のチラコイド膜上にある。クエン酸回路はミトコンドリアのマトリックスに，カルビン・ベンソン回路は葉緑体のストロマに存在する。

問5 ①血小板も無核の細胞であり正答となるだろう。②a. 原核生物には核がない。b. 赤血球，血小板は核がないので染色体も存在しない。d. 原核生物にはDNAから転写されたRNAが存在する。e. 赤血球，血小板の細胞質基質には様々なタンパク質が存在する。

2

〔解答〕

問1 ア．a イ．g ウ．i エ．h オ．j カ．d

問2 液の名称：原尿 ろ過されないもの：b e

問3 単位構造：ネフロン(腎単位)，792 リットル

問4 働き：再吸収 部位：d

問5 ホルモン名：バソプレシン 分泌部位：脳下垂体後葉

問6 導管がなく，分泌物が体液中に放出されること。

〔出題者が求めたポイント〕

　腎臓の働きに関する基本的な問題である。

問3 腎臓に毎分約1リットルの血液が流れ込むが，そのうち血しょう成分のみがろ過される。血しょうと血球の割合が55：45であるから，1分あたり550 mLの血しょうがろ過される。1日では，550 mL×60分×24時間＝792,000 mL＝792リットルとなる。

　なお問題文より，1日の尿が約1.5 Lでありその約100倍の原尿は約150 Lとなる。これを解答とすることも考えられるが，問題文の「ろ過される血しょう」は「ろ過された血しょう」である原尿とは区別しているものと考えられること，問3の「血液中の血しょうと血球の割合は 55:45」を用いる方が素直であろうと考えられることから 792 L を解答とした。

問4 細尿管でグルコースや無機塩類を再吸収されたあとの尿は集合管から腎うを経て，輸尿管を通りぼうこうへたまる。腎門とは腎臓の内側中央のくぼんだ部分のことである。

問5 バソプレシンは集合管に作用し水の再吸収を促進する。

問6 汗腺や消化腺が外分泌腺にあたる。

3

〔解答〕

問1 1．葉 2．師管

問2 暗期の長さ：限界暗期 理由：フィトクロムがPr型からPfr型になり花芽形成を抑制するため。

問3 春化処理

問4 フロリゲン

問5 ア．s イ．i ウ．e エ．b オ．f カ．n キ．l ク．k ケ．r コ．d サ．m シ．p

問6 重複受精

〔出題者が求めたポイント〕

　花芽形成と重複受精につい問う問題。花芽形成についてはやや詳しい知識が必要。

問1 葉を除くと花芽は形成されない。また環状除皮を行うと師管が断たれるためその先では花芽が形成されないことが知られている。

問2 照射された光に含まれる赤色光が光受容体としてはたらくタンパク質であるフィトクロムをPr型からPfr型に変える。Pfr型は核内に運ばれフロリゲン(花成ホルモン)の発現を抑制する。

問3 現象としては「春化」だが，人為的に促すこととしているので，「春化処理」が適切である。

問4 シロイヌナズナではFTタンパク質がフロリゲンとしてはたらくことがわかった。

4

〔解答〕

A.

問1 下線1：性染色体 下線2：常染色体 ヒトの染色体数：46

問2 b

問3 c

B.

問1 染色体地図

問2 ア．減数 イ．相同 ウ．乗換え

問3 同じ染色体上にあるが組換えが起こらない状態。

問4 下図参照。

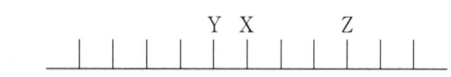

〔出題者が求めたポイント〕

　染色体と遺伝に関連した基本的な知識を問う問題。

A

問2　パフでは，凝縮していた染色体が展開され，その部分の DNA 上の遺伝子から mRNA が合成されている。

B

問1　染色体地図には，顕微鏡観察にもとづく細胞学的地図(物理地図ともいう)と，組換え価によって遺伝子間の相対的な位置を求めて作成された遺伝学的地図(連鎖地図ともいう)がある。

問3　完全連鎖の状態。注目する2つの遺伝子が同一染色体上に存在するが，組換えを生じない場合。なお組換え価は最大で50%であり，独立とみなされる。

問4　組換え価が最大の Y と Z が両端であると推定できる。左右逆でも正答である。

平成26年度

問 題 と 解 答

英 語

問題　　　26年度

第 1 期

1. 次の英文を読んで，設問に答えよ。

　　Our most striking surprise was that the image of Japan as a profoundly inward place no longer applies. My stepbrother, Michael, vividly recalls the year he spent in Kyoto in the late 1960s, when an American schoolchild could still be *scrutinized as an exotic rarity. Our experience could not have been more different: we moved into our new house and soon found ourselves preparing for our first *bizarre Japanese holiday: Halloween. No question, we live in a cosmopolitan part of Tokyo. But we were still shocked by the hundreds of trick-or-treaters, the enthusiasm, the imagination behind the costumes. The vast majority of those who took part in this festival, with its ancient Celtic roots, were Japanese. It was our first insight into the vast capacity of the Japanese to *assimilate foreign habits—and to welcome foreigners.

　　To someone who has lived for long periods in America and Western Europe, there is nothing particularly challenging about Japan, not anymore. All the familiar landmarks of urban life are there: the same suicidal bike messengers, the same seasonal store sales, the same credit cards. To be sure, the language is tough.

　　(ア)But in recent years, all signs in the subway and many in the streets have been printed in English as well as in Japanese, so navigating Tokyo is no longer a bewildering *slog through a *maze of *kanji* characters. There are three well-edited newspapers and countless Web publications in English, and the Japanese have used technology to further *demystify themselves to foreigners. Almost every business in Tokyo offers *customized maps that you can print out from their Web sites.

　　Our next surprise discovery was the rainbow of increasingly *integrated immigrants, foreigners and *ethnic Japanese from places like Peru and Brazil. There's the Indian cashier in my local supermarket, always ready to help out when the *hapless foreign customer's Japanese comes up short. There's the *Filipino storeowner (and naturalized Japanese citizen) whose shop fits so neatly into its street in western Tokyo that it can be easily missed. There are the countless Chinese and Koreans—usually invisible behind restaurant counters or kitchen doors, sometimes illegal—who keep Tokyo's service economy *purring along.

Innumerable American businessmen (many of whom acquired their fluent Japanese in their former lives as Mormon missionaries) are now sniffing out opportunities in neglected corners of the economy. Foreign VIPS, from Nissan CEO Carlos Ghosn to Sony chairman and CEO Howard Stringer and pro-baseball manager Bobby Valentine, have raised the profile of foreigners in Japan. Certainly, immigrants still make up a mere 1 percent of the Japanese population—tiny in comparison with the rest of the world. But their impact is clear. In 2003, one out of 20 marriages in Japan had a non-Japanese *spouse; in Tokyo the number was one in 10.

The foreigners pose a huge threat to the *status quo in a society whose claim to *"homogeneity" has always been a big component of its uniqueness. But (イ)they are needed. As its population ages and declines, Japan requires immigrants to fill widening holes in its work force. And in the financial *downturns of the 1990s, foreign *investors often had to pick up the *slack. They are here to stay now. Not so long ago, Tokyo's business world was a club open to Japanese only. Today, in many cases, foreigners actually own the club. "If you had told me 10 years ago that Goldman Sachs would be owning hundreds of golf courses, I would have said you're crazy", says Roy Tsuchiyama, an American businessman of Japanese origin.

The increasingly powerful outsiders help *embolden the strong minority—perhaps even the silent majority—of Japanese willing to challenge the status quo. To be sure, many of the familiar collective traditions in schools or corporations, or the powerful "iron triangle" alliance among politicians, *bureaucrats and businessmen, still *hold sway.

「出典：NEWSWEEK February 13, 2006」

scrutinize(d)　～をじろじろ見る	bizarre　奇妙な	assimilate　～を吸収する
slog　つらい仕事	maze　迷路	demystify　～をわかりやすくする
customized　特注の	integrated　調和した	ethnic　民族的な
hapless　不幸な	Filipino　フィリピン人	purr(ing)　快調な音を立てる
spouse　配偶者	status quo　現状	homogeneity　同質性
downturn(s)　下降	investor(s)　投資家	slack　たるみ
embolden　～を大胆にする	bureaucrat(s)　官僚	hold sway　支配する

＜設問＞

A～C および E～I について本文の内容に最も近いものを，それぞれ下の 1～4 の中から一つずつ選び，番号で答えよ。D については，指示に従って答えよ。

A.　According to Michael, an American schoolchild struck Japanese people as

　　1.　a common sight in Kyoto in the early 1960s.

　　2.　an exotic rarity in Kyoto in the late 1960s.

　　3.　something desirable in Tokyo in the late 1960s.

　　4.　something for a lot of people in Tokyo to stare at in the mid 1960s.

B.　The author's family members living in a cosmopolitan part of Tokyo were shocked by the fact that

　　1.　a few Japanese enjoyed wearing Halloween costumes.

　　2.　all of the Japanese people took part in Halloween.

　　3.　hundreds of Japanese celebrated Halloween.

　　4.　most of the Japanese people didn't welcome foreigners.

C.　Japan shares the familiar landmarks of urban life with those in America and Western Europe, such as

　　1.　checks, plastic bags and lifetime employment.

　　2.　credit cards, seasonal store sales and suicidal bike messengers.

　　3.　newspapers, express delivery and school songs.

　　4.　seasonal store sales, clearance sales and company songs.

D.　下線部（ア）を和訳せよ

E. As an example of internationalization, the author of this story mentions

    1. a Filipino dancer and naturalized Japanese citizen.

    2. ethnic Japanese from Peru and Brazil.

    3. immigrants from India working behind restaurant counters or kitchen doors.

    4. all of the above.

F. In this article, the author doesn't mention the name of

    1. Bobby Valentine.

    2. Carlos Ghosn.

    3. Donald Richie.

    4. Howard Stringer.

G. The underlined word (イ)they refers to

    1. customized maps.

    2. familiar landmarks.

    3. foreign habits.

    4. the foreigners.

H. Roy Tsuchiyama is

    1. a film scholar.

    2. a Japanese-American businessman.

    3. an American writer.

    4. a Japanese-English interpreter.

I. The "iron triangle" alliance consists of

    1. cashiers, storeowners, customers and an American writer.

    2. players, chairmen and managers.

    3. politicians, bureaucrats and businessmen.

    4. reporters, translators and writers.

2. 次の会話について，A 〜 E の空所に入る最も適切な文を，それぞれ下の **1** 〜 **10** の中から
一つずつ選び，番号で答えよ。ただし，同じものを二度使うことはできない。

Situation: Mrs. Green has called for an appointment because she has a toothache.

Ms. Kimura (receptionist): Pacific Dental Clinic. May I help you?

Mrs. Green: (　**A**　) Can the doctor see me now?

K: We have a busy schedule today. However, if you come in soon he may be able to see
　 you about eleven o'clock.

G: (　**B**　) Can I come at one o'clock?

K: The doctor has patients scheduled all afternoon.

G: (　**C**　) I'll come in at eleven.

K: (　**D**　)

G: Green. G-R-E-E-N. The telephone number is 078-931-4242.

K: (　**E**　) Then we will see you at eleven.

G: Thank you. Good bye.

K: Good bye.

「出典：歯科英語（医歯薬出版）1986」

　1.　All right.

　2.　Can I go to the restroom?

　3.　Eleven o'clock is not convenient.

　4.　May I have your name and telephone number, please?

　5.　I have a stomachache.

　6.　I have a toothache.

　7.　I'm afraid I have an appointment at one.

　8.　Ten o'clock is acceptable.

　9.　Thank you.

　10.　We will be expecting you tomorrow.

3. 次の英文を読んで，A ～ E の空所に入る最も適切な語をそれぞれ下の 1 ～ 4 の中から一つずつ選び，番号で答えよ。

Across the Australian Desert

It was a beautiful Australian morning, sunny and clear. Not far (**A**) Alice Springs, in the centre of this huge country, a young woman started on a journey that would (**B**) her 2,800 kilometres across the central desert to the western coast of Australia. With her (**C**) her dog, Diggity, and four camels. It was the beginning of a very unusual adventure for the young woman, but it was also the end of many months of preparation.

Robyn Davidson had first arrived in Alice Springs at five o'clock one morning, over eighteen months ago, (**D**) only six dollars in her pocket. She and Diggity had travelled 800 kilometres by train from the city of Adelaide on the southern coast of Australia, from Alice Springs to the west coast, with the help of camels. She hoped to find some wild camels here in Alice and (**E**) them to carry her supplies on that long journey.

「出典：DESERT, MOUNTAIN, SEA by Sue Leather」

A.	**1.** away	**2.** from	**3.** in	**4.** to
B.	**1.** take	**2.** taken	**3.** taking	**4.** took
C.	**1.** are	**2.** is	**3.** was	**4.** were
D.	**1.** by	**2.** for	**3.** with	**4.** within
E.	**1.** train	**2.** trained	**3.** trainer	**4.** training

4. 次の **A ～ E** の英文の下線部の語句の意味に最も近い語を，それぞれ下の **1 ～ 4** の中から
一つずつ選び，番号で答えよ。

A. Some states in USA have already done away with those old regulations.

    1. abolished　　　**2.** issued　　　**3.** opposed　　　**4.** supported

B. All at once she heard a scream.

    1. Accidentally　　**2.** Purposely　　**3.** Suddenly　　**4.** Surprisingly

C. I have been under the weather lately.

    1. busy　　　**2.** delayed　　　**3.** sick　　　**4.** sunny

D. The boy was singled out for special treatment.

    1. chosen　　　**2.** decided　　　**3.** managed　　　**4.** taken

E. She had to put up with the severe climate in a different country.

    1. challenge　　**2.** describe　　**3.** survive　　**4.** tolerate

5. 次の **A ～ E** の空所に入る最も適切な語を，それぞれ下の **1 ～ 4** の中から一つずつ選び，
番号で答えよ。

A. (　　　) it not been for my friend's help, I would not have succeeded.

　　1. If　　　　　**2.** Had　　　　　**3.** Should　　　　**4.** Were

B. The question is (　　　) we can finish it in time.

　　1. if　　　　　**2.** until　　　　**3.** whether　　　　**4.** while

C. We should look (　　　) our report before we submit it.

　　1. down　　　　**2.** on　　　　**3.** over　　　　**4.** up

D. Singapore is the country (　　　) I want to visit next summer.

　　1. what　　　　**2.** when　　　　**3.** wherever　　　　**4.** which

E. Some Japanese (　　　) decent healthcare for granted.

　　1. get　　　　**2.** see　　　　**3.** take　　　　**4.** think

6. 次のＡ～Ｅの日本文と英文の意味がほぼ同じになるように，下の**1**～**5**を並べ替え，空所に入る単語の番号を正しい順にすべて記入せよ。

A. 昨日ここで泥棒を捕まえたのはこの少年です。

It (　　) (　　) (　　) (　　) (　　) the robber yesterday.

　　1. boy　　　　　　**2.** caught　　　**3.** that　　　**4.** this　　　**5.** was

B. 私はこんなに美しい景色を一度も見たことがない。

I (　　)(　　)(　　) (　　)(　　) beautiful sight.

　　1. a　　　　　　　**2.** have　　　　**3.** never　　　**4.** seen　　　**5.** such

C. 多少の例外はあるが，植物は日なたに置くべきだ。

With a few exceptions, (　　) (　　) (　　) (　　) (　　) a sunny place.

　　1. be　　　　　　　**2.** in　　　　　　**3.** kept　　　**4.** plants　　**5.** should

D. 犬が遠くからでも家に帰れるのはどうしてだろう。

What (　　) (　　) (　　) (　　) (　　) to find their way home over long distances?

　　1. dogs　　　　　**2.** for　　　　　**3.** it　　　　**4.** makes　　　**5.** possible

E. 彼女は娘が有名な女優になったことを誇りに思っている。

She is proud (　　) (　　) (　　) (　　) (　　) a famous actress.

　　1. become　　　　**2.** daughter　　**3.** having　　**4.** her　　　　**5.** of

数 学

問題　　　　26年度

$$\boxed{第 1 期}$$

1. 次の $\boxed{}$ を埋めなさい。

問1 $x^2 + 3ax - 9a - 9$ を因数分解すると $(x + \boxed{ア})(x - \boxed{イ})$ となる。

問2 不等式 $\dfrac{1}{2}x - \dfrac{1}{3} \leqq \dfrac{4}{3}x + 1$ の解は $\boxed{ウ}$ である。

問3 軸が $x = 2$ で，点 $(0, 1)$，$(1, 4)$ を通る放物線をグラフとする 2 次関数は
$y = -x^2 + \boxed{エ}\,x + \boxed{オ}$ である。

問4 図のような，$AC = 6$，$BC = 4$，$B = 90°$ である直角三角形 ABC において，線分 AB の
長さは $AB = \boxed{カ}$ である。また，$\sin C = \boxed{キ}$，$\cos C = \boxed{ク}$ である。

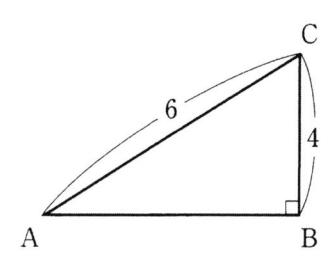

問5 袋Aには赤球2個と白球3個が入っている。また，袋Bには赤球4個と白球2個が入っ
ている。A，Bからそれぞれ1個ずつ球を取り出すとき，取り出された球の色が同じ
である確率は $\dfrac{\boxed{ケ}}{\boxed{コ}}$ である。ただし，$\dfrac{\boxed{ケ}}{\boxed{コ}}$ は既約分数とする。

2. 次の□を埋めなさい。

問1 $(1+i)^2 - \dfrac{1}{1-i} = \boxed{\text{ア}} + \boxed{\text{イ}} i$ である。ただし，i は虚数単位を表し，$\boxed{\text{ア}}$，$\boxed{\text{イ}}$ は実数とする。

問2 連立不等式

$$2x+y \leq 4, \quad x \geq 0, \quad y \geq 0$$

が表す領域で，x 座標，y 座標がともに整数である点の数は $\boxed{\text{ウ}}$ 個である。

問3 $0 \leq \theta \leq \pi$ のとき，方程式 $\cos 2\theta = \sin\theta$ を満たす θ の値は $\boxed{\text{エ}}$，$\boxed{\text{オ}}$ である。ただし，$\boxed{\text{エ}} < \boxed{\text{オ}}$ とする。

問4 次の等式が成り立つ。ただし，$\boxed{\text{カ}}$ は既約分数とする。

$$\left(8^{\frac{2}{3}} + 1 + 8^{-\frac{2}{3}}\right)\left(8^{\frac{1}{3}} - 8^{-\frac{1}{3}}\right) = \boxed{\text{カ}}$$

問5 次の等式が成り立つ。ただし，$\log_{10} 2 = 0.301$ とし，$\boxed{\text{キ}}$ は小数とする。

$$\log_{10} 8000 = \boxed{\text{キ}}$$

問6 平面上の 3 点 A$(1, 1)$，B$(-1, 2)$，C$(3, -1)$ について，内積 $\overrightarrow{AB} \cdot \overrightarrow{AC} = \boxed{\text{ク}}$ である。

問7 初項 -3，公比 2 の等比数列 $\{a_n\}$ の一般項は $a_n = \boxed{\text{ケ}}$ であり，第 5 項の値は $\boxed{\text{コ}}$ である。

3. 下図において，2 つの点 A$(a, 0)$，B$(0, b)$ は AB＝5 を満たしながら，それぞれ x 軸上，y 軸上を動く。点 C(x, y) を線分 AB の中点とするとき，次の問に答えなさい。

問 1 a と b の関係式を求めなさい。

問 2 点 C の x，y を a，b で表しなさい。

問 3 点 C の軌跡の方程式を求めなさい。また，その軌跡はどのような図形か答えなさい（解答例：1 辺の長さが 5 の正方形）。

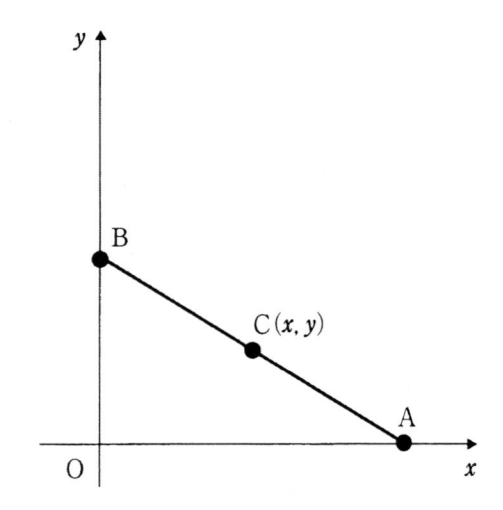

4. 2つの関数 $f(x) = 1 - |x|$, $g(x) = ax^2$ のグラフが共有点を2個もつとき，以下の問に答えなさい。ただし，a は負の定数 $(a<0)$ とする。

問1　a の値を求めなさい。

問2　$f(x)$ と $g(x)$ のグラフをかき，2つのグラフで囲まれた部分に斜線を引きなさい。

問3　問2の斜線部分の面積を求めなさい。

化　学

問題

26年度

$$\boxed{\text{第 1 期}}$$

1. 以下の記述（1）〜（10）に該当する語句等を①〜⑤から 1 つ選び，解答欄に番号で答えなさい。

（1）還元性を有する物質：

　　① ギ酸，② 酢酸，③ 乳酸，④ フマル酸，⑤ マレイン酸

（2）純水と混合しても時間がたつと 2 層に分離する液体：

　　① アセトン，② グリセリン，③ メタノール，④ 酢酸，⑤ トルエン

（3）水溶液が無色のイオン：

　　① Co^{2+}，② Cu^{2+}，③ Fe^{3+}，④ Ni^{2+}，⑤ Zn^{2+}

（4）油脂を加水分解する酵素：

　　① アミラーゼ，② セルラーゼ，③ カタラーゼ，④ リパーゼ，⑤ ペプチダーゼ

（5）冷水とは反応しないが，熱水と反応する金属：

　　① カルシウム，② アルミニウム，③ 亜鉛，④ マグネシウム，⑤ スズ

（6）炭酸ナトリウムの製造法：

　　① ソルベー法，② ハーバー・ボッシュ法，③ オストワルト法，④ クメン法，
　　⑤ 接触法

（7）グリセリンに存在するヒドロキシ基の個数：

　　① 1 個，② 2 個，③ 3 個，④ 4 個，⑤ ゼロ個

（**8**）油脂を構成する結合様式：

① アミド結合, ② エステル結合, ③ ペプチド結合, ④ ジスルフィド結合,
⑤ 水素結合

（**9**）タンパク質を構成する α-アミノ酸の種類：

① 約 10 種類, ② 約 15 種類, ③ 約 20 種類, ④ 約 50 種類, ⑤ 無限

（**10**）化合物 $NH_2-CO-NH_2$ に関係ある人物：

① アボガドロ, ② ウェーラー, ③ ドルトン, ④ ラボアジエ, ⑤ シャルル

2. 以下の質問に答えなさい。

下図は，元素の周期表の一部分の枠だけを，対応する族・周期と共に示している。

族									
	1	2		13	14	15	16	17	18
1									
2								(ア)	
3	(イ)								

問1　元素（ア）の質量数は 19 である。この元素の中性子数はいくらか。

問2　元素（イ）の中性子数は 12 である。この元素の質量数はいくらか。

問3　元素（ア）および元素（イ）のそれぞれのイオンから構成される化合物（ウ）の式量はいくらか。

問4　化合物（ウ）に含まれる元素（ア）のイオンの質量は，化合物全体に対して何％になるか。小数点以下を四捨五入して求めなさい。

3. エタノールの反応に関する文章を読み，以下の質問に答えなさい。

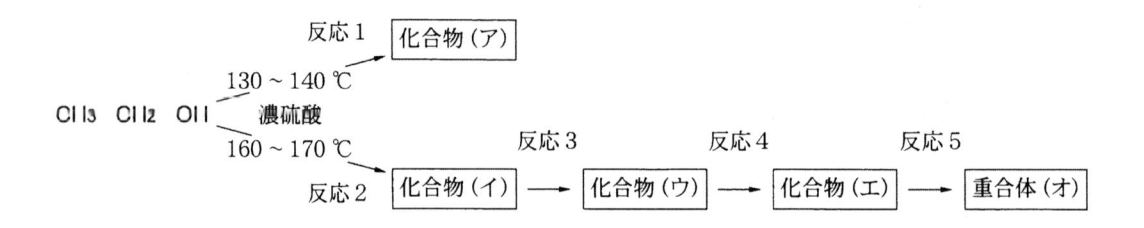

反応 1）エタノールに少量の濃硫酸を加え，反応温度を 130 ～ 140℃に設定し，化合物（ア）を得た。

反応 2）同様にエタノールに少量の濃硫酸を加え，反応温度を 160 ～ 170℃に設定し，化合物（イ）を得た。

いずれも脱水を伴う反応であるが，一方は分子内，他方は分子間での脱水反応である。

化合物（ア）は麻酔性のある無色の液体であり，溶剤が主な用途として挙げられる。

化合物（イ）は水には溶けにくい気体であり，さまざまな工業製品の原料となる。

反応 3）化合物（ウ）は，化合物（イ）に塩素を付加させて得る。

反応 4）化合物（エ）は，化合物（ウ）を加熱して塩化水素を脱離させることにより得る。

反応 5）化合物（エ）の重合体が（オ）であり，私たちの生活に密着した多くの製品が製造されている。

問 （ア）～（オ）に適する構造式・示性式はどれか。下記の欄よりあてはめなさい。

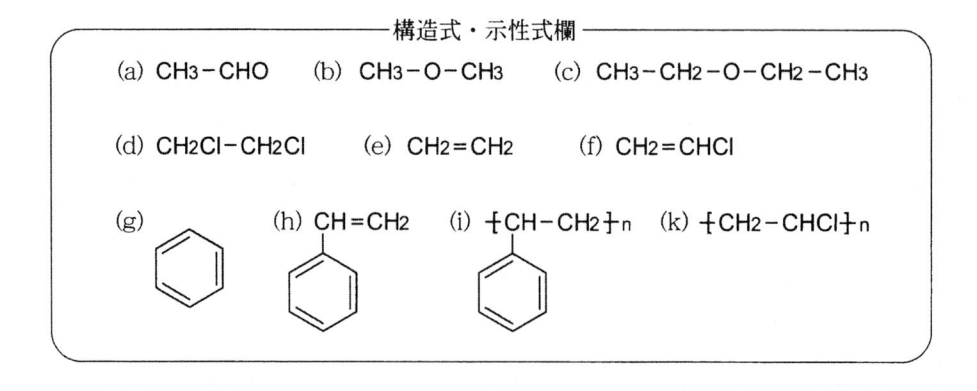

4. 溶液の pH に関する以下の質問に答えなさい。

ㄱ　水素イオン指数 pH

水溶液の酸性，あるいは塩基性を示す指標となるのが溶液の pH であり，pH = 問01
と定義される。ここで，$[H^+]$ は溶液の水素イオンをモル濃度により表示したものである。
純水はわずかに電離して平衡状態を保っており，これを 問02 の法則で示せば…

$$K = \frac{[H^+]\ [OH^-]}{[H_2O]}$$

ここで，$Kw = [H^+][OH^-]$ を定義すれば，この値は 25℃では $Kw = 1.0 \times 10^{-14}$
$[mol^2/L^2]$ となり，これを水のイオン積と呼ぶ。

純水の場合には，$[H^+] = [OH^-]$ により，$[H^+] =$ 問03 $[mol/L]$ であり，pH の定義
から純水の pH の値は，pH = 問04 と計算される。したがって，純水 1 L 中には，物質
量として 問05 mol の，純水に由来する水素イオンがすでに存在していることとなる。

なお，この値は 6，7 ページの
設問において再度利用されるの
で，メモをしておくこと‼

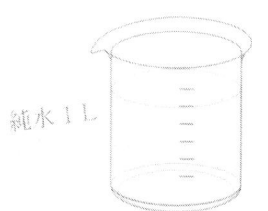
純水 1 L

純水 1 L 中には，物質量として
問05 mol の純水に由来する
水素イオンがすでに存在している。

問01　pH の定義はどれか。

　　(a) $-[H^+]$，(b) $[H^+]$，(c) $1/[H^+]$，(d) $\log[H^+]$，(e) $-\log[H^+]$

問02　法則名はどれか。

　　(a) 分圧，(b) 定比例，(c) 化学平衡，(d) 質量保存，(e) 倍数比例

問03　正しい値はどれか。

　　(a) 10^{-5}，(b) 10^{-6}，(c) 10^{-7}，(d) 10^{-8}，(e) 10^{-9}

問04　正しい値はどれか。

　　(a) 5，(b) 6，(c) 7，(d) 8，(e) 9

問05　正しい値はどれか。

　　(a) 10^{-5}，(b) 10^{-6}，(c) 10^{-7}，(d) 10^{-8}，(e) 10^{-9}

　　なお，この値は 6，7 ページの設問において再度利用されるので，メモをしておくこと‼

2　溶液の調製

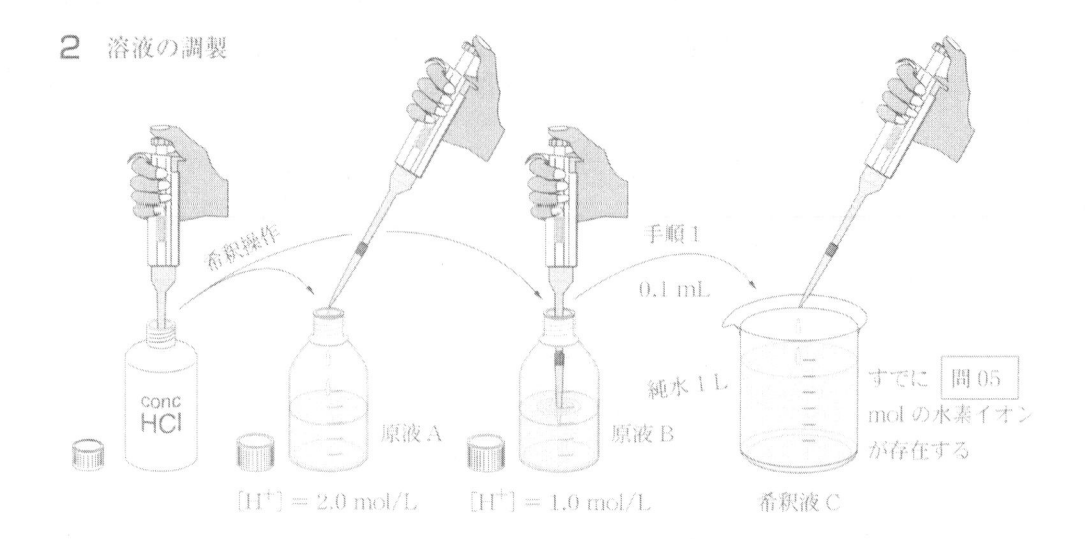

希釈操作

手順1

0.1 mL

純水1L

すでに　　問 05

mol の水素イオン

が存在する

conc HCl

原液 A

原液 B

希釈液 C

$[H^+] = 2.0$ mol/L　　$[H^+] = 1.0$ mol/L

市販の濃塩酸の濃度は約 12 mol/L である。N さんは，少量の濃塩酸を純水に加えて希釈することにより，まず水素イオン濃度が 2.0 mol/L の「原液 A」を調製した。同様な操作により，水素イオン濃度が 1.0 mol/L の「原液 B」も調製した。N さんは，さらにこの「原液 B」を用いて，下に示す手順 1 により「希釈液 C」を調製した。

　手順 1：0.1 mL の「原液 B」をとり，これを 1 L の純水に加えて「希釈液 C」を調製した。

問 06　手順 1 により，「原液 B」は何倍に希釈されたか。

　　(a) 10 倍，(b) 100 倍，(c) 1000 倍，(d) 10000 倍

3　希釈液 C の pH

　S さんは，N さんの行った手順 1 において，1 L の純水に加える「原液 B」の量は十分に少ないので，加える前後での容量の変化は無視できるとして，以下の思考過程により「希釈液 C」の pH の値を考察することとした。

　　1)「原液 B」0.1 mL 中の，塩酸に由来する水素イオンの物質量を算出する。

　　2) 純水 1 L 中の水素イオンの物質量を算出する。

　　3) 両者の和が「希釈液 C」の 1 L 中に存在する水素イオンの物質量に一致するが，一方の物質量の値は無視することが可能であると考える。

　　4) 定義に基づいて「希釈液 C」の pH の値を算出する。

　塩酸の電離度は濃度とは無関係に常に 1.0 とし，以下の質問に答えなさい。

問 07　「原液 B」0.1 mL 中の，塩酸に由来する水素イオンの物質量〔mol〕はどれか。

　　(a) 10^{-2}，(b) 10^{-4}，(c) 10^{-6}，(d) 10^{-8}，(e) 10^{-10}

問 08　「希釈液 C」の pH の値はどれか。

　　(a) 4，(b) 5，(c) 6，(d) 7，(e) 8

4 希釈液 D の pH

続いて N さんは，手順 2 として
0.1 mL の「希釈液 C」をとり，これ
を 1L の純水に加えて「希釈液 D」
を調製した。

そこで，S さんは「希釈液 D」の pH
の値を，前回とほぼ同様な思考過
程で考察することとした。

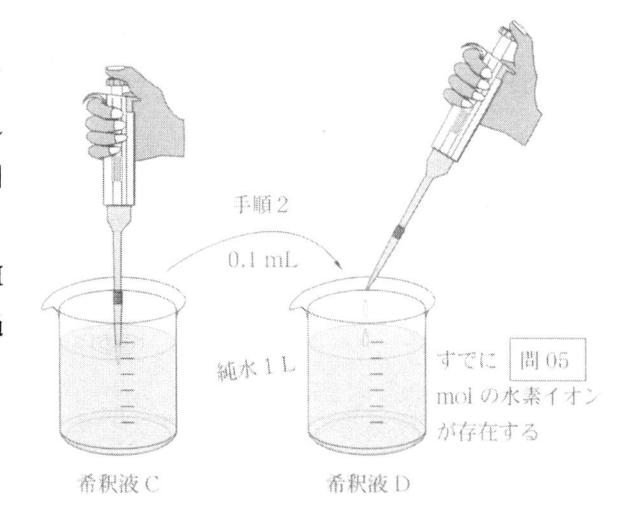

手順 2
0.1 mL

純水 1 L

すでに 問 05
mol の水素イオン
が存在する

希釈液 C   希釈液 D

問 09 「希釈液 C」0.1 mL 中の，塩酸に由来する水素イオンの物質量〔mol〕はどれか。

(a) 10^{-2}, (b) 10^{-4}, (c) 10^{-6}, (d) 10^{-8}, (e) 10^{-10}

問 10 上記 **問 09** の物質量の水素イオンを 1L の純水に溶解し，定義に従ってそのまま計算をした際の pH の値はどれか。

(a) 4, (b) 5, (c) 6, (d) 7, (e) 8

しかしながら，実際には…

> しかしながら，純水 1L 中には，純水に由来する水素イオンがすでに存在している。したがって，「希釈液 D」の水素イオンの物質量は，「希釈液 C」と純水とに由来する水素イオンの物質量の和に一致する。ここで，| **問 11** |なので，「希釈液 D」の水素イオンの物質量は| **問 12** |mol と表現される。

問 11, 問 12 正しい式はどれか。

(a) $10^{-8} = 0.1 \times 10^{-7}$, (b) $10^{-8} = 10 \times 10^{-7}$, (c) 1.1×10^{-7}, (d) 11×10^{-7}

問 13 「希釈液 D」の pH の値はどれか。ただし，$\log 1.1 = 0.04$ として計算しなさい。

(a) 6, (b) 6.96, (c) 7, (d) 7.04, (e) 8

5　原液の pH

最後に，S さんは N さんが調製した「原液」の pH について注目し，$\log 2 = 0.30$ として定義に基づきその値を計算した。

問 14　定義に従って計算した「原液 B」の pH の値はどれか。

　　(a) -0.3，(b) -0.1，(c) 0，(d) 0.1，(e) 0.3

問 15　定義に従って計算した「原液 A」の pH の値はどれか。

　　(a) -0.3，(b) -0.1，(c) 0，(d) 0.1，(e) 0.3

6　N さんの説明

S さんは，定義に基づいて計算した「原液」の pH の値に衝撃を受けた。

これに対し N さんは以下のような説明を行い，S さんが抱いた疑問を解決することを試みた。

私たちの生活範囲内での水素イオン濃度は非常に希薄であり（純水の場合 $\boxed{\text{問 03}}$ mol/L），そのまま指数部分の数値を用いればマイナス表示となってしまう。

これではやや違和感を覚えるので…

(a)　pH の定義を $\boxed{\text{問 01}}$ とし，その値を $\boxed{\text{問 04}}$ とした。

(b)　電離度を 1.0 とすれば，前者は $\boxed{\text{問 14}}$，後者は $\boxed{\text{問 15}}$ となる。

(c)　それが，原液とした 1.0 mol/L，あるいは 2.0 mol/L の塩酸であり，

(d)　したがって，定義に基づいて算出すれば，pH の値はゼロやマイナスにもなり得る。

(e)　しかしながら，水素イオン濃度が濃い場合には，この定義をそのまま用いると逆に違和感を生じる。

S さんは，自分が算出した pH の値が正しいことを，やっとの思いで理解することができた。

問 16　N さんが S さんに行った正しい説明文となるように，上記文章 (a)〜(e) をならべなさい。

　　　　問 16　（　　　）→（　　　）→（　　　）→（　　　）→（　　　）

生　物

問題　　　　26年度

第 1 期

1. 次の文章を読み，下の問い（**問 1 〜 5**）に答えよ。

　　真核生物の細胞の基本的な構造は共通しており，細胞内には特定の機能をもつさまざまな ₁細胞小器官が存在している。細胞は，　ア　やタンパク質を主成分とする細胞膜でおおわれ，植物細胞ではさらにその外側が　イ　を主成分とする丈夫な　ウ　でおおわれている。細胞膜はショ糖など大きな分子は通さず水など小さな分子を通しやすい　エ　性の特徴をもつが，特定の物質だけを通過させる　オ　性ももつ。細胞内外への物質の輸送は，濃度差にしたがった拡散による　カ　輸送と，₂エネルギーを利用して濃度差に逆らって輸送する　キ　輸送とに分けることができる。これらの物質輸送では ₃細胞膜に存在するタンパク質が重要な役割をもち，神経細胞における ₄興奮の伝導にも関与している。

問 1　文章中の　ア　〜　キ　にあてはまる語を下の a 〜 m から 1 つずつ選べ。なお，同じ記号には同じ語が入るものとする。

　　a　受動　　b　能動　　c　全透　　d　半透　　e　細胞板　　f　細胞壁
　　g　浸透圧　　h　二重膜　　i　脂質（リン脂質）　　j　原形質　　k　選択的透過
　　l　セルロース　　m　コラーゲン

問 2　下線 1 のうち，次の①〜⑤にあてはまるものの名称をそれぞれ記せ。
　　①　精子のべん毛の形成に関係し，細胞分裂時にみられる紡錘糸の起点となる。
　　②　多数の小孔を持つ二重の膜に包まれ，染色体を含む。
　　③　二重の膜に包まれ，光を利用して水の分解や有機物の合成を行う。
　　④　一重の膜で袋状に包まれ，特に植物細胞で発達し内部に細胞液を含む。
　　⑤　一重の膜に包まれたへん平な袋が層状に重なり，細胞で作られた物質の分泌に
　　　　関与する。

問 3　下線 2 を蓄えている物質は何か。

問 4　下線 3 のうち，カルシウムイオンの　カ　輸送と，ナトリウムイオンの　キ　輸送にはたらくものをそれぞれ特に何と呼ぶか。

問 5　有髄神経繊維で起こる下線 4 を何と呼ぶか。

2. 下図は，ある発生時期のウニとカエルの断面を示している。これらについて下の問い（**問 1～8**）に答えよ。

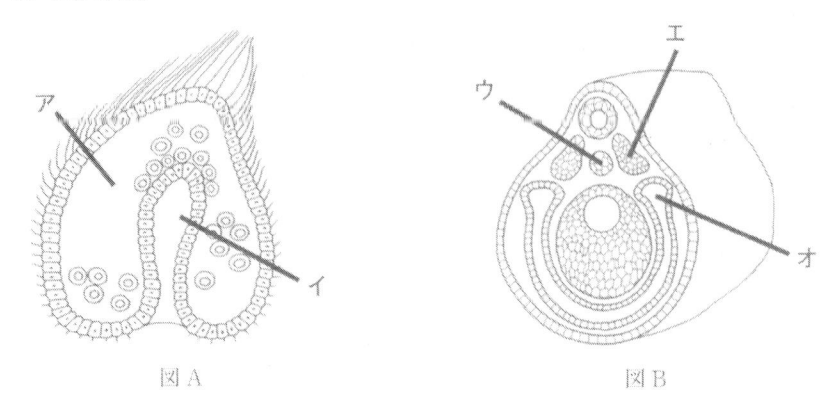

図A　　　　　　　図B

問1 図 A，B の発生時期（段階）をそれぞれ答えよ。

問2 図中のア～オにあてはまるものを下の**a～j**から1つずつ選べ。
　　a　原腸　　b　原口　　c　体腔　　d　胞胚腔　e　尿のう　　f　卵黄栓
　　g　骨片　　h　脊索　　i　体節　　j　神経管

問3 ウニの中胚葉とカエルの外胚葉からから形成されるものを，それぞれの上の**g～j**から1つずつ選べ。

問4 図 A と図 B において，内胚葉の部分をそれぞれ塗りつぶせ。

問5 下の**a～e**のうち，二胚葉性の動物はどれか。2つ選べ。
　　a　ホヤ　　b　カイメン　　c　プラナリア　　d　イソギンチャク　　e　クラゲ

問6 下の　カ　と　キ　に数字を入れよ。
　　初めて不等割がみられるのは，ウニでは　カ　細胞期であり，カエルでは　キ　細胞期である。

問7 下の**a～e**のうち，原口がそのまま口になる動物はどれか。2つ選べ。
　　a　ウニ　　b　ミミズ　　c　バッタ　　d　カエル　　e　ナメクジウオ

問8 ウニで，上図の後の発生過程で生じる幼生の名称を発生時期の順に2つ答えよ。

3. 次の実験について下の問い (**問1 ～ 6**) に答えよ。

　　マウス成体から採取した血液を2本の試験管に分け, 次の2つの実験 (Ⅰ, Ⅱ) を行った。

実験Ⅰ：採取した血液をそのまま試験管Aに入れ, 室温で放置した。しばらくすると試験管
　　　　内の血液は, ₁黄色透明の上澄み液と₂赤色の沈殿物とに分離した。赤色の沈殿物を
　　　　顕微鏡で観察すると, 複数の種類の細胞とそれにからみつく₃繊維状の物質が確認
　　　　できた。

実験Ⅱ：採取した血液を試験管Bに入れ, ₄クエン酸ナトリウムを加えた後, 遠心分離した。
　　　　遠心分離後の血液は, ₅黄色透明の上澄み液, ₆白濁した層, 赤色の沈殿の3層に分
　　　　かれた。それらのうち赤色の沈殿のみを別の試験管Cに移し, 蒸留水を加えてよく
　　　　混和した後に遠心分離すると, ₇上澄み液は赤色になった。

問1　下線1, 下線5をそれぞれ何と呼ぶか。また, 両者の違いを成分の違いに基づいて簡
　　　単に説明せよ。

問2　下線2を何と呼ぶか。また, 下線2が生じる現象を何と呼ぶか。

問3　下線3を構成する主要なタンパク質の名称は何か。また, そのタンパク質の形成に関
　　　係する血液中の有形成分は何か。

問4　試験管Bでは, 下線4を加えることで血液中のあるイオンを除き, 下線3の形成を
　　　防いでいる。そのイオンは下の**a ～ e**のどれか。
　　　a Ca^{2+}　　**b** Cu^{2+}　　**c** Fe^{2+}　　**d** K^+　　**e** Na^+

問5　下線6を顕微鏡で観察すると, 核をもつ細胞が確認できた。この細胞は何か。また,
　　　この細胞のはたらきは下の**a ～ e**のどれか。
　　　a 酸素運搬　　**b** 血圧調節　　**c** 生体防御　　**d** 先体反応　　**e** 体温調節

問6　下線7の原因となる現象を何と呼ぶか。また, 上澄み液を赤色に染めた色素タンパク
　　　質の名称は何か。

4. 次の文章を読み，下の問い（**問1〜8**）に答えよ。

　生物の一生を生殖細胞に着目して，親から次の世代までの過程をつなげて輪状に表したものを　ア　という。この中で無性生殖と₁有性生殖を行う時期が交互に現れることを　イ　という。通常，体細胞は₂同じ形で同じ大きさの染色体を　ウ　組もち，生殖細胞では₃減数分裂によって　エ　組になる。このように一生のあいだに染色体の組数が異なる時期が交互にくり返されることを　オ　という。植物ではそれぞれの時期で₄独立した個体をもつことがある。

問1　文章中の　ア　〜　オ　にあてはまる語を下の**a〜k**から1つずつ選べ。なお，同じ記号には同じ語が入るものとする。

　　a　1　　　　　b　2　　　　　c　4　　　　　d　遷移　　　　e　循環　　　　f　生活環
　　g　生活形　　h　相変異　　i　個体発生　　j　核相交代　　　k　世代交代

問2　下線1は被子植物の場合はどこで行われるか。下の**a〜c**から選べ。

　　a　柱頭　　　b　胚のう　　c　子房

問3　下線2を何と呼ぶか。

問4　コケ植物において，下線3を行う器官は何か。

問5　下線4のうち，シダ植物の配偶体を特に何と呼ぶか。

問6　受精過程の特徴から，被子植物の受精を何と呼ぶか。

問7　植物体で普段目にするのは，コケ植物は　カ　であり，種子植物は　キ　である。あてはまる組合せは下の**a〜d**のどれか。

　　a　カ：胞子体，キ：胞子体　　　　b　カ：胞子体，キ：配偶体
　　c　カ：配偶体，キ：胞子体　　　　d　カ：配偶体，キ：配偶体

問8　下の　ク　と　ケ　に数字を入れよ。

　　種子の胚乳をつくる細胞の染色体の組数は，裸子植物では　ク　n であり，被子植物では　ケ　n である。

英　語

解答　26年度

1 [解答]
A. 2　B. 3　C. 2　D. 全訳下線部(ア)参照
E. 2　F. 3　G. 4　H. 2　I. 3

[出題者が求めたポイント]
A. 第1段落第2文
B. 第1段落第5・6文
C. 第2段落第2文
D. many (signs in) the streets の省略
E. 1は dancer ではなく storeowner(第4段落第3文)、
　3は India ではなく China and Korea(第4段落第4文)
F. 第5段落第2文
G. 前文主語が平行移動
H. 第6段落最終文
I. 最終段落最終文

[全訳]
　我々が最も驚いたのは、日本が根本的に内向きであるというイメージがもはや当てはまらないことである。私の義理の兄のマイケルは、1960年代後半に京都で過ごした1年間を鮮明に覚えている。当時、アメリカ人の小学生は、まだ珍しい異国のものとしてじろじろ見られていた。しかし我々の経験は、それとはこれ以上ないほど異なったものだった。新居に越して、気がつくと我々の日本で最初の奇妙な祝日の準備をしていたのだ。ハロウィンである。確かに、我々は東京の中でも国際的なエリアに住んでいる。しかし、「トリックオアトリート」とお菓子をねだってくる数百人の子供たち、衣装の裏側に隠れた情熱と想像力には、やはり驚いた。このハロウィンのお祭り(その起源は古代ケルト人)の参加者の圧倒的多数が、日本人だったのだ。海外の習慣を吸収し、外国人を歓迎する日本人の度量の広さを、初めて知った瞬間だった。

　アメリカや西欧に長期間住んできた者にとって、日本に関してはもはや特に興味をそそられるものはない。都会で暮らすとお馴染みのものは日本にもある。命知らずのバイク配達業者、店のシーズンセール、クレジットカード、どれも欧米と同じだ。確かに日本語は難しい。

　(ア)しかし近年では、地下鉄のすべての標識、道路の多くの標識が、日本語と英語両方で表示されているので、都内を移動するのは、漢字の迷路をくぐり抜ける訳の分からないつらい仕事ではもはやない。英語で書かれたよくできた新聞が3紙、ウェブ上の出版物なら無数にあり、日本人はテクノロジーを活用して、自分たちのことを外国人に対してさらにわかりやすくしてくれている。都内のほとんどすべての会社が特注の(英語版の)地図を提供しており、各社のウェブサイトから印刷可能である。

　我々が次に発見して驚いたのは、調和した移民・外国人たち、ペルーやブラジル出身の民族的には日本人たちが増えて、虹のように多様な社会を作っていることだ。私の地元スーパーのレジ係はインド人で、不幸な外国人客が日本語に不自由すると、助けてくれる準備万端である。フィリピン人の店主もおり(帰化して日本国籍)、彼の店は西東京の路上にあまりにもぴったりはまっているので、見逃しやすい。無数の中国人・韓国人もおり(普通はレストランのカウンターかキッチンのドアの後ろにいるので見えない。時として違法就労)、東京のサービス経済に快調な音を立て続けている。

　無数のアメリカ人実業家(その多くは、以前はモルモン教の宣教師をしていたので、日本語が達者)は現在、経済の軽視されている分野でのチャンスに感づいている。日産CEOのカルロス・ゴーン、ソニー会長兼CEOハワード・ストリンガー、プロ野球監督ボビー・バレンタインといった外国人VIPたちは、日本における外国人の地位を向上させている。確かに、移民は日本の人口のまだわずか1％でしかなく、他国に比べると割合は小さい。しかし、その影響力は明らかである。2003年、日本の結婚の20件に1件は、配偶者が日本人ではなかった。東京では10件に1件である。

　「同質性」の主張が昔からずっと独自性の大きな構成要素である(日本)社会の現状に対して、外国人は大きな脅威となっている。しかし、(イ)彼らは必要とされている。人口が高齢化し、同時に減少しているのに伴って、日本は労働人口で開きつつある穴を移民に埋めてもらう必要がある。さらに、1990年代に景気が下降し、海外投資家たちは、そのたるみを回復する必要があった。彼らは今や生活に浸透している。少し前までは、東京の実業界は、日本人限定のクラブのようなものだった。今日では、多くの場、外国人が実際にそのクラブを保有している。「もし10年前に、ゴールドマン・サックス社がゴルフコースを数百保有しようとしていると言われたら、『頭おかしいのか』と言っていただろう」とロイ・ツチヤマ(日系アメリカ人実業家)は言う。

　ますます力を増している外国人たちは、この現状に異議を唱えることを厭わない日本人の強力な少数派を(ひょっとすると、さらには声なき多数族をも)大胆にしている。確かに、学校や企業における例の集団主義的伝統、あるいは、政官財の強力な「鉄のトライアングル」連合が、依然として支配してはいるが。

2 [解答]
(A) 6　(B) 3　(C) 1　(D) 4　(E) 9

[出題者が求めたポイント]
　歯医者の予約の場面であり、(A)～(C)が患者、(D)・(E)が受付(病院)のセリフであることを踏まえる。

[全訳]
状況： グリーンさんが歯が痛むので予約の電話をしている。

木村さん(受付)：パシフィックデンタルクリニックです。御用件を承ります。

グリーンさん：(A) 6. 歯が痛いんです。今、お医者さんに診てもらえますか？

木：本日は混み合っておりますが、すぐにお越しいただければ、11時頃には診てもらえます。

グ：(B) 3. 11時は都合がよくないです。1時に行ってもいいですか？

木：午後はずっと患者さんの予約でいっぱいです。

グ：(C) 1. わかりました。11時に行きましょう。

木：(D) 4. お名前と電話番号を伺えますか？

グ：グリーンです。グ・リ・ー・ン。電話番号は078-931-4242です。

木：(E) 9. ありがとうございます。では11時にお待ちしております。

グ：どうも。それでは。

木：失礼致します。

3　[解答]
(A) 2　(B) 1　(C) 4　(D) 3　(E) 1
[出題者が求めたポイント]
(A) far from ～：～から遠い
　　(away from ～は、awayの前に距離を表す語句が必要)
(B) 助動詞wouldの直後なので原形以外ありえない。
(C) Her dog, Diggity, and other four camels were with her. という文の倒置。
(D) with O C：OがCの状態で。Cには前置詞句も来る。
(E) andがhoped to find…と並列しているのか、find…と並列しているのかが問題になっているが、意味上、後者が妥当。train A to do：Aを～するように訓練する

[全訳]
オーストラリアの砂漠を横断する
　ある晴れ渡った美しいオーストラリアの朝のこと。この巨大な国の中心にあるアリススプリングスからさほど遠くない所で、ある若い女性が旅に出た。中央の砂漠2,800 kmを横断して、オーストラリア西海岸にたどり着こうというのである。彼女に同行するのは、飼い犬のDiggityと4匹のラクダだ。これは若き女性のとても不思議な旅の始まりだったが、同時に、何か月もの準備期間の終わりでもあった。
　Robyn Davidsonが初めてアリススプリングスに着いたのは、1年半前のある日の朝5時。ポケットには6ドルしか入っていなかった。彼女とDiggityは、オーストラリア南海岸のアデレード市から800 kmを電車で移動し、ラクダの助けを借りて、アリススプリングスから西海岸へと移動した。彼女は、ここアリススプリングスでも野生のラクダを何匹か見つけて、長旅の道中、荷物を運んでもらえるように訓練しようとしているのだ。

4　[解答]
A. 1　B. 3　C. 3　D. 1　E. 4
[出題者が求めたポイント]
A. を廃止する
B. 突然
C. 体調が優れない
D. 選ばれた
E. を我慢する

5　[解答]
A. 2　B. 3　C. 3　D. 4　E. 3
[出題者が求めたポイント]
A. Had it not been for ～ = If it had not been for ～：～がなかったら(仮定法過去完了の条件節)
　　cf：Were it not for ～ = If it were not for ～：～がなかったら(仮定法過去の条件節)
B. 「～かどうか」の意味の名詞節を作る接続詞はwhetherである(ここでifを使うのは破格)。
C. look over ～：～を見直す(= review)
D. 他動詞であるvisitの直後に目的語が欠落しているので、関係詞目的格が必要。
E. take ～ for granted：～を当然のことと思う(= assume)

6　[解答]
A. 54132　B. 23451　C. 45132　D. 43521　E. 54231
[出題者が求めたポイント]
A. (It) was this boy that caught (the robber yesterday.)
B. (I have never seen such a (beautiful sight.)
C. (With a few exceptions,) plants should be kept in (a sunny place.)
D. (What) makes it possible for dogs (to find their way home over long distances ?)
E. (She is proud) of her daughter having become (a famous actress.)

数　学

解答　26年度

1 〔解答〕

(ア) $3a+3$　(イ) 3　(ウ) $-\dfrac{8}{5}\leqq x$　(エ) 4　(オ) 1

(カ) $2\sqrt{5}$　(キ) $\dfrac{\sqrt{5}}{3}$　(ク) $\dfrac{2}{3}$　(ケ) 7　(コ) 15

〔出題者が求めたポイント〕

(1)（数学 I・式の計算）

$x^2+(a+b)x+ab=(x+a)(x+b)$

(2)（数学 I・1次不等式）

(3)（数学 I・2次関数）

$y=a(x-p)^2+q$, $x=p$が軸，通る点を代入して，a, qを求める。

(4)（数学 I・三角比）

$AB^2=AC^2-BC^2$

$\sin C=\dfrac{AB}{AC}$, $\cos C=\dfrac{BC}{AC}$

(5)（数学 A・確率）

赤球で同じときの確率，白球で同じときの確率を求めて加える。

〔解答のプロセス〕

(1) $x^2+3ax-3(3a+3)=(x+3a+3)(x-3)$

(2) 両辺を6倍すると，$3x-2\leqq 8x+6$

$-8\leqq 5x$　より　$-\dfrac{8}{5}\leqq x$

(3) $y=a(x-p)^2+q$とする。$p=2$

$(0, 1)$を通ることより，$4a+q=1$

$(1, 4)$を通ることより，$a+q=4$

よって，$a=-1$, $q=5$

$y=-(x-2)^2+5=-x^2+4x+1$

(4) $AB=\sqrt{6^2-4^2}=\sqrt{20}=2\sqrt{5}$

$\sin C=\dfrac{2\sqrt{5}}{6}=\dfrac{\sqrt{5}}{3}$, $\cos C=\dfrac{4}{6}=\dfrac{2}{3}$

(5) A, Bから赤球の場合，$\dfrac{2}{5}\times\dfrac{4}{6}=\dfrac{4}{15}$

A, Bから白球の場合，$\dfrac{3}{5}\times\dfrac{2}{6}=\dfrac{3}{15}$

球の色が同じである確率，$\dfrac{4}{15}+\dfrac{3}{15}=\dfrac{7}{15}$

2 〔解答〕

(ア) $-\dfrac{1}{2}$　(イ) $\dfrac{3}{2}$　(ウ) 9　(エ) $\dfrac{1}{6}\pi$　(オ) $\dfrac{5}{6}\pi$

(カ) $\dfrac{63}{8}$　(キ) 3.903　(ク) -6　(ケ) $-3\cdot 2^{n-1}$　(コ) -48

〔出題者が求めたポイント〕

(1)（数学 II・複素数）

$(a+b)(a-b)=a^2-b^2$を利用して分母を有理化する。

(2)（数学 II・領域）

$2x+y\leqq 4$の左辺をyだけにし，xが0, 1, 2のときのyの整数の個数を調べる。

(3)（数学 II・三角関数）

$\cos 2\theta=1-2\sin^2\theta$

$\sin\theta$についての2次方程式を解く。

(4)（数学 II・指数関数）

$(a^2+ab+b^2)(a-b)=a^3-b^3$

(5)（数学 II・対数関数）

$\log_c M^r=r\log_c M$

(6)（数学 B・ベクトル）

$\overrightarrow{AB}=(x_1, y_1)$, $\overrightarrow{AC}=(x_2, y_2)$のとき，

$\overrightarrow{AB}\cdot\overrightarrow{AC}=x_1 x_2+y_1 y_2$

(7)（数学 B・数列）

初項がa，公比がrの等比数列の一般項a_nは，

$a_n=ar^{n-1}$

〔解答のプロセス〕

(1) $(1+i)^2-\dfrac{1(1+i)}{(1-i)(1+i)}$

$=1+2i-1-\dfrac{1+i}{2}=-\dfrac{1}{2}+\dfrac{3}{2}i$

(2) $y\leqq 2(-x+2)$

xは0, 1, 2のみ

$x=0$のとき，$y=0\sim 4$の5個

$x=1$のとき，$y=0\sim 2$の3個

$x=2$のとき，$y=0$のみ

従って，$5+3+1=9$(個)

(3) $1-2\sin^2\theta=\sin\theta$　より　$2\sin^2\theta+\sin\theta-1=0$

$(2\sin\theta-1)(\sin\theta+1)=0$

$0\leqq\theta\leqq\pi$　より　$\sin\theta=\dfrac{1}{2}$　$\therefore\theta=\dfrac{\pi}{6}, \dfrac{5\pi}{6}$

(4) $8^{\frac{1}{3}}=2$　より

$(2^2+1+2^{-2})(2-2^{-1})=2^3-2^{-3}$

$=8-\dfrac{1}{8}=\dfrac{63}{8}$

(5) $\log_{10}8000=\log_{10}1000+\log_{10}8$

$=3+3\log_{10}2=3.903$

(6) $\overrightarrow{AB}=(-1-1, 2-1)=(-2, 1)$

$\overrightarrow{AC}=(3-1, -1-1)=(2, -2)$

$\overrightarrow{AB}\cdot\overrightarrow{AC}=-4-2=-6$

(7) $a_n=-3\cdot 2^{n-1}$

$a_5=-3\cdot 2^4=-48$

3 〔解答〕

(1) $a^2+b^2=25$　(2) $x=\dfrac{a}{2}$, $y=\dfrac{b}{2}$

(3) $x^2+y^2=\dfrac{25}{4}$, 原点Oを中心とする半径$\dfrac{5}{2}$の円の円周。

〔出題者が求めたポイント〕
（数学Ⅱ・図形と方程式）

(1) $OA^2 + OB^2 = AB^2$

(2) 2点 (x_1, y_1), (x_2, y_2) を中点の x 座標は,
$$\left(\frac{x_1 + x_2}{2}, \frac{y_1 + y_2}{2} \right)$$

(3) (2)の式を $a=$, $b=$ に直して, (1)の式に代入する。

〔解答のプロセス〕

(1) $OA = a$, $OB = b$, $AB = 5$ より
$$a^2 + b^2 = 25$$

(2) $x = \dfrac{a+0}{2} = \dfrac{a}{2}$, $y = \dfrac{0+b}{2} = \dfrac{b}{2}$

(3) $a = 2x$, $b = 2y$ を(1)の式に代入する。
$$4x^2 + 4y^2 = 25$$
従って, $x^2 + y^2 = \dfrac{25}{4}$

原点Oを中心とする半径 $\dfrac{5}{2}$ の円の円周。

4 〔解答〕

(1) $a = -\dfrac{1}{4}$　　(3) $\dfrac{4}{3}$

(2) 解答のプロセス参照

〔出題者が求めたポイント〕（数学Ⅱ・積分法）

(1) $f(x)$ を $x \geqq 0$ のときと $x < 0$ のときを絶対値をはずして表わす。
共有点が2個ということは, $y = f(x)$ と $y = g(x)$ が, $x \geqq 0$ と $x < 0$ のところで接しているときなので, $x \geqq 0$ のとき, $f(x) - g(x) = 0$ が D$=0$ より a を求める。その a で, $x < 0$ のときも接することを示す。

(2) 接点をはっきりさせ図を描く。

(3) $x \geqq 0$ と $x < 0$ の部分に分けて面積を求める。

〔解答のプロセス〕

(1) $f(x) = 1 - x$ $(x \geqq 0)$, $1 + x$ $(x < 0)$

$x \geqq 0$ のとき, $ax^2 = 1 - x$ より

$ax^2 + x - 1 = 0$ これの共有点が1つより

(D$=$) $1 + 4a = 0$　よって, $a = -\dfrac{1}{4}$

$-\dfrac{1}{4}x^2 + x - 1 = 0$　より　$-\dfrac{1}{4}(x-2)^2 = 0$

$x = 2$ で接している。

$0 > x$ のとき, $-\dfrac{1}{4}x^2 = 1 + x$ より

$x^2 + 4x + 4 = 0$　よって, $(x+2)^2 = 0$

$x = -2$ で接している。

従って, $a = -\dfrac{1}{4}$

(2)

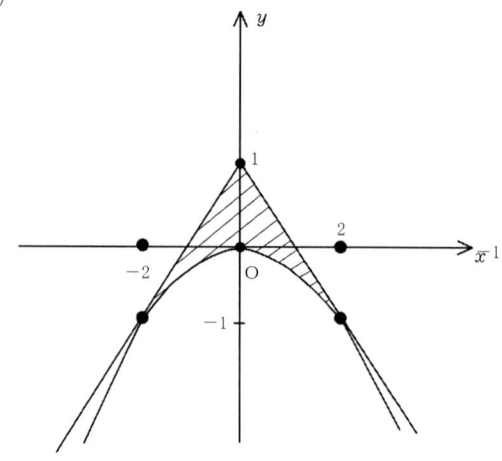

(3) $\displaystyle \int_{-2}^{0} \left(1 + x + \frac{1}{4}x^2 \right) dx + \int_{0}^{2} \left(1 - x + \frac{1}{4}x^2 \right) dx$

$= \left[x + \dfrac{x^2}{2} + \dfrac{x^3}{12} \right]_{-2}^{0} + \left[x - \dfrac{x^2}{2} + \dfrac{x^3}{12} \right]_{0}^{2}$

$= 0 - \left(-2 + \dfrac{4}{2} - \dfrac{8}{12} \right) + 2 - \dfrac{4}{2} + \dfrac{8}{12} - 0$

$= \dfrac{4}{3}$

化 学

解答　26年度

1　[解答]
(1)①　(2)⑤　(3)⑤　(4)④　(5)④　(6)①　(7)③
(8)②　(9)③　(10)②
[出題者が求めたポイント]　小問10題
[解答の手順]
(1)ギ酸の構造式を右図に示した。
　分子内(点線で囲んだ所)にアル
　デヒド基をもつ。

$$H-C\overset{\displaystyle O}{\underset{\displaystyle O-H}{<}}$$

(2)トルエンは炭化水素で水に溶けにくい。
(3)Zn^{2+}水溶液は無色。
　①赤　②青　③黄褐　④緑
(4)リパーゼ
　胃液やすい液に存在する。
(5)熱水と反応し，H_2を発生する。
(6)ソルベー法は，
　一段階目：$NaCl + H_2O + NH_3 + CO_2$
　　　　　　　　　　$\rightarrow NaHCO_3 \downarrow + NH_4Cl$
　二段階目：$2NaHCO_3 \rightarrow Na_2CO_3 + H_2O + CO_2$
(7)グルセリンは，1，2，3-プロパントリオールとも言い，
　3価のアルコール。
(8)油脂の一般式は，$C_3H_5(O-\underset{O}{\overset{\|}{C}}-R)_3$　と表される。

　$-O-\underset{O}{\overset{\|}{C}}-$　がエステル結合である。

(9)グリシンやアラニンなど約20種類。
(10) NH_4OCNaq を加熱していたところ，偶然尿素が生
　成した。ウェーラーの尿素合成という。

2　[解答]
問1. 10個　問2. 23　問3. 42
問4. (式)　$\dfrac{19}{42} \times 100 = 45.2 \fallingdotseq 45\%$
　　　　　　　　　　　(答え) 45%
[出題者が求めたポイント]　周期表，原子の構造，
　化合物の式量
[解答の手順]
問1. (ア)の元素は，原子番号9のFである。
　中性子数＝質量数－陽子数＝19－9＝10
問2. (イ)の元素は，原子番号11のNaである。
　質量数＝陽子数＋中性子数＝11＋12＝23
問3. この化合物は，NaF(フッ化ナトリウム)。
　ここで原子量が与えられていないが，
　　質量数≒原子量
　と考えてよい。したがって，23＋19＝42　となる。
問4. $\dfrac{イオンの式量}{化合物の式量} \times 100$　で得られる。

3　[解答]
(ア)c　(イ)e　(ウ)d　(エ)f　(オ)k
[出題者が求めたポイント]　エタノール誘導体，
　脂肪族化合物の推定，高分子化合物

[解答の手順]
反応1：$2C_2H_5OH \rightarrow C_2H_5OC_2H_5 + H_2O$
　　　　　　　(ジエチルエーテル)
反応2：$C_2H_5OH \rightarrow CH_2=CH_2 + H_2O$
　　　　　　　(エチレン)
反応3：$CH_2=CH_2 + Cl_2 \rightarrow CH_2Cl-CH_2Cl$(塩素の付加)
　　　　　　　(1,2-ジクロロエタン)
反応4：$CH_2Cl-CH_2Cl \rightarrow CH_2=\underset{Cl}{CH} + HCl$(脱塩化水素)
　　　　　　　(塩化ビニル)
反応5：$nC_2=\underset{Cl}{CH} \rightarrow \underset{Cl}{+CH_2-CH+_n}$(付加重合)
　　　　　　　(ポリ塩化ビニル)

4　[解答]
問01. (e)　問02. (c)　問03. (c)　問04. (c)　問05. (c)
問06. (d)　問07. (b)　問08. (a)　問09. (d)　問10. (e)
問11. (a)　問12. (c)　問13. (b)　問14. (c)　問15. (a)
問16. (a)→(e)→(c)→(b)→(d)
[出題者が求めたポイント]　pH，純水の水素イオ
　ン濃度，希塩酸の希釈溶液のpH
[解答の手順]
問01.　pHの定義は，
$$pH = \log \frac{1}{[H^+]} = -\log[H^+]$$
　対数は常用対数で，底は10で省略する。
問02.　水の電離平衡の式は，
　　$H_2O \rightleftharpoons H^+ + OH^-$
　平衡定数Kは，　$K = \dfrac{[H^+][OH^-]}{[H_2O]}$
　ここで，$[H_2O]$は一定とみなされるので，
　　$K[H_2O] = K_w = [H^+][OH^-]$
　　　　　　　　$= 1.0 \times 10^{-14}$〔mol^2/L^2〕
　これを水のイオン積という。
問03.　純水では，$[H^+]=[OH^-]$であるから，
　　$[H^+]^2 = 1.0 \times 10^{-14}$　∴$[H^+] = 1.0 \times 10^{-7}$〔mol/L〕
問04.　$pH = -\log 1.0 \times 10^{-7} = 7$
問05.　$[H^+] = 1.0 \times 10^{-7}$ mol/L
　モル濃度は，溶液1L中に溶けている溶質(ここでは
　H^+)の物質量を表している。
　　したがって，水1L中に，H^+が1.0×10^{-7} mol溶け
　ている。
問06.　$\dfrac{1000}{0.1} = 10^4$ 倍
問07.　原液Bの濃度が，1.0 mol/Lであるから，
$$1.0\ mol/L \times \frac{0.1}{1000}\ L = 1.0 \times 10^{-4}\ mol$$
　塩酸に由来するH^+は，1.0×10^{-4} mol　である。
問08.　$pH = -\log 1.0 \times 10^{-4} = 4$
問09.　「希釈液C」0.1 mL中のH^+は，
$$1.0 \times 10^{-4} \times \frac{0.1}{1000} = 1.0 \times 10^{-8}\ mol$$

これは塩酸由来の H^+ である。

問 10.　$pH = -\log 1.0 \times 10^{-8} = 8$

問 11, 問 12.

純水由来の H^+ は，$1.0 \times 10^{-7}\,mol$

塩酸由来の H^+ は，$1.0 \times 10^{-8} = 0.1 \times 10^{-7}\,mol$

これらの合計は，

$1.0 \times 10^{-7} + 0.1 \times 10^{-7} = 1.1 \times 10^{-7}\,mol$

問 13.　「希釈液 D」の $[H^+]$ は

$[H^+] = 1.1 \times 10^{-7}\,mol/L$

故に，$pH = -\log 1.1 \times 10^{-7} = 7 - \log 1.1 = 7 - 0.04$
$= 6.96$

問 14.　「原液 B」の pH は

$[H^+] = 1.0 \times 1 = 1.0\,mol/L,\ pH = -\log 1.0 = 0$

問 15.　「原液 A」の pH は

$[H^+] = 2.0 \times 1 = 2.0\,mol/L,\ pH = -\log 2.0 = -0.3$

問 16.　並べてから読み直しをする必要がある。文の流れがよいかチェックする。

この問題を通して考えることは，希塩酸(一般に酸としてよい)をどんなに薄めても，pH が 7 を越えることはないということである。非常に希薄になると，水の電離で生じる H^+ が影響してくるということである。

生　物

解答
26年度

1　解答
（細胞の構造、細胞膜の物質輸送）
問1　⑦i ⑦l ⑦f ⑦d ⑦k ⑦a ⑦b
問2　①中心体　②核　③葉緑体　④液胞　⑤ゴルジ体
問3　ATP（アデノシン三リン酸）
問4　⑦輸送　カルシウムチャネル、⑦輸送　ナトリウムポンプ
問5　跳躍伝導

出題者の求めるポイント
　細胞の構造、タンパク質の物質輸送、興奮の伝導に関する基本的な知識を問う問題。
問4　細胞膜上のイオンチャネルは、膜電位のシグナル分子の結合により開き、イオンチャネルの種類に対応した特定のイオンが濃度勾配を解消するように膜間を移動する。ナトリウムポンプの実体はNa⁺/K⁺-ATPアーゼである。
問5　有髄神経では髄鞘が電気を絶縁するので、活動電流はランビエ絞輪と次のランビエ絞輪との間で流れ、それが刺激となり次のランビエ絞輪の細胞膜が興奮し活動電位を生じる。このように興奮部を次々に跳躍させることにより伝導速度を上げている。

2　解答
（発生）
問1　図A　原腸胚中期、図B　神経胚後期
問2　ア d、イ a、ウ h、エ i、オ c
問3　ウニ中胚葉　g、カエル外胚葉　j
問4

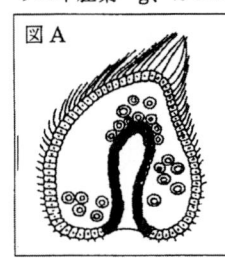
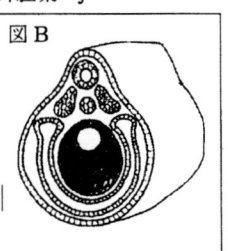

問5　d、e
問6　⑦16　⑦8
問7　b、c
問8　プリズム幼生→プルテウス幼生

出題者の求めるポイント
　発生と生物の系統に関する基本的な知識を問う問題。
問1　図Aは原口陥入開始直後の初期よりは後で、原腸が外胚葉に到達する前なので、原腸胚中期。図Bは、神経管が形成されており、体節が腎節から分離後であることに注目すると神経胚後期。
問2　オは、腎節の内部の空間を指している。
問5　ホヤは原索動物で三胚葉動物。カイメンは海綿動

物で胚葉はない。プラナリアは扁形動物で三胚葉動物。イソギンチャクとクラゲはいずれも刺胞動物で二胚葉動物。
問6　ウニは等割を行い、8細胞期までほぼ同じ割球。カエルは不等割で8細胞期から動物極側に偏った不等割を行う。
問7　aの棘皮動物、dの脊椎動物、eの原索動物はいずれも原口が肛門となり、口は後からできる新口動物。

3　解答
（血液の成分とはたらき）
問1　下線1　血清、下線5　血しょう、違い　血清は放置した血液からフィブリンと有形成分からなる凝固成分を取り除いた液体成分。血しょうは血液から有形成分を取り除いた残りの液体成分。
問2　下線2　血ぺい、現象　血液凝固
問3　タンパク質　フィブリン、有形成分　血小板
問4　a
問5　細胞　白血球、働き　c
問6　現象　溶血、タンパク質　ヘモグロビン

出題者の求めるポイント
　血液の成分とはたらきに関する基本的な知識を問う問題。
問1　血しょうは血液に抗凝固剤を入れ有形成分を除いて得られ、血液凝固因子やフィブリノーゲンを含む。
問3　血小板から出る血小板因子などがプロトロンビンをトロンビンに変え、トロンビンはフィブリノーゲンをフィブリンに変える。繊維状のフィブリンが血球と絡みあい血ぺいとなり、血液凝固を起こす。
問4　カルシウムイオンが血小板因子などと協働し、プロトロンビンをトロンビンに変える。
問5　血液の有形成分のうち、核をもつのは白血球である。赤血球、血小板は核を持たない。もっとも多い好中球は、食作用により異物を取り込み体内から排除する。
問6　低張液である蒸留水中の赤血球は、細胞内へ水が浸透することにより破裂する。これを溶血という。

4　解答
（植物の配偶子形成と受精、植物の分類と生活環）
問1　ア f　イ k　ウ b　エ a　オ j
問2　b
問3　相同染色体
問4　胞子のう
問5　前葉体
問6　重複受精
問7　c
問8　⑦1　⑦3

出題者の求めるポイント

　植物の配偶子形成と受精、植物の分類と生活環に関する基本的な知識を問う問題。

問2　下線1有性生殖、すなわち受精は胚のうで行われる。柱頭では受粉が行われ、子房は胚珠を包んでいる。

問4　コケ植物では、nの配偶体の上で2nの受精卵が胞子体となりその胞子のうの中で減数分裂してnの胞子を生じる。

問5　前葉体の上には造卵器、造精器があり、造卵器内で受精して2nの受精卵となり胞子体に成長する。胞子体は胞子のうの中で減数分裂して胞子を生じる。胞子が成長して前葉体をつくる。

問6　精細胞と卵細胞の受精の他に、精細胞と中央細胞で受精(栄養受精)を行う。

問7　胞子をつくるのが胞子体、配偶子をつくるのが配偶体である。

問8　裸子植物は胚のう細胞がnで、胚乳はその分裂により生じるのでnである。被子植物は重複受精により、極核2個と精細胞1個が合体し3nとなる。

平成25年度

問　題　と　解　答

英　語

問題

25年度

$$\boxed{\text{第１期}}$$

1. 次の英文を読んで，設問に答えよ。

　　　　If you think you can function on minimal sleep, here's a wake-up call: Parts of your brain may fall asleep even if you're totally awake, according to a new study in rats. Scientists observed the electrical activity of brains in rats forced to stay up longer than usual. Problem-solving brain regions fell into a kind of "local sleep," a condition likely in sleep-deprived humans too, the study authors say.

　　　　Surprisingly, when sections of the rats' brains entered these sleeplike states, "you couldn't tell that the rats are in any way in a different state of wakefulness," said study co-author Giulio Tononi, a *neuroscientist at the University of Wisconsin, Madison. Despite these periods of local sleep, overall brain activity—and the rats' behaviors— suggested the animals were fully awake. This phenomenon of local sleep is "not just an interesting observation of unknown significance," Tononi said. It "actually affects behavior—you make a mistake." For example, when the scientists had the rats perform a challenging task—using their *paws to reach sugar—*pellets—the sleep-deprived animals had trouble completing it.

　　　　Tononi and colleagues recorded the electrical activity of lab rats via *electroen-cephalogram (EEG) sensors connected to the *rodents' heads. As predicted, when the rats were awake, their *neurons—nerve cells that collect and transmit signals in the brain—fired frequently and irregularly. When the animals slept, their neurons fired less often, usually in a regular up-and-down pattern that manifests on the EEG as a "slow wave." Called non-rapid eye movement, this sleep stage accounts for about 80 percent of all sleep in both rats and people. The researchers used toys to *distract the rats into staying awake for a few hours—normally "rats take lots of *siestas," Tononi noted. The team discovered that neurons in two sections of these overtired rats' *cerebral cortexes entered a slow-wave stage that is essentially sleep.

　　　　It's unknown why parts of an awake brain nod off, though it may have something to do with why mammals sleep—still an open question, said Tononi, whose study appears in the journal Nature. According to one leading theory, since neurons are constantly "recording" new information, at some point the neurons need to "turn off" in order to reset themselves and prepare to learn again. If this *hypothesis is correct, that means that at some point you're beginning to overwhelm your neurons, you are reaching the limit of how much input they can get. So the neurons "take the rest, even if they shouldn't"—and there's a price to pay in terms of making "stupid" errors, he said.

Sleep deprivation may have dangerous consequences, Tononi said—and those mistakes may become more common. For one, many people are getting fewer *z's. In 2008 about 29 percent of U.S. adults reported sleeping fewer than seven hours per night, and 50 to 70 million had *chronic sleep and wakefulness disorders, according to the U.S. Centers for Disease Control and Prevention. Adults generally need about seven to nine hours of sleep a day, according to the National Sleep Foundation. What's more, you don't need to feel sleepy to *screw up, Tononi emphasized. "Even if you may feel that you're fit and fine and are holding up well," he said, "some parts of your brain may not, and those are the ones that make judgments and decisions."

「出典：NATIONAL GEOGRAPHIC DAILY NEWS ホームページ」

neuroscientist	神経科学者	paws	動物の足
pellets	小球（ペレット）	electroencephalogram(EEG)	脳波図
rodents'	（ねずみなどの）げっ歯類の	neurons	ニューロン（神経単位）
distract	（注意を）そらす	siestas	（スペインなどの）昼寝
cerebral cortexes	大脳皮質	hypothesis	仮説
z's	睡眠〔zzz（擬態語）グーグー〕	chronic	慢性の
screw up	へまをする		

＜設問＞

A ～ J について，本文の内容に最も近いものを，それぞれ下の 1 ～ 4 の中から一つずつ選び，番号で答えよ。

A. This study is about

    1. behavior of rats when they are awake.

    2. how to discover the differences between human brains and rat brains.

    3. the similarities between human brains and rat brains.

    4. what most likely happens in the brains of sleep-deprived humans.

B. Scientists observed that problem solving brain regions

    1. displayed slow wave activity.

    2. fell into a kind of local sleep.

    3. showed unusual activity.

    4. went into overdrive.

C. When the sections of rats' brains were in sleeplike states,

    1. they behaved in a passive manner.

    2. they behaved more aggressively.

    3. they were in a different state of cheerfulness.

    4. you couldn't tell they were in a different state of wakefulness.

D. This phenomenon of local sleep

    1. affects behavior.

    2. affects mood.

    3. causes damage to the brain.

    4. showed increase in brain activity.

E. Sleep-deprived animals

    1. had trouble completing tasks.

    2. performed tasks perfectly.

    3. performed well for scientists.

    4. showed mixed results in performance of different tasks.

F. A "slow wave" is

    1. non-eye movement.

    2. non-rapid eye movement.

    3. open-eye movement.

    4. rapid eye movement.

G. According to one leading theory, neurons are constantly

    1. breaking down.

    2. firing signals to the brain.

    3. needing to be reset.

    4. recording new information.

H. Mammals may sleep because

    1. neurons need to turn off in order to reset themselves.

    2. sleep prevents neurological damage to our brains.

    3. they need to get a good night's rest

    4. they need to recover from the stress caused by overwork of neurons.

I. It is generally agreed that adults need

    1. about seven to nine hours of sleep every night.

    2. about six to eight hours of sleep every night.

    3. less than seven hours of sleep every night.

    4. more than nine hours of sleep every night.

J. Even if you feel fine, some parts of your brain may be tired causing you to

    1. act angrily.

    2. become happy.

    3. begin to yawn.

    4. make poor judgments and decisions.

2. 次の **A** ～ **E** の空所に入る最も適切な文を, 下の **1** ～ **10** の中から一つずつ選び, 番号で答えよ。ただし, 同じものを二度使うことはできない。

At the office

John : Hey, Tom! How's the new project going?

Tom : Great! I'd love to talk, but I have an appointment and (　　**A**　　)

John : No problem. If you have time this week, we should get together.

Tom : (　　**B**　　) How about you?

John : Sounds good. (　　**C**　　)

Tom : I'll be in a meeting until six thirty. How about seven across the street at Friday's?

John : Good. (　　**D**　　)

Tom : Looking forward to it. Friday's at seven.

John : Bring your notes with you and we can go over the project together.

Tom : Sure, thanks for your help. (　　**E**　　)

John : Bye.

1. Are you free on Tuesday after work?
2. How about meeting in the lobby around six?
3. I'd prefer not to speak now.
4. I'll hang out in the lounge until you come.
5. I'm free on Thursday evening.
6. I'm late.
7. Let's check out who's sitting at the bar.
8. Let's meet on Tuesday night at six.
9. See you there.
10. Yes, let's do that.

3. 次の **A ~ E** の空所に入る最も適切な語を，それぞれ下の **1 ~ 4** の中から一つずつ選び，番号で答えよ。

　　　The American Dental Association (ADA) recommends the following (　　**A**　　) good oral *hygiene.

・Brush your teeth twice a day with an ADA-accepted *fluoride toothpaste. Replace your toothbrush every three or four months, or sooner if the *bristles are *frayed. A (　　**B**　　) toothbrush won't do a good job of cleaning your teeth.

・Clean between teeth daily with floss or an *interdental cleaner. Tooth decay–causing *bacteria still *linger between teeth where toothbrush *bristles can't reach. This helps (　　**C**　　) the sticky film on teeth called *plaque and food particles from between the teeth and under the *gum line.

・Eat a balanced diet and (　　**D**　　) between-meal snacks.

・Visit your dentist regularly for professional cleanings and oral exams.

　　　Talk to your dentist about what types of oral care products will be most effective for you. The ADA Seal on a product is your (　　**E**　　) that it has met ADA criteria for safety and effectiveness.

「出典：AMERICAN DENTAL ASSOCIATION ホームページ」

hygiene	衛生	fluoride	フッ素	bristles	（ブラシの）毛
frayed	すり切れた	interdental	歯間の	bacteria	バクテリア
linger	残る	plaque	プラーク（歯垢）	gum	歯ぐき（歯肉）

A.　**1.** at 　　　　**2.** for 　　　　**3.** to 　　　　**4.** with

B.　**1.** big 　　　　**2.** cheap 　　　　**3.** torn 　　　　**4.** worn

C.　**1.** expand 　　　**2.** hit 　　　　**3.** improve 　　　**4.** remove

D.　**1.** consume 　　**2.** increase 　　**3.** limit 　　　　**4.** resume

E.　**1.** assurance 　**2.** distance 　　**3.** insistence 　**4.** insurance

4. 次の **A** ～ **E** の英文の下線部の語句の意味に最も近い語を，それぞれ下の **1** ～ **4** の中から
一つずつ選び，番号で答えよ。

A. She was <u>on cloud nine</u> when she heard the news that she was going to have a baby.

    1. depressed   **2.** happy   **3.** nervous   **4.** surprised

B. The police should <u>look into</u> the past record of the suspect.

    1. investigate   **2.** know   **3.** respect   **4.** watch

C. How much is that going to <u>set back</u> the organization?

    1. cost   **2.** price   **3.** reveal   **4.** show

D. I've told you <u>a million times</u> not to do that!

    1. consistently   **2.** heatedly   **3.** rapidly   **4.** repeatedly

E. He said that he would <u>sleep on</u> it and let me know his decision in the morning.

    1. consider   **2.** reject   **3.** research   **4.** wake

5. 次の **A ～ E** の空所に入る最も適切な語を，それぞれ下の **1 ～ 4** の中から一つずつ選び，
番号で答えよ。

A. It is very important that he should finish the (   ) by Friday.

    1. idea   **2.** project   **3.** recipe   **4.** thought

B. Raising Carps is a very expensive hobby that has (   ) beyond the borders of
Japan.

    1. been   **2.** extended   **3.** grown   **4.** spread

C. A relatively safe and healthy sport that can be (   ) later in life is cycling.

    1. continued   **2.** counted   **3.** insured   **4.** taken

D. He watches TV for an (   ) of four hours a day.

    1. average   **2.** effort   **3.** influence   **4.** order

E. The rainy season will (   ) as early as May this year according to the weather
forecast.

    1. approach   **2.** begin   **3.** happen   **4.** originate

6. 次の **A** ～ **E** の和文と英文の意味がほぼ同じになるように，下の **1** ～ **5** を並べ替え，空所に
入る単語の番号を正しい順にすべて記入せよ。

A. 医学部に通うことは私の子供のころからの夢だった。

Attending ( )( )( )( ) my dream since
childhood.

1. been 2. has 3. medical 4. school 5. the

B. 燃費を向上させる新技術を使った車が毎年作られている。

Every year cars are being built with ( )( )( )( )
( ) efficiency.

1. fuel 2. improves 3. newer 4. technology 5. that

C. 消費者の不健康をファーストフードのせいにしてはいけない。むしろ，消費者の選び方だ。

Fast food is not to blame for consumer's ( )( ), ( )( )
( ) consumer's poor choices.

1. is 2. it 3. health 4. poor 5. rather

D. 効果的なコミュニケーションをするには相手の話をよく聞くことが必要だ。

Effective ( )( )( )( ) be a good listener.

1. a 2. communication 3. person 4. requires 5. to

E. 宿題を出された日にすることも良い勉強習慣に含まれる。

Good study habits include ( )( )( )( )( ) day
it is assigned.

1. doing 2. homework 3. on 4. same 5. the

数 学

問題

25年度

第1期

1. 次の ☐ を埋めなさい。

問1 $x^2 - 4y^2 + 4y - 1$ の因数分解は ☐ア である。

問2 方程式 $x^2 - 5x + 2 = 0$ は $\left(x - \boxed{イ}\right)^2 = \boxed{イ}^2 - 2$ であるように変形できる。また, この方程式の解は $x = \boxed{ウ}$ である。

問3 区間 $-2 \leqq x \leqq 2$ における曲線 $y = x^2 + 2x + 3$ 上の点のうち, y 座標が最大である点の座標は ☐エ , y 座標が最小である点の座標は ☐オ である。

問4 $\triangle$ABC において, $\sin A : \sin B : \sin C = 8 : 7 : 3$ が成り立つとき, 角 B の大きさは ☐カ である。

問5 1000 本のくじがある。くじは 1000 円の当たりくじが 1 本, 500 円の当たりくじが 10 本, 100 円の当たりくじが 100 本, それ以外は 0 円のはずれくじである。このくじを 1 本引くとき, そのくじがはずれである確率は ☐キ である。また, このくじの賞金額の期待値は ☐ク 円である。

問6 AB = 10, BC = 15, AC = 15 である $\triangle$ABC において, $\angle$A の二等分線と辺 BC の交点を D とする。このとき, BD : DC = ☐ケ である。よって, 線分 DC の長さは ☐コ である。

2. 次の □ を埋めなさい。

問1 x^4+1 を $x-1$ で割った商は □ ア ，余りは □ イ である。

問2 $x^2-2x+4=0$ の解を α, β $(\alpha \neq \beta)$ とする。このとき，$\alpha-1, \beta-1$ を解とする 2 次方程式は x^2+ □ ウ $=0$ である。

問3 円 $x^2+y^2=13$ 上の点 $(2, -3)$ における接線の方程式は $y=$ □ エ である。

問4 不等式 $1 \leq \left(\dfrac{1}{2}\right)^x \leq 4$ を満たす x の値の範囲は □ オ である。

問5 座標空間の 4 点 A$(a, 2, 1)$，B$(5, b, -1)$，C$(0, 5, c)$，D$(-4, 2, 3)$ が平行四辺形 ABCD の頂点となるためには，a は □ カ ，b は □ キ ，c は □ ク である。

問6 等差数列 $\{a_n\}$ の一般項が $a_n=3n-2$ である。この一般項を $a_n=a+(n-1)d$ の形に変形したとき，$a=$ □ ケ ，$d=$ □ コ である。

3. 関数 $y = \sqrt{x^2} + \sqrt{x^2 - 4x + 4}$ について答えなさい。ただし，y は実数の範囲で考えるものとする。

問 1　$x = \dfrac{1}{2}$ のときの y の値を求めなさい。

問 2　式の根号をはずし，多項式で表しなさい。

問 3　関数のグラフを解答欄の座標平面にかきなさい。

4. 放物線 $y = x^2 + 1$ について，以下の問に答えなさい。

問1 極値を求めなさい。

問2 放物線の接線のうち，傾きが正で，かつ点 $(0, -1)$ を通るものを考える。この接線と放物線との接点を P とする。点 P において，この接線に垂直に交わる直線 l の方程式を求めなさい。

問3 問2の直線 l と放物線で囲まれた図形の面積を求めなさい。

物　理

問題　　　　25年度

第 1 期

1. 次の文 A ～ C の $\boxed{1}$ ～ $\boxed{10}$ にあてはまる適切な数値を記入せよ。

A　速さ 36 km/h で一直線上を走っている質量 1000 kg の自動車がある。

(1) この自動車の速さは $\boxed{1}$ m/s である。

(2) この自動車のもつ運動エネルギーは $\boxed{2}$ J である。

(3) この自動車のもつ運動エネルギーの大きさは，この自動車が $\boxed{3}$ m の高さにいるときの位置エネルギーに等しい。ただし，重力加速度を 9.8 m/s^2 とする。

(4) この自動車の持つ運動エネルギーの大きさは，ニクロム線に 2.5 V の電圧で 0.20 A の電流を $\boxed{4}$ 秒間流したときに発生するジュール熱に等しい。

B　真空中を 3.0×10^8 m/s で進む光の波長が 6.0×10^{-7} m のとき，この光の振動数は $\boxed{5}$ Hz である。ある媒質中で光の速さが 2.0×10^8 m/s となったとすると，この媒質の絶対屈折率は $\boxed{6}$ である。

C　断熱材で作られた容器 A，B が，コックのついた体積の無視できる細いパイプでつながれている。容器 A は体積が 1.0×10^{-3} m^3 で，容器 B は体積が 2.0×10^{-3} m^3 である。コックは閉じられており，両容器の温度を 27 ℃にした。

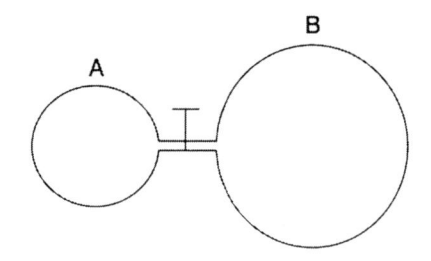

　　容器 A に 1.0 mol の単原子分子からなる理想気体が，容器 B に 3.0 mol の同じ気体が閉じ込められているとする。気体定数を R とすると，容器 A の圧力は $\boxed{7}$ R であり，容器 B の圧力は $\boxed{8}$ R である。

　　両容器の温度を 27 ℃に保ったままコックを開き，全体が一様になったとき両容器の圧力は $\boxed{9}$ R となる。コックを開いたまま，容器 A を 327 ℃，容器 B を 27 ℃に保ったところ，容器 B に含まれる気体は $\boxed{10}$ mol である。

2. なめらかな水平面OPと粗い水平面PQを持つ台が点Pでなめらかに接続されている。OP間とPQ間の距離はそれぞれ等しくL〔m〕になっている。点Oには大きさの無視できる質量m〔kg〕の物体Aが置かれている。また物体Aと等しい質量を持つ物体Bが，伸びない軽い糸で物体Aと結ばれ，滑車を通して吊り下げられている。物体Aを固定し，糸をたるみの無い状態にしてから静かに放したところ，図の右向きに物体Aは運動を始めた。滑車と糸の間で滑りはなく，滑車の回転による摩擦および空気抵抗は無視できるものとし，物体Aと水平面PQの間の動摩擦係数をμ，重力加速度をg〔m/s²〕として，次の問い（**問1～5**）に答えよ。答えを導くのに必要な式・計算も記せ。

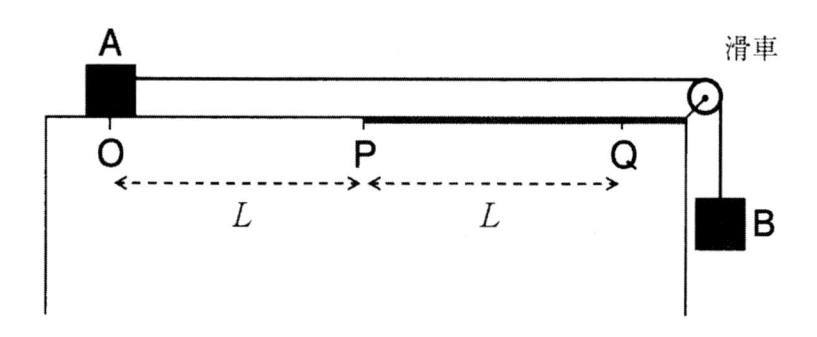

物体AがOP間を運動している時の加速度をa〔m/s²〕，糸の張力をT〔N〕として以下の問いに答えよ。

問1 物体Aと物体Bの運動方程式を，m, a, g, Tで表せ。なお，物体Aは図の右向きを正とし，物体Bは図の鉛直下向きを正とする。

問2 問1で求めた運動方程式を連立させて，糸の張力Tと加速度aを，m, gで表せ。

問3 物体Aが点Pに到達した瞬間の速さv_Pを，g, Lで表せ。

物体AがPQ間を運動している時の加速度をa'〔m/s²〕，糸の張力をT'〔N〕として以下の問いに答えよ。なお，物体Aは図の右向きを正とし，物体Bは図の鉛直下向きを正とする。

問4 この時の糸の張力T'と加速度a'を，m, g, μで表せ。

問5 動摩擦係数μの取りうる範囲は$0 < \mu < 1$である。物体Aが点Qに達した時の速さv_Qが0より大きいことを示せ。

3. 空気中を速さ c〔m/s〕で進んできた波長 λ〔m〕の平行光が，ある角度で薄膜に入射している。経路 a を通ってきた光は点 A で屈折し，点 C で角度 θ で反射され，点 D を通って再び空気中に戻った。経路 b を通ってきた光は点 D で反射し，空気中を進んだ。平行光の波面 AA′ は屈折により薄膜中で波面 BD となるので，光 a は光 b より薄膜中を $\overline{BC} + \overline{CD}$ だけ余分に進む。薄膜の厚さを d〔m〕，空気と薄膜の絶対屈折率を n_1, n_2 とし，それぞれの大小関係が $n_1 < n_2$ となっているものとして，次の問い（**問1〜5**）に答えよ。答えを導くのに必要な式・計算も記せ。なお，絶対屈折率の小さな物質から大きな物質に向けて進んだ光は，その境目で反射するときには，位相は反転する。

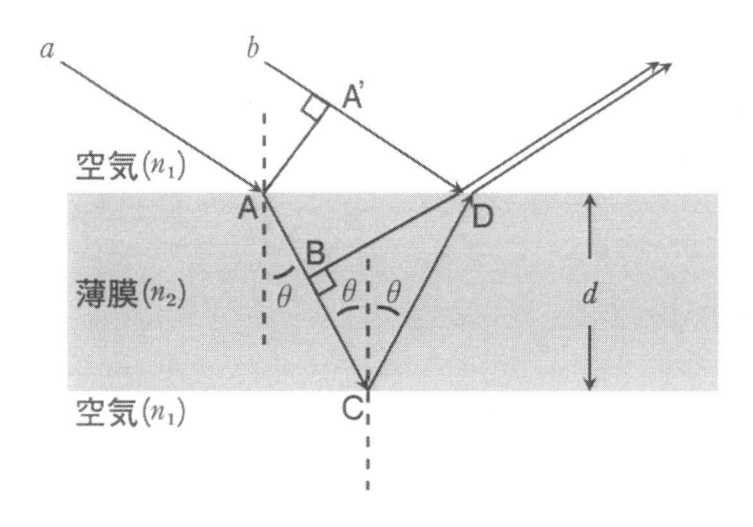

問 1　空気に対する薄膜の相対屈折率 n_{12} を，n_1, n_2 で表せ。

問 2　薄膜の中での光の速さ c' を，n_{12}, c で表せ。

問 3　薄膜の中での光の波長 λ' を，n_{12}, λ で表せ。

問 4　$\overline{BC} + \overline{CD}$ を，d, θ で表せ。

問 5　経路 a, b を通ってきた光は点 D で出あって干渉する。$m = 0, 1, 2, \cdots$ として，点 D からの光が強め合う条件式を，d, θ, m, λ' で表せ。

4. 直径 0.50 m で 1 回巻きの円形コイルがある。このコイルを面が鉛直になるように立て，直流電源に接続した。コイルの面に垂直で，コイルの中心を含む水平面をとり，図1のように $x - y$ 座標を設定した。このとき，コイルは x 軸に平行となるように置き，x 軸正方向を北になるように設置した。さらに，x 軸上の $x < -0.25$ m，$x = 0.00$ m，$x > 0.25$ m に小さな磁針を置いた。z 軸正方向から見た $x - y$ 平面を図2に示す。

　　次の問い（**問1～4**）に答えよ。答えを導くのに必要な式・計算を記せ。

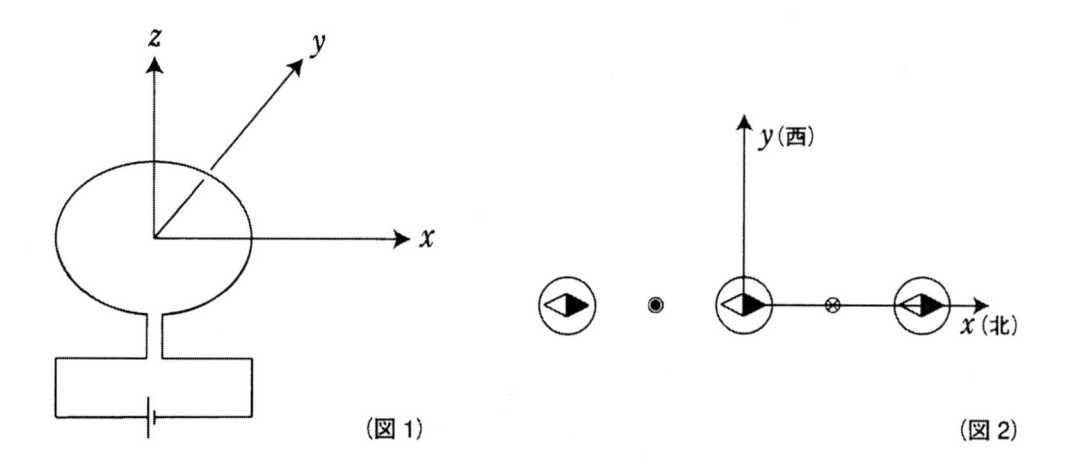

(図1)　　　　　　　　　　　　　　　　　　　　(図2)

問1　コイルに流れる電流が大きく，磁針が受ける地磁気の影響が無視できるとき，それぞれの磁針の様子を解答用紙の図中に描け。

問2　問1のとき，$x - y$ 平面にできる磁力線の様子を解答用紙の図中に描け。また，磁力線には矢印を書き加えよ。

問3　コイルに流した電流が大きくないとき，コイルの中心に置かれた磁針の振れは 45° であった。コイルの中心における磁場の強さ H は何 A/m か。ただし，地球の磁場の水平成分を $H_0 = 24$ A/m とする。

問4　半径 r〔m〕の円形コイルに電流 I〔A〕の電流を流したとき，コイルの中心の磁界 H は

$$H = \frac{I}{2r}$$

と表される。問3のとき，コイルに流した電流の大きさは何 A か。

化 学

問題

25年度

第1期

解答は解答欄に番号，記号，あるいは記述にて示しなさい。

---

1. 以下の記述（1）～（10）に該当する語句等を①～⑤から1つ選び，解答欄に番号で答えなさい。

（1）不斉炭素原子が存在する物質：

① 1-プロパノール　② 2-プロパノール　③ アセトン　④ 乳酸

⑤ ジエチルエーテル

（2）ヨウ素と反応して濃青色を示す糖質：

① アミロース　② アミロペクチン　③ グリコーゲン　④ グルコース

⑤ セルロース

（3）硫化水素により黄色沈殿を生じるイオン：

① Ag^+　② Bi^{3+}　③ Cd^{2+}　④ Cu^{2+}　⑤ Zn^{2+}

（4）水中に保管する試薬：

① 水銀　② ヨウ素　③ 黄リン　④ 赤リン　⑤ ナトリウム

（5）SI接頭語のマイクロ（μ）に対応する倍数：

① 10^{-2}　② 10^{-3}　③ 10^{-4}　④ 10^{-6}　⑤ 10^{-9}

（6）常温で液体の物質：

① He　② F　③ Cl　④ Br　⑤ I

（7）分圧の法則の提唱者：

① シャルル　② ドルトン　③ ヘンリー　④ ボイル　⑤ ラボアジエ

（8）地殻の構成元素で酸素に次いで存在量が多い元素：

　　① 鉄　　② 水素　　③ ケイ素　　④ カルシウム　　⑤ アルミニウム

（9）少量のアンモニア水の添加で沈殿を生じ，さらに過剰のアンモニア水の添加で溶解するイオン：

　　① Al^{3+}　　② Ca^{2+}　　③ K^+　　④ Na^+　　⑤ Zn^{2+}

（10）トルエンの酸化により生じる物質：

　　① アニリン　　② サリチル酸　　③ ナフタレン　　④ フェノール

　　⑤ 安息香酸

2. 文章の正誤に関する以下の質問に答えなさい。

　［例文］に示すように，問 1，問 2 に示す文章に誤りがあれば解答用紙の正誤欄に×をつけ，さらに誤りの部分に下線を引いて対応する訂正語句だけを解答欄に記述しなさい。また，誤りがない場合には○をつけなさい。ただし，誤りをただす際には，主語・述語を改変する不適切な訂正は行わないこと。

　［例文］：松戸市は東京都に属する。

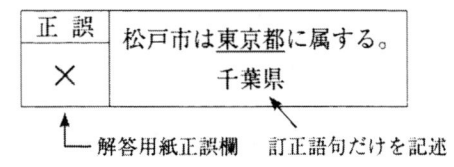

正 誤	松戸市は<u>東京都</u>に属する。
×	千葉県

┗━解答用紙正誤欄　訂正語句だけを記述

不適切な訂正の例
　　<u>千代田区</u>は東京都に属する。→ 主語の改変
　　松戸市は東京都に<u>属さない</u>。→ 述語の改変

問 1　フマル酸とマレイン酸とは共に飽和二価カルボン酸であり，
　　　　構造異性体の関係にある。

問 2　1 クーロンとは，1 ボルトの電流を 1 秒間流したときの電圧を表す。

3. 元素分析に関する以下の質問に答えなさい。

　　ニッケルを触媒として，ベンゼンと水素とを反応させて生成物を得た。

　問1　この反応の反応式，および生成物の名称を示しなさい。

　問2　生成物の元素分析を行うこととした。予想される各元素の質量%の値を少数第1位まで求めなさい。解答にあたっては計算過程を示し，また，原子量は C = 12，H = 1 としなさい。

4. 原子の電子構造に関する以下の質問に答えなさい。

1 以下の文章を読み，| 問 00 | に適する語句を語句欄から選びなさい。

　原子は原子核と電子とで構成されている。電子は原子核の周囲を高速で運動しており，いくつかの層に分かれて存在している。これらの層を | 問 01 | という。原子核に近い内側から順に K 殻，L 殻，M 殻…という。最も外側の | 問 01 | に配置されている電子を | 問 02 | という。元素記号に | 問 02 | を点 ● で書き添えた式を | 問 03 | という。原子どうしの結合に関与する | 問 02 | を | 問 04 | という。

　| 問 04 | の中には，対を作らずに単独で存在するものと，2 個で 1 組の電子対を作るものとがある。前者を | 問 05 | と，また，後者を | 問 06 | という。| 問 05 | の数によって，その原子が最大何個の他の原子と結合するかが決まり，この数を | 問 07 | という。

　原子どうしが | 問 05 | を出し合い，生じた電子対を共有してできる化学結合を共有結合という。また，このとき結合に使われている電子対を | 問 08 | という。1 組の | 問 08 | を 1 本の線で表現し，これを | 問 09 | という。| 問 09 | を用いて原子間の結合のしかたを表した化学式を | 問 10 | という。

【語句欄】

> (a) 価標，(b) 価電子，(c) 原子価，(d) 構造式，(e) 電子殻，(f) 電子式
>
> (g) 不対電子，(h) 共有電子対，(k) 最外殻電子，(m) 非共有電子対

なお，| 問 03 || 問 04 || 問 06 | に適する語句は次ページの質問でも繰返し使用されるので，【例】に習ってメモとして書き残しなさい。

	語　句
【例】問 00	共有結合

2 問11 炭素原子，および 問12 窒素原子の 問03 を示す ● の形状は (a) 〜 (e) の どれか。ただし，中央の○はそれぞれの元素記号である，C または N を示す。

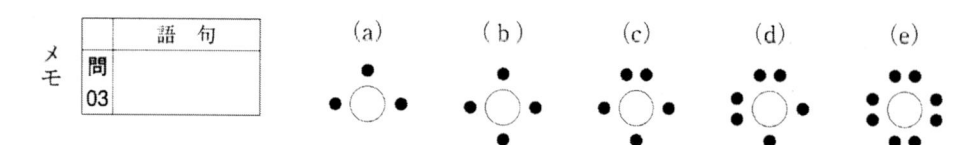

3 メモを活用し，以下の文章の 問00 に適する語句を語句欄から選びなさい。

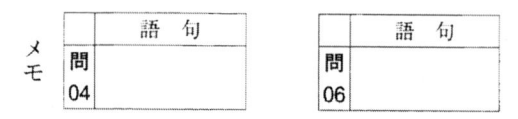

問13 CH_4 は，1 個の炭素原子と 4 個の水素原子とが共有結合により結合して構成される。その形状は 問14 形となる。また， 問15 NH_3 は，1 個の窒素原子と 3 個の水素原子とが共有結合により結合して構成され，その形状は 問16 形となる。

　次に，窒素原子に存在する 問06 の中の 1 個の電子が放出され，$N \rightarrow N^+ + e^-$ となる反応を考えてみよう。この反応が可能となれば，窒素原子の 問04 の数は，炭素原子と同一の 問17 個となる。したがって，N^+ は炭素原子と全く同様に水素原子と共有結合を形成して NH_4^+ を与え，その形状は 問13 と同一の 問14 形をとると予想される。

　実際，この反応は 問15 と水素イオンとの間で起る 問18 の形成時に見られ，その結果形成される 問19 の形状は 問14 形をとることが知られている。このように，窒素原子に存在する 問06 は原子どうしの結合に関与するので， 問04 に分類される。

　これに対比されるように，ネオン原子に存在するすべての 問06 は原子どうしの結合に関与はしないので， 問04 とはみなされず，したがって，ネオン原子の 問04 の数は 問20 個と定義される。

【語句欄】

(a) ゼロ，(b) 2，　(c) 4，　(d) アンモニア分子，(e) アンモニウムイオン

(f) メタン分子，(g) イオン結合，(h) 配位結合，(k) 三角錐，(m) 正四面体

生　物

問題

25年度

1. 次の文章を読み，下の問い（**問1～5**）に答えよ。

　　細胞の基本的な構造はどの細胞も共通している。細胞は核と細胞質に大きく分けられ，細胞質には特定の機能をもつ細胞小器官が存在している。細胞小器官のうち，ミトコンドリアや葉緑体は，ある細胞の中に別の細胞が取り込まれた結果できた小器官とする説が有力である。

問1　下線1に関する次の**a～e**の説明のうち，正しいものをすべて選べ。

　a　核には RNA も含まれている。

　b　全ての細胞には核が存在する。

　c　核膜は体細胞分裂の中期に消失する。

　d　間期の核の内部には染色体が存在する。

　e　動物細胞の核の内部には中心体が存在している。

問2　下線2のうち，タンパク質の合成，輸送，貯蔵，分泌にかかわるものを3つあげよ。

問3　下線3でおこなわれる2つの反応系のうち多量の ATP を生産する反応系を何と呼ぶか。その反応は下線3のどの部位でおこなわれるか。

問4　下線4に含まれる緑色と緑色以外の光合成色素の名称をそれぞれ答えよ。

問5　下線5を何と呼ぶか。また，そう考えられる理由を簡単に述べよ。

2. 次のA，Bに答えよ。

A　ヒトの神経系を構成する神経細胞（ニューロン）では，刺激を受けていないときは細胞膜の内側は外側に対して電気的に　ア　に保たれている。この状態を　イ　電位と呼ぶ。ニューロンの一部に限界値（閾値）以上の刺激が加わると，膜の内外の電位が逆転し，　ウ　電位が生じる。この状態になることを神経の　エ　と呼ぶ。ニューロンの軸索の末端（神経終末）は，わずかな距離をおいて他のニューロンや筋と接合しており，この構造は　オ　と呼ばれる。これについて下の問い（問1～2）に答えよ。

問1　①　文章中の　ア　～　オ　にあてはまるものを下のa～jから選べ。なお，同じ記号には同じ語が入るものとする。

a　正　　　　b　全　　　　c　負　　　　d　活動　　　　e　興奮
f　髄鞘　　　g　静止　　　h　反射　　　i　シナプス　　j　ネフロン

②　有髄神経繊維における　エ　がおこる部位を何と呼ぶか。また，このような伝わり方を何と呼ぶか。

問2　内臓の働きは自律神経に支配されている。自律神経のうち，心臓の拍動を促進する働きのある神経は何か。また，その神経の末端から放出される神経伝達物質は何か。

B　カエルの骨格筋をそれにつながる運動神経と共に取り出して，次のような実験をおこなった。最初，筋肉につながる運動神経に ₁電気刺激を与えても筋肉に収縮は起こらなかったが，徐々に電気刺激を強くすると筋肉の収縮が起こった。さらに筋肉に与える1秒当たりの電気刺激の回数を増やしていくと，やがて ₂筋肉は収縮したままとなった。これについて下の問い（問1～2）に答えよ。

問1　下線1の理由を簡単に説明せよ。

問2　下線2の状態を何と呼ぶか。

3. 下図は，ある草本群落における高さごとの同化器官と非同化器官の分布（ア，イ）を示している。図の縦軸は地表からの高さを，横軸は 1 m² あたりの乾燥重量を示す。これらに関連する問い（**問1～5**）に答えよ。

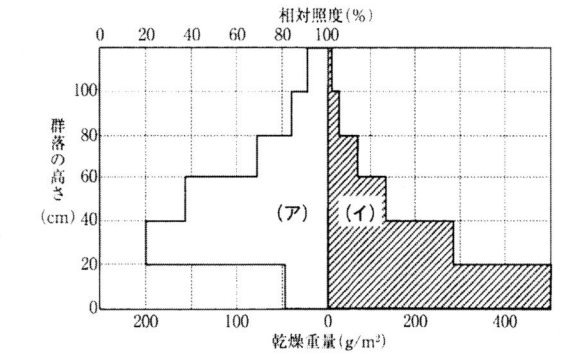

問1 この図を何と呼ぶか。

問2 用いた調査法を何と呼ぶか。

問3 図のイに含まれるものをすべて答えよ。

    a 葉　　b 茎　　c 根　　d 花　　e 果実

問4 図の上辺の目盛りは群落最上部の明るさに対する群落内の明るさの割合（相対照度）を示している。

  ① 下の表を参考に，アにおける高さごとの相対照度の変化を実線で図の中に書き入れよ。

高さ　　(cm)	0	20	40	60	80	100	120
相対照度(％)	10	15	30	50	75	90	98

  ② この群落の同化器官のつき方と光の入り方との関係を簡潔に述べよ。

問5 この群落は何型と呼ばれるか。また優占する植物を下から選べ。

    a チカラシバ　　b アカザ　　c ダイズ

4. 次の文章を読み，下の問い（問1～5）に答えよ。

　　動物界の中でも最も種が多い ア 類が含まれる イ 動物は，体表が ウ で覆われ， エ 血管系である。多くの オ と カ 神経系を持つ点で環形動物に類似する。環形動物と軟体動物が共通の先祖を持つと考えられるのは，共に ［ A ］で幼生期を過ごすためである。この幼生が キ の成体に類似しているところから， ク 動物との類縁性が指摘されている。原索動物が脊椎動物に近いとされるのは幼生期に ケ があるからである。この2つの動物群は新口動物に含まれる。

問1　文中の ア ～ ケ に当てはまるものを下のa～rから選べ。なお，同じ記号には同じ語が入るものとする。

a　クラゲ	b　ワムシ	c　甲殻	d　昆虫	e　海綿	f　節足
g　輪形	h　扁形	i　管状	j　はしご形	k　関節	l　体節
m　脊索	n　椎骨	o　開放	p　閉鎖	q　内骨格	r　外骨格

問2　［ A ］の幼生の名称を答えよ。

問3　原索動物の例を1つあげよ。

問4　「新口動物」とはどのような特徴から命名されたのかを説明せよ。

問5　原索動物と脊椎動物以外に新口動物に属する動物を1つあげよ。

英　語

解答　　25年度

1　出題者が求めたポイント

[全訳]

　最小限の睡眠でもやっていけると考えているならば、目を覚ました方がいいだろう。たとえあなたが完全に目が覚めている時でも、脳の一部は眠っている場合があると、ネズミで行った新たな研究が示している。科学者たちは、通常よりも長時間起きていることを強いられたネズミの脳の電気的活動を観察したところ、脳の問題解決を司る部位は、一種の「局所的睡眠」に入っていた。この状態は睡眠不足の人間でも起こる可能性が高い、と研究著者は述べている。

　驚くべきことに、ネズミの脳の部位が、この睡眠に似た状態に入った時、「ネズミが覚醒時と異なった状態にあることは、どうやっても分からなかった」と研究共著者の Giulio Tononi(神経科学者：ウィスコンシン大学マディソン校)は述べている。この局所的睡眠の期間にもかかわらず、脳の全体的活動およびネズミの行動は、ネズミが完全に目が覚めていることを示していた。この局所的睡眠という現象は、「意義のよく分からない興味深い観察結果というだけではない」と Tononi は言う。この現象は「行動に実際に影響を与えている。あなたは間違いをしでかしてしまうのだ」たとえば、科学者たちがネズミに難しい課題(足を使って砂糖の小球をとる)をやらせた時、睡眠不足のネズミはこれを完全に行うことは困難だった。

　Tononi と同僚たちは、ネズミの頭につながっている脳波図のセンサー経由で、実験用ネズミの脳の電気的活動を記録した。予測された通り、ネズミが目が覚めている時は、ニューロン(脳の信号を集め伝達する神経細胞)は頻繁かつ不規則に発火した。ネズミが眠ると、ニューロンの発火の頻度は下がった。これは普通、規則的に上下するパターンであり、脳波図に「徐波」として現れる。非REM眼球運動と呼ばれるこの睡眠段階は、ネズミ・ヒトの両方において、全睡眠のおよそ80%を占めている。研究者たちはおもちゃを使って、ネズミの気をそらして、数時間目が覚めたままにしておいた。普通、「ネズミはたっぷり昼寝をする」と Tononi は書いている。研究チームが発見したのは、疲れ切ったネズミの大脳皮質の2ヶ所のニューロンが徐波段階に入っており、これは実質的には睡眠である。

　なぜ起きている脳の一部が居眠りをしているのかは知られていないが、それはなぜ哺乳類が眠るのか(依然として未解決の問題である)と関係があるかもしれない、と Tononi は述べている。この研究は『ネイチャー』誌に掲載される。1つの有力な理論によると、ニューロンは新しい情報を常に「記録して」いるので、ある時点になると、リセットして再び学習するのに備えるために「電源を切る」必要がある。もしこの仮説が正し

ければ、ある時点になると、あなたは自分のニューロンを圧倒し始める、つまり、ニューロンが受け入れられる情報量の限界に達してしまう、ということになる。したがって、ニューロンは「たとえそうすべきでない時でも休みを取ってしまう」そして、「愚かしい」間違いをしでかすという代償を払わなくてはならない、と Tononi は言っている。

　Tononi によれば、睡眠不足によって危険な結果が生じる場合があり、しかも、こういった間違いはますます増えているのかもしれない。一例として、多くの人が睡眠を減らしている。2008年には、アメリカ成人のおよそ29%が一晩に7時間未満しか眠っていないと報告しており、5000万～7000万人が慢性的な睡眠・覚醒障害を抱えている(アメリカの疾病対策予防センター)。一般的には、成人は1日あたりおよそ7～9時間の睡眠が必要である(国立睡眠財団)。さらに、へまをするのに眠気を感じている必要がない、と Tononi は強調している。彼によれば「たとえ自分が健康そのもので十分持ちこたえていると感じているかもしれなくても、脳の一部はそうは感じていないかもしれない。そして、その脳の一部が、判断や決断を行うのである」

[解答]

A. 4　B. 2　C. 4　D. 1　E. 1
F. 2　G. 4　H. 1　I. 1　J. 4

2　出題者が求めたポイント

(A) 「遅刻だ」がふさわしい。

(B) 「今週時間があったら集まろう」に対して自分の都合を述べた。

(C) 後とのつながりから考えて4つの選択肢すべて可能

(D) 君が来るまでラウンジでウロウロしているよ

(E) 別れる時の決まり文句。

[解答]

(A) 6　(B) 5　(C) 2　(D) 4　(E) 9

3　出題者が求めたポイント

[全訳]

　米国歯科医師会(ADA)は、良好な口腔衛生のために以下を推奨しています。

● ADA承認のフッ素入り歯磨き粉を使って1日2回歯を磨きましょう。歯ブラシは3～4ヶ月ごとに取り替えましょう。毛がすり切れた場合には、もっと早く取り替えましょう。すり切れた歯ブラシでは、うまく歯をきれいにすることはできません。

● フロスや歯間ブラシを使って、毎日歯と歯の間をきれいにしましょう。虫歯の原因となる細菌は、歯ブラシの届かない歯と歯の間にまだ残っています。フロスや歯間ブラシは、プラーク(歯垢)と呼ばれる歯の表面のネバネバした膜や食べかすを、歯と歯の間や歯茎の下から取り除くのに役立ちます。

● バランスのよい食事をとり、間食はほどほどにしましょう。
● 定期的に歯医者さんのところに行って、歯石取りや口内検査をプロの手でしてもらいましょう。
　歯の手入れにどんな種類の製品を使うかに関しては、歯医者さんに話してみることが最も効果的です。製品についているADAシールは、製品がADAの安全・有効性基準を満たしていることを保証しています。
[解答]
(A) 2　(B) 4　(C) 4　(D) 3　(E) 1

4　出題者が求めたポイント
A. 有頂天で
B. ～を調査する
C. How much から文意を考える。
　cost 囚 金 ： 囚 に 金 をかけさせる
D. 百万回も (強調表現) ＝何度も、繰り返し
E. (一晩寝て) ～を考える
[解答]
A. 2　B. 1　C. 1　D. 4　E. 1

5　出題者が求めたポイント
A. finish the project ： 課題[仕事]を終わらせる
B. spread beyond the borders of ～ ： ～の国境を越えて広がる
C. 老後も「継続する」ことのできる比較的安全で健康的なスポーツ
D. an average of ～ ： 平均して～
E. 梅雨が今年は早くも5月に「始まる」
[解答]
A. 2　B. 4　C. 1　D. 1　E. 2

6　出題者が求めたポイント
A. (Attending) the medical school has been (my dream since childhood.)
B. (Every year cars are being built with) newer technology that improves fuel (efficiency.)
C. (Fast food is not to blame for consumer's) poor health(,) rather it is (consumer's poor choices.)
D. (Effective) communication requires a person to (be a good listener.)
E. (Good study habits include) doing homework on the same (day it is assigned.)
[解答]
A. 53421　B. 34521　C. 43521　D. 24135　E. 12354

数　学

解答　25年度

1 出題者が求めたポイント

(1)（数学Ⅰ・因数分解）

$a^2 - b^2 = (a+b)(a-b)$

(2)（数学Ⅰ・2次方程式）

(3)（数学Ⅰ・2次関数）

yを(2)のように平方完成し, 最大値, 最小値を求める。

(4)（数学Ⅰ・三角比）

正弦定理 $\dfrac{a}{\sin A} = \dfrac{b}{\sin B} = \dfrac{c}{\sin C} = 2R$ より

$a:b:c$ の比をだして,

$\cos B = \dfrac{a^2 + c^2 - b^2}{2ac}$ より ∠Bを求める。

(5)（数学A・確率）

x_i 円の確率が p_i のとき, 期待値は $\Sigma x_i p_i$

(6)（数学A・平面図形）

BD:DC=AB:BC

〔解答〕

(1) $x^2 - (2y-1)^2 = \boxed{(x+2y-1)(x-2y+1)}$ (ア)

(2) $x^2 - 5x = \left(x - \dfrac{5}{2}\right)^2 - \left(\dfrac{5}{2}\right)^2$ より

$\left(x - \boxed{\dfrac{5}{2}}\right)^2 = \boxed{\dfrac{5}{2}}^2 - 2$ (イ)

$\left(x - \dfrac{5}{2}\right)^2 = \dfrac{17}{4}$ より $x = \boxed{\dfrac{5 \pm \sqrt{17}}{2}}$ (ウ)

(3) $y = x^2 + 2x + 3 = (x+1)^2 + 2$

$x = -2$ のとき $y = 3$, $x = 2$ のとき $y = 11$

y が最大となる点の座標は, $\boxed{(2, 11)}$ (エ),

y が最小となる点の座標は, $\boxed{(-1, 2)}$ (オ)

(4) $\sin A = 8k$ とすると, $\sin B = 7k$, $\sin C = 3k$

$\dfrac{a}{\sin A} = \dfrac{b}{\sin B} = \dfrac{c}{\sin C} = 2R$

$2Rk = t$ におきかえると,

$a = 8t$, $b = 7t$, $c = 3t$

$\cos B = \dfrac{(8t)^2 + (3t)^2 - (7t)^2}{2(8t)(3t)} = \dfrac{24t^2}{48t^2} = \dfrac{1}{2}$

従って, ∠B = $\boxed{60°}$ (カ)

(5) $1 - \dfrac{1 + 10 + 100}{1000} = \boxed{\dfrac{889}{1000}}$ (キ)

$1000 \times \dfrac{1}{1000} + 500 \times \dfrac{10}{1000} + 100 \times \dfrac{100}{1000}$

$= \boxed{16}$ (ク)

(6) BD:DC=BA:AC=10:15= $\boxed{2:3}$ (ケ)

DC = $15 \times \dfrac{3}{2+3} = \boxed{9}$ (コ)

2 出題者が求めたポイント

(1)（数学Ⅰ・式の計算）

$x^4 + 1$ を $x - 1$ で割る。

(2)（数学Ⅱ・2次方程式）

$x^2 + px + q = 0$ の解を α, β とすると,

$\alpha + \beta = -p$, $\alpha\beta = q$

(3)（数学Ⅱ・図形と方程式）

円 $x^2 + y^2 = r^2$ の上の点 (a, b) における接線の方程式

は, $ax + by = r^2$

(4)（数学Ⅱ・指数関数）

底を2にそろえる。

(5)（数学B・ベクトル）

$\overrightarrow{AD} = \overrightarrow{BC}$, $\overrightarrow{AD} = \overrightarrow{OD} - \overrightarrow{OA}$, $\overrightarrow{BC} = \overrightarrow{OC} - \overrightarrow{OB}$

(6)（数学B・数列）

a_n の n の係数, 係数項を等しいとする。

〔解答〕

(1)

$$
\begin{array}{r}
x^3 + x^2 + x + 1 \\
x-1 \overline{\smash{\big)}\ x^4 + 1} \\
\underline{x^4 - x^3 } \\
x^3 \\
\underline{x^3 - x^2 } \\
x^2 \\
\underline{x^2 - x } \\
x + 1 \\
\underline{x - 1} \\
2
\end{array}
$$

商は, $\boxed{x^3 + x^2 + x + 1}$ (ア), 余りは, $\boxed{2}$ (イ)

(2) $\alpha + \beta = 2$, $\alpha\beta = 4$

$(\alpha - 1) + (\beta - 1) = \alpha + \beta - 2 = 0$

$(\alpha - 1)(\beta - 1) = \alpha\beta - (\alpha + \beta) + 1 = 4 - 2 + 1 = 3$

よって, $x^2 + \boxed{3} = 0$ (ウ)

(3) $2x - 3y = 13$ より $y = \boxed{\dfrac{2}{3}x - \dfrac{13}{3}}$ (エ)

(4) $2^0 \le 2^{-x} \le 2^2$ より $0 \le -x \le 2$

従って, $\boxed{-2 \le x \le 0}$ (オ)

(5) $\overrightarrow{AD} = (-4 - a, 0, 2)$

$\overrightarrow{BC} = (-5, 5 - b, c + 1)$

$\overrightarrow{AD} = \overrightarrow{BC}$ なので,

$-4 - a = -5$ より $a = \boxed{1}$ (カ)

$0 = 5 - b$ より $b = \boxed{5}$ (キ)

$2 = c + 1$ より $c = \boxed{1}$ (ク)

(6) $dn + a - d = 3n - 2$ より

$d = 3$, $a - d = -2$

従って, $a = \boxed{1}$ (ケ), $d = \boxed{3}$ (コ)

3 出題者が求めたポイント（数学Ⅰ・平方根）

(2) $x < 0$, $0 \le x < 2$, $2 \le x$ に分けて, 平方根をはずす。

(3) (2)をグラフに表わす。1次関数は中学で習った。

〔解答〕

(1) $x=\dfrac{1}{2}$, $y=\sqrt{\dfrac{1}{4}}+\sqrt{\dfrac{1}{4}-2+4}=\sqrt{\dfrac{1}{4}}+\sqrt{\dfrac{9}{4}}$

$\qquad =\dfrac{1}{2}+\dfrac{3}{2}=2$

(2) $y=\sqrt{x^2}+\sqrt{(x-2)^2}$

$x<0$ のとき,
$y=-x-(x-2)=-2x+2$

$0\leqq x<2$ のとき,
$y=x-(x-2)=2$

$2\leqq x$ のとき,
$y=x+x-2=2x-2$

(答) $y\begin{cases}=-2x+2 & (x<0)\\=2 & (0\leqq x<2)\\=2x-2 & (2\leqq x)\end{cases}$

(3)

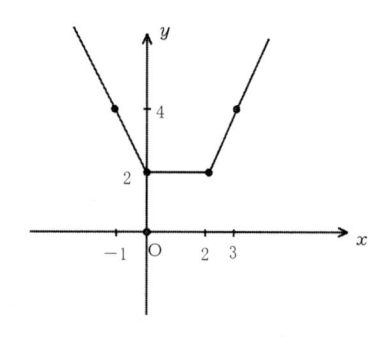

4 出題者が求めたポイント (数学Ⅱ・微分積分)

(1) 微分し増減表をつくる。

(2) $y=f(x)$ の上の点 $(a, f(a))$ での接線の方程式は
$y=f'(a)(x-a)+f(a)$
この点を通り接線に直交する直線の方程式は,
傾きを m とすると, $mf'(a)=-1$ より
$y=m(x-a)+f(a)$

(3) 交点を求めて定積分で面積を求める。
$ax^2+bx+c=0$ の解を α, β $(\alpha<\beta)$ とすると,
$\alpha+\beta=-\dfrac{b}{a}$, $\alpha\beta=\dfrac{c}{a}$
$(\beta-\alpha)^2=(\beta+\alpha)^2-4\beta\alpha$
$\displaystyle\int_{\alpha}^{\beta}(ax^2+bx+c)dx=-\dfrac{a(\beta-\alpha)^3}{6}$

〔解答〕

(1) $y'=2x$
$x=0$ で極小となる。
極小値は, $y=1$

x		0	
y'	$-$	0	$+$
y	↘		↗

(2) $P(a, a^2+1)$ とする。
接線は,
$y=2a(x-a)+a^2+1$
$y=2ax-a^2+1$
$(0, -1)$ を通るので, $-a^2+1=-1$
$2a>0$ より $a=\sqrt{2}$
接線は, $y=2\sqrt{2}x-1$
直線 ℓ の傾きを m とすると, $2\sqrt{2}m=-1$

$m=-\dfrac{1}{2\sqrt{2}}=-\dfrac{\sqrt{2}}{4}$

直線 $\ell:y=-\dfrac{\sqrt{2}}{4}(x-\sqrt{2})+2+1$

$\qquad y=-\dfrac{\sqrt{2}}{4}x+\dfrac{7}{2}$ ･････････････････････(答)

(3) $x^2+1=-\dfrac{\sqrt{2}}{4}x+\dfrac{7}{2}$

$x^2+\dfrac{\sqrt{2}}{4}x-\dfrac{5}{2}=0$ より $\left(x-\sqrt{2}\right)\left(x+\dfrac{5}{4}\sqrt{2}\right)=0$

$x=-\dfrac{5}{4}\sqrt{2}$, $\sqrt{2}$

$\displaystyle\int_{-\frac{5}{4}\sqrt{2}}^{\sqrt{2}}\left(-x^2-\dfrac{\sqrt{2}}{4}x+\dfrac{5}{2}\right)dx$

$=\left[-\dfrac{x^3}{3}-\dfrac{\sqrt{2}}{8}x^2+\dfrac{5}{2}x\right]_{-\frac{5}{4}\sqrt{2}}^{\sqrt{2}}$

$=-\dfrac{2}{3}\sqrt{2}-\dfrac{1}{4}\sqrt{2}+\dfrac{5}{2}\sqrt{2}$

$\qquad -\left(\dfrac{125}{96}\sqrt{2}-\dfrac{25}{64}\sqrt{2}-\dfrac{25}{8}\sqrt{2}\right)$

$=\dfrac{19}{12}\sqrt{2}-\left(-\dfrac{425}{192}\sqrt{2}\right)=\dfrac{729}{192}\sqrt{2}=\dfrac{243}{64}\sqrt{2}\cdots$(答)

$\displaystyle\int_{-\frac{5}{4}\sqrt{2}}^{\sqrt{2}}\left(-x^2-\dfrac{\sqrt{2}}{4}x+\dfrac{5}{2}\right)dx=\dfrac{1}{6}\left(\sqrt{2}+\dfrac{5}{4}\sqrt{2}\right)^3$

$\qquad\qquad\qquad =\dfrac{243}{64}\sqrt{2}$ でも可。

物　理

解答　　　　　25年度

1 出題者が求めたポイント…エネルギー保存・波動・気体の法則

A. $\boxed{1}$ $v=36[\mathrm{km}/h]=10[\mathrm{m/s}]$　　　10　　　…(答)

$\boxed{2}$ $\dfrac{1}{2}mv^2=5.0\times10^4$　　　…(答)

$\boxed{3}$ $\dfrac{1}{2}mv^2=mgh$より　$h=\dfrac{v^2}{2g}=5.1$　…(答)

$\boxed{4}$ [運動エネルギー]$=VIt$より

$$t=\frac{5.0\times10^4}{2.5\times0.20}=1.0\times10^5$$　…(答)

B. $\boxed{5}$ $\dfrac{c}{\lambda}=\dfrac{3.0\times10^8}{0.6\times10^{-6}}=5.0\times10^{14}$　…(答)

$\boxed{6}$ $\dfrac{c}{v}=1.5$　　　…(答)

C. $\boxed{7}$ 気体の状態方程式より

$$\frac{1.0\times R\times300}{1.0\times10^{-3}}=3.0\times10^5R\quad 3.0\times10^5$$　…(答)

$\boxed{8}$ $\dfrac{3.0\times R\times300}{2.0\times10^{-3}}=4.5\times10^5R\quad 4.5\times10^5$　…(答)

$\boxed{9}$ $\dfrac{4.0\times R\times300}{3.0\times10^{-3}}=4.0\times10^5R\quad 4.0\times10^5$　…(答)

$\boxed{10}$ 圧力が等しいのでこれをpとし、Bの気体の物質量をnモルとすると

$$p\times1.0\times10^{-3}=(4.0-n)R\times600$$
$$p\times2.0\times10^{-3}=nR\times300$$
$$\therefore n=3.2[mol]\quad 3.2$$　…(答)

2 出題者が求めたポイント…等加速度運動

問1. Aの運動方程式：$ma=T$　　　…(答)
　　Bの運動方程式：$ma=mg-T$　　　…(答)

問2. 問1の2式より

$$T=\frac{1}{2}mg,\ a=\frac{1}{2}g$$　…(答)

問3. $v_p^2-0^2=2aL$ より　$v_p=\sqrt{gL}$　…(答)

問4. Aの運動方程式：$ma'=T'-\mu mg$
　　Bの運動方程式：$ma'=mg-T'$
　　より

$$T'=\frac{1}{2}mg(1+\mu),\ a'=\frac{1}{2}g(1-\mu)$$　…(答)

問5. $0<\mu<1$ より $a'=\dfrac{1}{2}g(1-\mu)>0$であるから

物体AはPQ間でも加速する。よって

$$v_Q>v_p>0\qquad \therefore v_Q>0$$　…(答)

3 出題者が求めたポイント…光の屈折と干渉

問1. $n_{12}=\dfrac{n_2}{n_1}$　　　…(答)

問2. $c'=\dfrac{c}{n_{12}}$　　　…(答)

問3. $\lambda'=\dfrac{\lambda}{n_{12}}$　　　…(答)

問4. [経路差$\triangle$]$=\overline{BC}+\overline{CD}=2d\cos\theta$　…(答)

問5. 強め合う条件は

$$\triangle=\left(m+\frac{1}{2}\right)\lambda'$$
$$\therefore 2d\cos\theta=\left(m+\frac{1}{2}\right)\lambda'$$　…(答)

4 出題者が求めたポイント…磁場

問1. 下図
問2. 下図

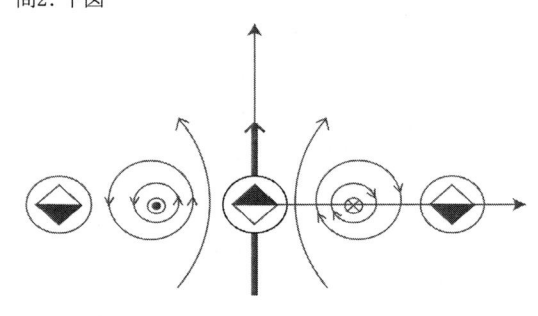

問3. 地球の磁場とコイルの磁場の合成磁場の強さは
　　$24\sqrt{2}=34.6\fallingdotseq35[\mathrm{A}/m]$　…(答)
問4. コイルの磁界$H=24=I/2r$
　　$r=0.25[m]$より
　　$I=24\times2\times0.25=12[\mathrm{A}]$　…(答)

化　学

解答　25年度

第Ⅰ期試験

1 出題者が求めたポイント……小問10題

(1) 不斉炭素原子をもつ物質
それぞれの構造式は，
① $CH_3-CH_2-CH_2-OH$　② $CH_3-CH-CH_3$ （OH）
③ CH_3-C-CH_3 （O）　④ $CH_3-C^*H-COOH$ （OH）
⑤ $C_2H_5-O-C_2H_5$　④の C^* が不斉炭素原子

(2) ヨウ素デンプン反応
① アミロースが該当する。
② アミロペクチンは，枝分かれの構造で，らせん構造の部分がやや短いため赤紫色である。
③ グリコーゲンは赤褐色である。

(3) 金属イオンの硫化物
③ $Cd^{2+} + S^{2-} \rightarrow CdS$ 黄色沈殿
①と④は黒色沈殿，⑤は白色沈殿

(4) 保管方法
③ 黄リンは空気中で自然発火するため水中に保存する。

(5) SI接頭語のマイクロ
例えば，$1\mu g$ なら $1\times10^{-6} g$ と示される。
$1 g = 10^3 mg = 10^6 \mu g$

(6) 物質の状態
④ Br 単体は Br_2，常温で赤褐色の液体。
⑤ I 単体は I_2，固体。その他は気体。

(7) 分圧の法則
② ドルトンである。

(8) 地殻の構成元素
多い方から，O, Si, Al, Fe, Ca……

(9) 金属イオンの反応
⑤ Zn^{2+} 少量で，$Zn^{2+} + 2OH^- \rightarrow Zn(OH)_2$
過剰で，$Zn(OH)_2 + 4NH_3 \rightarrow [Zn(NH_3)_4]^{2+} + 2OH^-$

(10) トルエンの酸化
CH_3 →(O)→ CHO →(O)→ COOH

[解答]
(1)④ (2)① (3)③ (4)③ (5)④ (6)④ (7)②
(8)③ (9)⑤ (10)⑤

2 出題者が求めたポイント……正誤問題

問1. フマル酸　マレイン酸
（トランス体）　（シス体）

問2. 電気量は，$Q = i(A) \times t(秒)$ で表される。

[解答]
問1.誤× フマル酸とマレイン酸とは共に飽和二価カル（正）不飽和
ボン酸であり，構造異性体の関係にある。（正）幾何(またはシス・トランス)

問2.誤× 1クーロンとは，1ボルトの電流を1秒間流し（正）アンペア
た時の電圧を表す。（正）電気量

3 出題者が求めたポイント……ベンゼンの水素化，元素分析

問1. この反応は高圧条件で行われ，C=C はすべて反応し，シクロヘキサンになる。
問2. C_6H_{12} を構成するCとHの質量の割合である。通常は，質量パーセントから原子数を求め，組成式を決定する問題であるが，その逆の出題になっている。組成式あるいは分子式がわかれば質量パーセントを求めることができる。

[解答]
問1. ＋$3H_2$→ （または $C_6H_6 + 3H_2 \rightarrow C_6H_{12}$）
生成物の名称；シクロヘキサン
問2. 計算過程；
炭素；$\frac{12\times6}{12\times6+1\times12}\times100 = 85.71 \fallingdotseq 85.7\%$
$C = 85.7\%$
水素；$\frac{1\times12}{12\times6+1\times12}\times100 = 14.28 \fallingdotseq 14.3\%$
$H；14.3\%$

4 出題者が求めたポイント……原子の電子配置，化学結合，分子の形状

1. 問07は原子価が入る。原子価は，ある元素の原子1個が水素原子との間に何個の共有結合をつくるかを示す数とも言える。
2. 不対電子の数は，Cが4個，Nが3個である。ただし，Nは非共有電子対を1個もつ。
3. $N \rightarrow N^+ + e^-$ の変化は，
4つのHが結合すれば，（アンモニウムイオン）
CH_4 と同じように正四面体構造になる。
アンモニアと H^+ の反応は，
この結合が配位結合である。

[解答]
1. 01-e, 02-k, 03-f, 04-b, 05-g, 06-m, 07-c,
   08-h, 09-a, 10-d
2. 11-b, 12-c
3. 13-f, 14-m, 15-d, 16-k, 17-c, 18-h, 19-e,
20-a

生 物

解答　25年度

第 1 期試験

■ 出題者が求めたポイント(Ⅰ・細胞)
細胞に関する基本的な知識を問う問題。
問1.b：原核細胞は核をもたない。c：角膜の消失は前期である。e：中心体は核外の細胞質中に存在する。
問2.リボソームは合成、小胞体は輸送、ゴルジ体は分泌に関わるが、貯蔵については液胞などを挙げてもよい。
問3.クエン酸回路でも2ATPを合成するが、もっとも大量のATPは34分子が電子伝達系で合成される。
問4.緑色の色素としては、クロロフィルb、c、緑色以外の色素としては、カロテン(橙)、の他、キサントフィル(黄、褐)フィコシアニン(青)などがある。
問5.真核細胞の中のミトコンドリアや葉緑体は2重の膜に包まれていることも共生の根拠と考えられる。
【解答】
問1.a、d
問2.リボソーム、小胞体、ゴルジ体
問3.反応系：電子伝達系、部位：内膜
問4.緑色：クロロフィルa、緑色以外：βカロテン
問5.共生説、理由：ミトコンドリアや葉緑体は独自のDNAをもっている。

■ 出題者が求めたポイント(Ⅰ・神経系、筋収縮)
神経系と筋収縮に関する基本的な問題。
A
問1.jのネフロンは、腎単位のこと。
問2.交感神経は体の状態を興奮状態に、副交感神経は安静状態にする。副交感神経の神経伝達物質はアセチルコリンである。
B
問1.閾値は神経細胞ごとに異なり，神経細胞の束である神経に次第に強い刺激を与えていくと、閾値の低い神経細胞から順に興奮する。
問2.刺激の間隔がある程度長いと、収縮した筋肉は弛緩し、不完全強縮や単収縮となる。
【解答】
A.
問1.①ア c、イ g、ウ d、エ e、オ i
　　②部位：ランビエ絞輪、伝わり方：跳躍伝導
問2.神経の名称：交感神経、
　　神経伝達物質：ノルアドレナリン
B.
問1.閾値以下の強さの刺激では、運動神経は興奮しなかったため。
問2.完全強縮

■ 出題者が求めたポイント(Ⅱ・植生の構造)
植生に関連して、層別刈取法と生産構造図に関する基本的な問題。
問1.層別刈取法の結果を、グラフ化した図。相対照度とともに、同化器官、非同化器官の垂直分布を示している。
問2.層別刈取法では、一定の区画で一定の高さ別に植物を刈り取って、同化器官と非同化器官の重量をそれぞれ測定する。
問3.同化器官には、葉身のみを含む。
問4.表の値をグラフ上に描き、滑らかな線で結ぶ。イネ科型の生産構造図では、比較的図の下部まで同化器官が分布する。
問5.アカザ、ダイズは、共に広葉型である。広葉型の生産構造図では、同化器官は上部に集まる。
【解答】
問1.生産構造図
問2.層別刈取法
問3.b d e
問4.①下図。

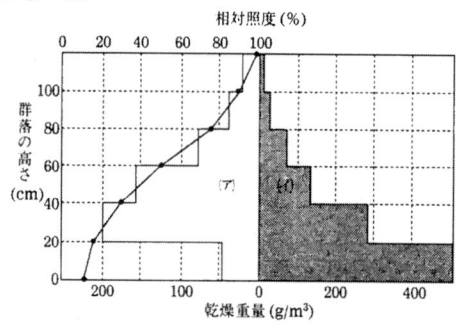

②細長い葉が斜めに付いており、光は区画の下部まで入る。
問5.イネ科型、優占する植物：a

■ 出題者が求めたポイント(Ⅱ・動物の分類)
動物の分類に関する問題。詳しい知識と正確な理解が必要。
問1.近年の分子系統学的研究から、節足動物と線形動物は脱皮動物に、環形動物、軟体動物、輪形動物、扁形動物は冠輪動物に分類されるようになった。
問3.ホヤでは成体になると、脊索は退化消失する。
問4.先に口が開口し、後に肛門が開口するのが旧口動物で、脱皮動物、冠輪動物が含まれる。
問5.棘皮動物は、ウニ、ヒトデ、ナマコの仲間である。
【解答】
問1.ア.d イ.f ウ.r エ.o オ.l カ.j
キ.b ク.g ケ.m
問2.トロコフォア
問3.ホヤ
問4.肛門が先に開口し、次に口が開口する特徴。
問5.棘皮動物

日本大学松戸歯学部　歯学部入試問題と解答

平成 30 年 7 月 25 日　初版第 1 刷発行

編　集　　みすず学苑中央教育研究所

発行所　　株式会社ミスズ　　　　　　　　　　定価　本体 3,600 円＋税

　　　　　〒167－0053

　　　　　東京都杉並区西荻南 2 丁目 1 7 番 8 号

　　　　　　　　ミスズビル 1 階

　　　　　電　話　03（5941）2924(代)

印刷所　　タカセ株式会社

●本シリーズ掲載の入試問題について、万一、掲載許可手続きに遺漏や不備があると思われる
　ものがありましたら、当社までお知らせ下さい。

●乱丁・落丁等につきましてはお取り替えいたします。

●内容についてのお問合せは、具体的な質問内容を明記のうえ、ハガキ・封書を当社宛にお送
　りいただくか、もしくは下記のメールアドレスまでお問合せ願います。

〈 お問合せ用メールアドレス：info-mgckk@misuzu-gakuen.jp 〉